特発性間質性肺炎の治療と管理

IDIOPATHIC INTERSTITIAL PNEUMONIAS

編集
杉山幸比古

克誠堂出版

執筆者一覧
(執筆順)

田口 善夫	公益財団法人天理よろづ相談所病院呼吸器内科
谷口 博之	公立陶生病院呼吸器・アレルギー内科
檜垣　学	杏林大学医学部呼吸器内科
滝澤　始	杏林大学医学部呼吸器内科
瀬戸口 靖弘	東京医科大学内科学第1講座（呼吸器内科）
大西 広志	高知大学医学部血液・呼吸器内科
横山 彰仁	高知大学医学部血液・呼吸器内科
酒井 文和	埼玉医大国際医療センター画像診断科
坂東 政司	自治医科大学内科学講座呼吸器内科学部門
村松 陽子	東邦大学医療センター大森病院呼吸器内科
本間　栄	東邦大学医療センター大森病院呼吸器内科
三浦 由記子	日本医科大学内科学講座呼吸器・腫瘍・感染部門，国立病院機構茨城東病院内科診療部呼吸器内科
斎藤 武文	国立病院機構茨城東病院内科診療部呼吸器内科
吾妻 安良太	日本医科大学内科学講座呼吸器・腫瘍・感染部門
宮崎 泰成	東京医科歯科大学医学部附属病院呼吸器内科
稲瀬 直彦	東京医科歯科大学医学部附属病院呼吸器内科
小倉 高志	神奈川県立循環器呼吸器病センター呼吸器内科
迎　寛	産業医科大学医学部呼吸器内科学
岡本 龍郎	九州大学病院呼吸器外科2
高山 浩一	九州大学胸部疾患研究施設
前原 喜彦	九州大学消化器・総合外科
中西 洋一	九州大学胸部疾患研究施設
峯岸 裕司	日本医科大学大学院医学研究科呼吸器内科学分野
弦間 昭彦	日本医科大学大学院医学研究科呼吸器内科学分野
長井 苑子	公益財団法人京都健康管理研究会・中央診療所
谷野 功典	福島県立医科大学呼吸器内科
棟方　充	福島県立医科大学呼吸器内科

渡辺 憲太朗	福岡大学医学部呼吸器内科
近藤 康博	公立陶生病院呼吸器・アレルギー内科
三嶋 理晃	京都大学大学院医学研究科呼吸器内科学
伊達 洋至	京都大学大学院医学研究科器官外科学講座呼吸器外科
山田 嘉仁	JR東京総合病院呼吸器内科
黒沼 幸治	札幌医科大学医学部呼吸器・アレルギー内科学講座
髙橋 弘毅	札幌医科大学医学部呼吸器・アレルギー内科学講座
西岡 安彦	徳島大学大学院ヘルスバイオサイエンス研究部呼吸器・膠原病内科学分野
青野 純典	徳島大学大学院ヘルスバイオサイエンス研究部呼吸器・膠原病内科学分野
山口 明希奈	神奈川県立循環器呼吸器病センター看護部
北村 英也	神奈川県立循環器呼吸器病センター呼吸器内科
柿澤 文子	神奈川県立循環器呼吸器病センター看護部
井口 真理子	神奈川県立循環器呼吸器病センター看護部
圓城寺 若奈	国立病院機構近畿中央胸部疾患センター看護部
守屋 順子	国立病院機構近畿中央胸部疾患センター看護部
井上 義一	国立病院機構近畿中央胸部疾患センター,臨床研究センター,呼吸不全・難治性肺疾患研究部
中村 しをり	国立病院機構近畿中央胸部疾患センター看護部
海老名 雅仁	東北薬科大学病院呼吸器センター
中村 祐太郎	浜松医科大学第2内科
千田 金吾	浜松医科大学第2内科

序　文

　特発性間質性肺炎は原因不明の間質性肺炎の総称ですが，中でも特発性肺線維症（IPF）はきわめて難治であり，予後不良の疾患として呼吸器領域で注目されている疾患です．欧米の論文ではイントロダクションでよく，"devastating"という形容詞が附されて紹介される文字通りの難病中の難病といえます．IPFの治療にはこれまで，明らかに予後を改善させる薬剤はなく，仕方なくステロイド，免疫抑制薬が使われてきましたが，2008年末の日本発世界初の抗線維化薬ピルフェニドンの上市により，大きな変化が起きてきています．また，N-アセチルシステインという抗酸化薬も一定の効果があることがわかり，さらに現在，線維化のさまざまな経路をターゲットにした新薬の開発も進んでいます．

　こういった治療に対する新しい時代を迎え，また，IPFを含む特発性間質性肺炎の難しい管理をふまえて，「治療と管理」に特化した書籍の必要性をずっと考えてきました．この度，第一線でこの疾患と向き合っておられる多くの専門家の方々の御協力を得ることができ，この書籍を世に出すこととなりました．本書では，治療と管理にあたってまず，病態の正しい評価が必要と考え，この項目を入れて頂きました．また，治療に関しては，安定期と急性増悪さらに，さまざまな合併症の治療に関してを特に詳しく網羅することに致しました．そしてこれらの項では，実際の治療の現場を生で感じて頂くため，著者の方々にお願いして「症例」を入れて頂きました．また，ホームドクターで診て頂くときを考慮し，病診連携を念頭においた項目も設けました．さらに新しい試みとして，看護サイドからのご経験を頂くことができましたことを大変うれしく思っています．

　これらを参考にして頂き，日々の特発性間質性肺炎の診療にお役立て頂きたく思っております．特に若い先生方に本書をお読み頂き，この難病に苦しむ患者さん，ご家族のQOL改善の力になって頂きたく切にお願い申し上げます．

平成25年7月吉日

自治医科大学呼吸器内科
杉山 幸比古

目 次

第Ⅰ章 特発性肺線維症（IPF）とは
1. 特発性肺線維症の経過（多様性） ……………………………………………… 田口 善夫 …… 2

第Ⅱ章 病態の評価
1. 症状：呼吸困難（修正MRCスケール）など …………………………………… 谷口 博之 …… 8
2. 呼吸機能検査 ………………………………………………………… 檜垣 学，滝澤 始 …… 12
3. 6分間歩行試験 …………………………………………………………………… 瀬戸口 靖弘 …… 19
4. 一般検査所見の評価 ………………………………………………… 大西 広志，横山 彰仁 …… 25
5. 画像診断 ……………………………………………………………………… 酒井 文和 …… 31

第Ⅲ章 薬物療法の実際
1. 安定期
   1) 総論（現況での治療戦略） ………………………………………………… 坂東 政司 …… 48
   2) 各論：ⓐN-アセチルシステイン ……………………………… 村松 陽子，本間 栄 …… 56
        ⓑピルフェニドン ………………………… 三浦 由記子，斎藤 武文，吾妻 安良太 …… 66
        ⓒステロイド／免疫抑制薬 ………………………… 宮崎 泰成，稲瀬 直彦 …… 79
2. 急性増悪
   1) 治療総論 ……………………………………………………………………… 小倉 高志 …… 90
   2) PMX療法 …………………………………………………………………… 迎 寛 …… 101
3. 特殊病態の治療
   1) 合併肺癌の手術 ……………………… 岡本 龍郎，高山 浩一，前原 喜彦，中西 洋一 …… 106
   2) 合併肺癌の化学療法 …………………………………………… 峯岸 裕司，弦間 昭彦 …… 116
   3) 合併肺高血圧症 ……………………………………………………………… 長井 苑子 …… 122
   4) 合併気胸の治療 …………………………………………………… 谷野 功典，棟方 充 …… 129
   5) 併発難治性感染症（アスペルギルスなど） ………………………………… 渡辺 憲太朗 …… 139

第Ⅳ章 非薬物療法の実際
1. リハビリテーション …………………………………………………… 近藤 康博，谷口 博之 …… 146
2. 在宅酸素療法 ………………………………………………………………… 三嶋 理晃 …… 154
3. 肺移植 ………………………………………………………………………… 伊達 洋至 …… 158

第Ⅴ章 外来でのフォローアップ
1. 日常管理と悪化時の対応 ………………………………………………………… 山田 嘉仁 …… 164

第VI章 プライマリケア医／家庭医がIPFを診るとき

1. 初診時の対応 ……………………………………………………… 黒沼 幸治, 高橋 弘毅 … 172
2. 安定期と増悪期の対応 …………………………………………… 西岡 安彦, 青野 純典 … 177

第VII章 IIPsの看護

1. その1 ………………… 山口 明希奈, 北村 英也, 柿澤 文子, 井口 真理子, 小倉 高志 … 186
2. その2 ………………… 圓城寺 若奈, 守屋 順子, 井上 義一, 中村 しをり … 195

第VIII章 他のIIPsの治療と管理

1. 非特異性間質性肺炎（NSIP）…………………………………………… 海老名 雅仁 … 202
2. 特発性器質化肺炎（COP）……………………………………………… 井上 義一 … 208
3. 上葉優位型肺線維症 ……………………………………………… 中村 祐太郎, 千田 金吾 … 212

索　引 …… 217

第 I 章
特発性肺線維症（IPF）とは

1 特発性肺線維症の経過(多様性)

特発性肺線維症(IPF)とは

田口 善夫

はじめに

特発性肺線維症(idiopathic pulmonary fibrosis：IPF)は慢性に進行する予後不良で原因不明の間質性肺炎の代表的疾患である。その臨床診断基準は時代の流れとともに変遷し、2011年にAmerican Thoracic Society, European Respiratory Society, Japanese Respiratory Society, Latin American Thoracic Association (ATS/ERS/JRS/ALAT)から新たなIPFの臨床診断基準[1]が提唱された。しかしIPFは疾患そのものが多様な病態であり、そのうえ臨床経過もさまざまであることが知られており、経過中に合併する病態も多様である。そのような病態を知ることによって、治療の必要性を判断したり、経過観察中であれば合併症の予防、治療を想定することが可能となる。通常、IPF自体は慢性に経過する疾患であることから、さまざまな局面での多様性を理解して各症例ごとに評価を行いながら判断していくことが重要である。

病態進行の多様性

IPFにおいては慢性進行性の病態であることが知られている。すなわち時間的経過によって病状が緩徐に進行していくことが特徴的な疾患である。この病態を正確に評価していくことが臨床上重要である。この場合に重要な評価項目としては治療効果の判定項目[2]となっている自覚症状、画像、呼吸機能の3点である。

まず第1に自覚症状の変化、すなわち呼吸困難の程度が増強することは病態悪化の一つの指標で、かつ予後因子でもあるが、さまざまな要因によって呼吸困難は決定されること、患者によって自覚症状の程度が異なること、病態が大きく動いている場合には有用であるが、慢性に緩徐に進行する場合には変化を確認することが難しく、質問票などを用いて客観的評価を行うことが重要である。

画像の変化も重要ではあるが、客観的評価をする場合にはかなり詳細な専門的な評価が必要であること、慢性経過の評価項目として重要ではあるが一般臨床では数値化することが難しいこと、などから画像による経時的変化がどの程度であるかを判断するのは難しい一面がある。

最後の項目である呼吸機能は慢性進行性のIPFにおいては、数値化された検査である点から経年的変化を評価するうえで非常に有用である。実際IPFにおいては年単位で、ある一定の呼吸機能低下を呈することが知られている。つまりIPFの経過としては年単位での努力肺活量(forced vital capacity：FVC)ないしは肺活量(vital capacity：VC)の低下量はさまざまな報告(図1)[3]の結果から200ml/年とされている。近年行われているIPFに対する治験においては多くの場合、呼吸機能はプライマ

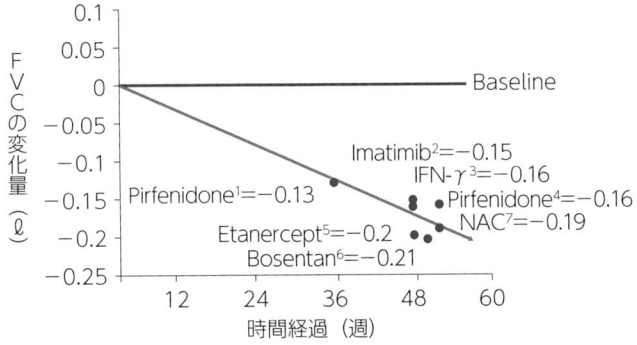

図1 IPFにおける経時的FVC低下
(Ley B, Collard HR, King TE Jr. Clinical course and prediction of survival in idiopathic pulmonary fibrosis. Am J Respir Crit Care Med 2011；183：431-40 より改変引用)

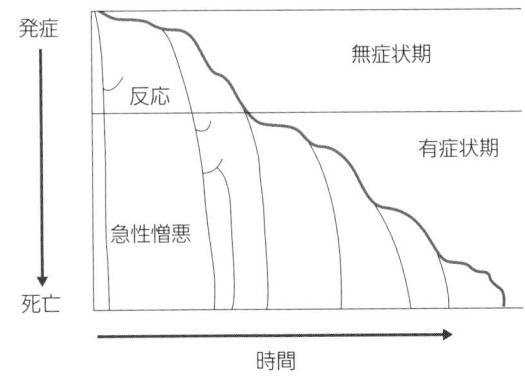

図2 IPFの経過と急性憎悪
IPFの病態進行は一定ではなく，経過中においては有症状期のみならず無症状期においても急性憎悪を生じる可能性がある。
(Katoh T, Ohishi T, Ikuta N, et al. A rapidly progressive case of interstitial pneumonia. Intern Med 1995；34：388-92 より改変引用)

リーエンドポイントとなる重要な評価項目である。すなわち，一般臨床上で経過観察するうえでも基本的なマーカーとして認識すべきである。しかしながら必ずしも疾患が同じであっても呼吸機能障害が同じように低下していくとは限らない。実際，図2[4]に示すように呼吸機能低下のスピードはおのおのの症例によって異なることが知られているし，個々の症例によっても一定のスピードで同じように低下していくわけではない。ある時には急速に悪化したり，ある時期には呼吸機能低下が見られないなど，不規則に病態の悪化進行が生じることが一般的である。

合併する病態の多様性

IPFに合併する病態としては，その予後に関連する病態を理解することが重要である。図3[5]に示すようにIPFに伴う病態として重要なものは1）慢性呼吸不全，2）急性増悪，3）肺癌が三大死亡原因である。そのほかの病態として肺高血圧，肺気腫，気胸・縦隔気腫，感染症などが挙げられる。以下各病態について述べる。

❶慢性呼吸不全

IPFにおける呼吸不全を認めるまでは最初に

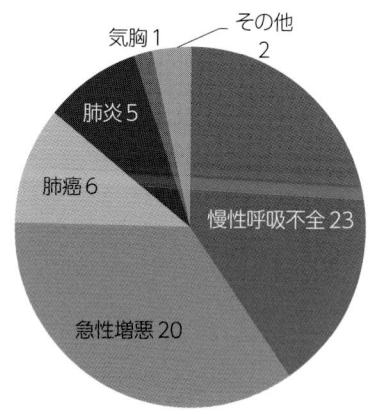

図3　特発性肺線維症の死因
(Kondoh Y, Taniguchi H, Katsuta T, et al. Risk factors of acute exacerbation of idiopathic pulmonary fibrosis. Sarcoidosis Vasc Diffuse Lung Dis 2010；27：103-10 より改変引用)

労作時の呼吸困難のみが認められる。この疾患において労作時の呼吸困難を訴える場合には，必ず労作時の低酸素血症を生じているということが重要である。また慢性呼吸不全は肺の線維化の進行とともに呼吸状態が悪化し，当初はⅠ型呼吸不全を呈するが，病状がさらに進行すればⅡ型呼吸不全を呈する。一般に呼吸不全に対しては酸素療法の適応となるが，初期に出現する労作時の低酸素血症に対する酸素療法の有用性は明らかではなく，患者の病識を十分考慮したうえで在宅酸素療法を開始することが重要となる。いたずらに酸素療法を行うと日常生活動作（activities of daily living：ADL）を損なう場合や，酸素吸入器が処方はされてはいるがまったく使用されないという結果になることも少なくない。

　安静時において低酸素血症が認められる状態は，すでに末期の状態となっていることが多い。この場合には酸素療法は絶対適応であり，十分な酸素化を行う必要がある。

❷急性増悪

　急性増悪は明らかな誘因がなく1カ月以内の経過で呼吸困難が進行し，両肺に浸潤影を呈する病態と定義され，いったん発症するとその予後は極めて不良である。IPFにおいて重要な死亡原因である急性増悪はさまざまな病期（図2）によって生じるとされるが，病状が進行しFVCの低下が高度な症例ほど発症リスクが高いとされる。経年的な発症頻度については，1年間で8.6〜14.2％，3年間で20.7〜23.9％と報告[5)7)]されているが，臨床試験での発症頻度は4％以下と報告[8)〜10)]されており，発症頻度に差がみられる。この原因としては臨床試験の症例では比較的軽症例が対象となっていることが要因と推測される。

❸肺癌

　IPFと肺癌は喫煙歴という観点から重要な病態である。IPFに合併する肺癌は経時的に増加することが知られており，Ozawaらの報告[6)]ではIPF症例の長期経過観察において経年的に肺癌合併について1年で3.3％，5年で15.4％，10年で54.7％であるとしている。したがってIPFの経過観察中には，肺癌発症リスクを考慮したうえでの対応が必要となってくる。

❹肺高血圧

　IPFにおける肺高血圧は予後因子として重要であるとの報告[11)]が少なからず存在するが，肺高血圧に対する治療の有用性が証明されているわけではなく，安易な治療は避けるべきである。また肺高血圧合併例では急性増悪のリスク

に関連し，急性増悪時の予後が不良とするという報告[12]もあり，さまざまな病態が複雑に関与している可能性を示唆している。

❺肺気腫

IPF症例においては喫煙との関連で肺気腫との合併が注目されている。特にわが国で注目を浴びてきたのはCottinらが報告[13]した気腫合併肺線維症（combined pulmonary fibrosis and emphysema：CPFE）時期からである。この病態がIPFと切っても切れない病態であることは，喫煙という要因が関係している。しかしながら気腫合併肺線維症をどのように定義するかは今後の問題と思われるが，肺線維症，肺気腫ともに慢性進行性であることを考慮すると一種の状態として理解をすることが重要であると思われる。

❻気胸・縦隔気腫

間質性肺炎における合併症として重要である。明らかな呼吸困難を生じるような気胸では治療適応とはなるが，通常の病態と異なり胸膜癒着術や外科的治療が先に述べた急性増悪の誘引となる可能性もあるため慎重な対応と，十分なインフォームド・コンセントが必要となる。また軽微な気胸を繰り返す場合も少なくないが，経過観察となる場合も少なくない。縦隔気腫の場合には，ほとんど経過観察のみとなる。

これらの合併症を生じている場合には呼吸機能検査などは避けるべきであり，病態によっては画像チェック後に呼吸機能検査を行うなどの配慮が必要となる。また呼吸不全時においては陽圧換気が禁忌となる場合もあり，終末時の対応に苦慮することも少なくない。

❼感染症[14]

IPFにおいても感染症は予後に関連する重要な病態の一つである。感染症としてはさまざまなものがあるが，一般細菌感染症，抗酸菌感染症，真菌感染症などが挙げられる。またステロイドや免疫抑制薬投与例においては，サイトメガロウイルス感染，*Pneumocystis jirovecii*感染などのいわゆる日和見感染が問題となってくる。

真菌感染症は肺の広汎な破壊に伴う，嚢胞性変化に生じる*Asperugillus*感染で経過上問題となることも少なくない。現在ではさまざまな抗真菌薬が市販されているため治療に難渋することはあまりないが，的確な診断が必要である。

おわりに

IPFにおいては経過上多様な病態を生じるため，病態に応じた経過観察を行うとともに，各種病態に対して早期の対応を生じる必要があると考えられる。

【文　献】

1. Raghu G, Collard HR, Eagan JJ, et al. An Official ATS/ERS/JRS/ALAT statement : idiopathic pulmonary fibrosis: evidence-based guidelines for diagnosis and management. Am J Respir Crit Care Med 2011 ; 183 : 788-824.
2. ATS/ERS International Multidisciplinary Consensus Classification of the idiopathic interstitial pneumonias. Am J Respir Crit Care Med 2002 ; 165 : 277-304.
3. Ley B, Collard HR, King TE Jr. Clinical course and prediction of survival in idiopathic pulmonary fibrosis. Am J Respir Crit Care Med 2011 ; 183 : 431-40.
4. Katoh T, Ohishi T, Ikuta N, et al. A rapidly progressive case of interstitial pneumonia. Intern Med 1995 ; 34 : 388-92.
5. Kondoh Y, Taniguchi H, Katsuta T, et al. Risk factors of acute exacerbation of idiopathic pulmonary fibrosis. Sarcoidosis Vasc Diffuse Lung Dis 2010 ; 27 : 103-10.
6. Ozawa Y, Suda T, Naito T, et al. Cumulative incidence of and predictive factors for lung cancer in IPF. Respirology 2009 ; 14 : 723-8.

7. Song JW, Hong SB, Lim CM, et al. Acute exacerbation of idiopathic pulmonary fibrosis : incidence, risk factors and outcome. Eur Respir J 2011 ; 37 : 356-63.
8. Azuma A, Nukiwa T, Tsuboi E, et al. Double-blind, placebo-controlled trial of pirfenidone in patients with idiopathic pulmonary fibrosis. Am J Respir Crit Care Med 2005 ; 171 : 1040-7.
9. Taniguchi H, Ebina M, Kondoh Y, et al. Pirfenidone in idiopathic pulmonary fibrosis. Eur Respir J 2010 ; 35 : 821-9.
10. Noble PW, Albera C, Bradford WZ, et al. Pirfenidone in patients with idiopathic pulmonary fibrosis (CAPACITY): two randomized trials. Lancet 2011 ; 377 : 1760-9.
11. Letteri CJ, Nathan SD, Barnett SD, et al. Prevalence and outcomes of pulmonary arterial hypertension in advanced idiopathic pulmonary fibrosis. Chest 2006 ; 129 : 746-52.
12. Judge EP, Fabre A, Adamali HI, et al. Acute exacerbations and pulmonary hypertension in advanced idiopayhic pulmonary fibrosis. Eur Respir J 2012 ; 40 : 93-100.
13. Cottin V, Nunes H, Brillet PY, et al. Combined pulmonary fibrosis and emphysema : a distinct inderrecognised entity. Eur Respir J 2005 ; 26 : 586-93.
14. Lloyd CR, Walsh SLF, Hansell DM. High-resolution CT of complications of idiopathic fibrotic lung disease. Br J Radiol 2011 ; 84 : 581-92.

第Ⅱ章 病態の評価

第Ⅱ章 病態の評価

1 症状：呼吸困難（修正MRCスケール）など

谷口 博之

特発性肺線維症と呼吸困難

呼吸困難（息切れ）は呼吸に際して感じる不快感と定義されており，特発性肺線維症（idiopathic pulmonary fibrosis：IPF）のみならず種々の疾患でしばしばみられる自覚症状の一つである。患者によりその訴え方はさまざまであるが，一般的な3つの感覚は，①呼吸しなくてはいけないと駆り立てられること（空気飢餓感と呼ばれる），②努力して呼吸しているという感覚，③胸部絞扼感に関連した感覚，である。IPFでは診断時にすでに90％近い患者が呼吸困難を有するとの報告もある。呼吸困難は一般に進行性で，来院する6カ月以上前から息切れを自覚していることが多い[1]。特に労作時の息切れのため，患者は身体活動が制限され，日常生活の中でしばしば休息を必要とするようになり，回復にも時間がかかるようになる。呼吸困難は時間とともに悪化し，健康関連QOL（health-related quality of life：HRQOL）や予後に大きく関与していることが知られている[2〜5]。

呼吸困難の評価

呼吸困難を質的・量的に評価することは，間質性肺炎の診断，重症度の評価，治療成果を考えるうえで重要である。呼吸困難は2つの基礎的方法で計測されてきた。1つは身体活動中の感覚を直接評価する方法であり，もう1つは，より間接的ではあるが，日常生活中に経験する呼吸困難を評価する方法である。

■ 直接的測定法

直接的測定法は被験者が感じる呼吸困難を定量的に評価するもので，visual analog scale（VAS）（図1）や10段階ボルグ・スケール（Borg scale）（表1）などがある。繰り返し評価でき，分時換気量（minute volume：MV）あるいは酸素摂取量（$\dot{V}O_2$）のような生理学的項目と関連性があるが，反応は患者に対する指示に左右されたり，スケール両端に示した基準に左右される可能性がある。直接的測定法は，6分間歩行試験（six-mimute walk test：6MWT）などの運動負荷試験や運動療法における呼吸困難の評価に有用とされている。

❶ VAS（図1）

VASは縦または横の直線（通常10cm）からなり，呼吸困難の強さに応じてスケール上にマークさせ，端からの距離により定量的に評価する。その両端は，基準あるいは参考になる感

```
まったくなし                最大
(none at all)              (most intense
                            imaginable)
```

図1　Visual analog scale

表1 10段階ボルグ・スケール

0	nothing at all	全くなし
0.5	very, very slight	ごくごくわずか
1	very slight	ごくわずか
2	slight	軽度
3	moderate	中等度
4	somewhat severe	いくぶんきつい
5	severe	きつい
6		
7	very severe	たいへんきつい
8		
9	very, very severe	きわめてきつい
10	maximal	最大

覚として、一端にはまったくなし、他端には最大を示す形容詞がある。VASは妥当性がすでに確立されており、また同一レベルの運動ならびに最大運動で再現性があることが立証されている。

❷ ボルグ・スケール（表1）

呼吸困難に対するボルグ・スケールは初期では21段階に分けた労作感の度合いスケールであったが、後に60～200までの心拍数と対応するように6～20までの15段階に修正された。さらに呼吸困難の症状を測定するように修正され、反応を言葉で説明した非線形の10点尺度としたボルグ・スケールが考案され[6]、現在広く使用されている。IPFにおける漸増運動負荷試験時のボルグ・スケールによる呼吸困難の増加は、アシドーシスおよび血清ノルエピネフリン増加と関連する[7]。また、IPFとCOPDの比較では、IPFでは6分間歩行直後のSp_{O_2}はボルグ・スケールによる呼吸困難の独立した予測因子であること、また、運動時の低酸素血症は慢性閉塞性肺疾患（chronic obstructive pulmonary disease：COPD）に比べより高度であることが示されている[8]。

間接的測定法

呼吸困難を直接的に評価しようとするものではなく、むしろ動作や身体機能への影響を計測するものである。臨床的に採点できるスケールが工夫されている。

❶ 修正 Medical Research Council（MRC）息切れスケール

呼吸困難の質問票をめぐっては種々の混乱があったが[9]、日本呼吸器学会の『COPD（慢性閉塞性肺疾患）診断と治療のためのガイドライン（第4版）（2013年）』ではAmerican Thoracic Society/Europian Pespiratory Society（ATS/ERS）版の修正MRC息切れスケール（以下mMRC息切れスケール）の邦訳を使用している（表2）[10,11]。mMRC息切れスケールは、息切れに伴う活動障害を定義するのに有用であり、患者個人に用いるだけでなく、患者集団を評価するうえでも有用である。COPDでは健康状態を評価するほかの指標との相関性に優れていて、将来の死亡リスクを予測することが知られている。

IPFにおいてmMRC息切れスケールは％FVCや％D_{LCO}、Pa_{CO_2}などと相関する。また6分間歩行距離や、6MWT時の最低Sp_{O_2}、HRCTスコアや肺の線維化や気腫化の程度、BAL中の$CD8^+T$リンパ球などと相関することが報告されている[12]。また、mMRC息切れスケールはIPFにおけるHRQOLの重要な寄与因子であり[3]、将来の死亡リスクを予測する簡便かつ鋭敏な重要な指標であることが明らかとなっている[5]（図2）。

いわゆるHugh-Jones分類は、日本ではしばしば用いられてきた息切れの評価法であるが、国際的にはまったく使用されていない。しかしながら、厚生労働省特定疾患認定基準における特発性間質性肺炎臨床個人調査票などには、現在でもこのHugh-Jones分類による呼吸困難の程度を記載する項目が使用されている。早急にmMRC息切れスケールに修正を望みたい。

❷ BDIおよびTDI

Baseline dyspnea index（BDI）は、質問者が

表2 呼吸困難（息切れ）を評価する修正MRC（mMRC）質問票

グレード分類	あてはまるものにチェックしてください（1つだけ）	
0	激しい運動をした時だけ息切れがある。	☐
1	平坦な道を早足で歩く，あるいは緩やかな上り坂を歩く時に息切れがある。	☐
2	息切れがあるので，同年代の人よりも平坦な道を歩くのが遅い，あるいは平坦な道を自分のペースで歩いている時，息切れのために立ち止まることがある。	☐
3	平坦な道を約100m，あるいは数分歩くと息切れのために立ち止まる。	☐
4	息切れがひどく家から出られない，あるいは衣服の着替えをする時にも息切れがある。	☐

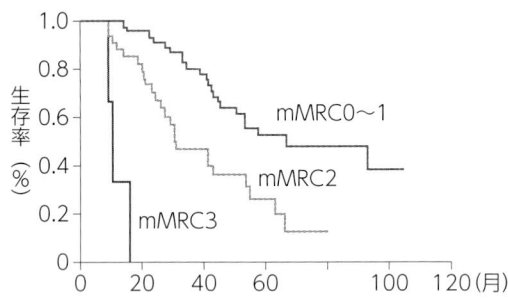

図2 IPF患者におけるmMRC息切れスケールによるカプラン-マイヤー生存曲線

記入し，呼吸困難も影響を受ける3つの要素，すなわち機能的障害〔日常生活動作（activity of daily living：ADL）が損なわれている程度〕，労作の程度（活動を遂行するのに要した全労力），呼吸困難を引き起こす作業の程度を測定する。BDIの総スコアは3つの構成要素について0～4までの各スコアを加算して得られ，最大の障害を0から障害なしの12の間で示す。Transitional dyspnea index（TDI）は，面接者が呼吸困難をベースラインの患者報告と比較して変化を評価測定するものである。TDIの総スコアは各構成要素において−3～＋3の7段階評価に従って，ベースラインレベルと比較した呼吸困難の変化で示される。この方法の利点は，調査研究で広く検査でき，幅広く利用できることである。BDIのスコアとmMRC息切れスケールとの相関から内容の妥当性は確認されている。

IPFとその他の臨床症状

乾性咳嗽はIPFの発症時の主症状の1つである。Ryersonらよれば，咳はIPF 242人の84％に認められ，多変量解析の結果，咳は以前の喫煙歴とは関連せず，FVC低値と労作時の低酸素血症に関連していた。また，咳は疾患進行の独立した予測因子で，死亡あるいは肺移植までの期間を予測する可能性があるとしている[13]。咳は鎮咳薬では効果が不十分なことも多いが，最近，IPF患者23人を対象に，サリドマイドの咳抑制効果が二重盲検2×2クロスオーバー試験で検討された。プラセボ群に比べ

サリドマイド群で，主要評価項目の咳に特異的なQOL質問票（CQLQ）スコア（平均差−11.4，p＜0.001），およびVASが有意に改善した（同−31.2，p＜0.001）[14]。

聴診上，肺底部の捻髪音（fine crackles, velcroラ音）は，わが国の報告では90％前後に認める[1]。捻髪音はIPF経過の早期から認められるため，捻髪音の評価は，IPF早期診断として唯一の現実的手段と考えられている[15]。疾患が進行し，病変が広がるにつれ，捻髪音が聞かれる領域も肺底部から上方へと広がっていく。

ばち指は，わが国の報告では30〜60％前後に認められる。チアノーゼ，肺性心，末梢性浮腫はIPFの晩期に至った患者で認められる。肺以外の症状は一般にみられないが，体重減少や倦怠感，疲労感を訴えることがある。発熱があるときは感染症の併発，あるいは急性増悪を疑う。膠原病に伴う間質性肺炎を除外するため，膠原病を示唆するような症状や徴候は慎重に観察し，また聞き出す必要がある[1]。

【文　献】

1. 日本呼吸器学会びまん性肺疾患診断・治療ガイドライン作成委員会，編．特発性間質性肺炎診断と治療の手引き改訂第2版．東京：南江堂，2011.
2. Raghu G, Collard HR, Egan JJ, et al. ATS/ERS/JRS/ALAT Committee on Idiopathic Pulmonary Fibrosis. An official ATS/ERS/JRS/ALAT statement : idiopathic pulmonary fibrosis : evidence-based guidelines for diagnosis and management. Am J Respir Crit Care Med 2011；183：788-824.
3. Nishiyama O, Taniguchi H, Kondoh Y, et al. Health-related quality of life in patients with idiopathic pulmonary fibrosis. What is the main contributing factor? Respir Med 2005；99：408-14.
4. Swigris JJ, Kuschner WG, Jacobs SS, et al. Health-related quality of life in patients with idiopathic pulmonary fibrosis : a systematic review. Thorax 2005；60：588-94.
5. Nishiyama O, Taniguchi H, Kondoh Y, et al. A simple assessment of dyspnoea as a prognostic indicator in idiopathic pulmonary fibrosis. Eur Respir J 2010；36：1067-72.
6. Borg GA. Psychophysical bases of perceived exertion. Med Sci Sports Exerc 1982；14：377-81.
7. Miki K, Maekura R, Hiraga T, et al. Acidosis and raised norepinephrine levels are associated with exercise dyspnoea in idiopathic pulmonary fibrosis. Respirology 2009；14：1020-6.
8. Nishiyama O, Taniguchi H, Kondoh Y, et al. Dyspnoea at 6-min walk test in idiopathic pulmonary fibrosis : comparison with COPD. Respir Med 2007；101：833-8.
9. 宮本顕二．MRC息切れスケールをめぐる混乱．日呼吸会誌 2008；46：593-600.
10. Celli BR, MacNee W；ATS/ERS Task Force. Standards for the diagnosis and treatment of patients with COPD : a summary of the ATS/ERS position paper. Eur Respir J 2004；23：932-46.
11. 日本呼吸器学会COPDガイドライン第3版作成委員会，編．COPD（慢性閉塞性肺疾患）診断と治療のためのガイドライン第4版．東京：メディカルレビュー社，2013.
12. Ryerson CJ, Donesky D, Pantilat SZ, et al. Dyspnea in idiopathic pulmonary fibrosis : a systematic review. J Pain Symptom Manage 2012；43：771-82.
13. Ryerson CJ, Abbritti M, Ley B, et al. Cough predicts prognosis in idiopathic pulmonary fibrosis. Respirology 2011；16：969-75.
14. Horton MR, Santopietro V, Mathew L, et al. Thalidomide for the treatment of cough in idiopathic pulmonary fibrosis : a randomized trial. Ann Intern Med 2012；157：398-406.
15. Cottin V, Cordier JF. Velcro crackles : the key for early diagnosis of idiopathic pulmonary fibrosis? Eur Respir J 2012；40：519-21.

2 呼吸機能検査

病態の評価

檜垣 学, 滝澤 始

はじめに

特発性間質性肺炎 (idiopathic interstitial pneumonia：IIPs) には病態も予後も異なる疾患群が含まれている。本項ではこのうち最も予後不良である特発性肺線維症 (idiopathic pulmonary fibrosis：IPF) における呼吸機能の特徴と病態の評価方法について解説する

IPF の呼吸機能検査と呼吸生理学的特徴

IPF での肺の線維化は，膠原線維の増生とともに周囲の肺胞を虚脱させながら進展する。肺弾性収縮力が増加することで，肺が固く膨らみにくくなり（静肺コンプライアンス低下）拘束性換気障害を来す。呼吸機能検査では肺活量 (vital capacity：VC)，努力肺活量 (forced vital capacity：FVC)，全肺気量 (total lung capacity：TLC)，機能的残気量 (functional residual capacity：FRC)，残気量 (residual volume：RV) が減少する。残気率 (RV/TLC) は正常範囲かやや増加する。1秒量 (forced expiratory volume in one second：FEV_1) は肺容量の減少に伴い低下するが，FVC の減少が大きいため1秒率 (FEV_1/FVC) は減少せずにむしろ増加する。圧量曲線は肺気量の減少とコンプライアンスの低下により右下方にシフトする。フローボリューム曲線では肺気量の減少のため呼出開始時の肺気量は右方にシフトし，呼出曲線の幅が小さくなる。呼気の流量は保たれるために下降脚は直線状あるいは上に凸のパターンを示す（図1）。

もう一つの特徴は，肺の線維化により肺毛細血管床の減少と換気血流不均衡が起こることで肺拡散能 (diffusing capacity for carbon monox-

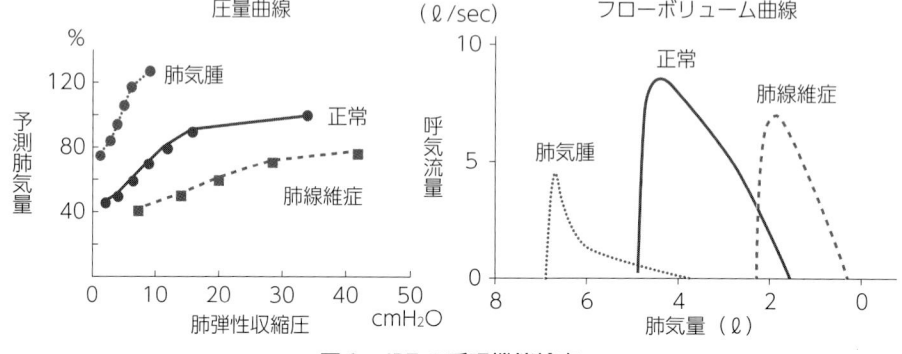

図1　IPF の呼吸機能検査

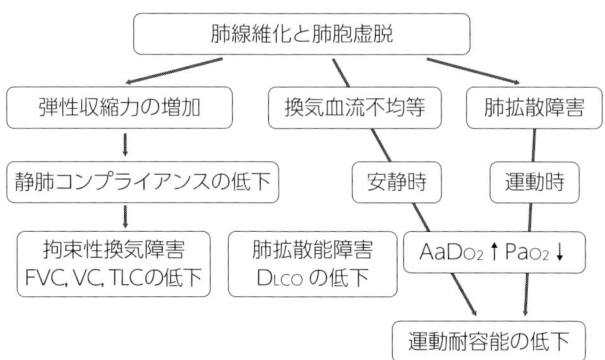

図2　IPFの呼吸生理学的特徴

ide：D_{LCO}）が低下することである。拡散能はTLCやVCの減少に先行し比較的早期から低下する。安静時低酸素血症の主な原因は換気血流の不均衡である。運動時には肺胞気–動脈血酸素分圧較差（AaD_{O_2}）が開大し，動脈血酸素分圧（Pa_{O_2}）の低下を来す（図2）。

IPFの呼吸機能検査の解釈の注意点

呼吸機能検査は努力依存性の検査であり精度管理も重要である。再現性についてはFVC 150～200ml以内，D_{LCO}10％以内のバラツキがあるものと考えられている。D_{LCO}は肺胞から肺毛細血管内腔への拡散能，ガス交換面積，肺毛細血管血流量と血液ヘモグロビン濃度で規定されているため，狭義の拡散障害以外に肺血流・貧血，肺気量，換気血流不均衡など諸因子に影響を受けるので注意が必要である。重喫煙者に見られる気腫合併肺線維症（combined pulmonary fibrosis and emphysema：CPFE）では，気腫性変化が混在するため肺気量は保たれるがD_{LCO}は顕著に減少する。IPF患者では肺容量の減少により肺胞換気量（V_A）も減少しているので％D_{LCO}/V_Aは％D_{LCO}よりも多くなるのが一般的である。CPFEの場合は気腫性変化が線維化による肺容量の減少を相殺するため，通常のIPFよりも％D_{LCO}/V_Aは低下する。

IPFの診断における呼吸機能検査

2011年に発表されたAmerican Thoracic Society, European Respiratory Society, Japanese Respiratory Society, Latin American Thoracic Association（ATS/ERS/JRS/ALAT）のガイドライン[1]では，high-resolution computed tomography（HRCT）による画像診断が高い精度で通常型間質性肺炎（usual interstitial pneumonia：UIP）パターンを認識するエビデンスが蓄積されてきたという理由から，①薬剤性，環境曝露，膠原病など原因が既知の間質性肺疾患を除外する，②HRCTでUIPパターンを示す場合は外科的肺生検を必須とせずIPFと診断する，③HRCTでUIPパターン以外の所見であれば外科的肺生検を行い画像，病理所見を組み合わせて診断する，という簡素な内容の診断基準に改訂された。2000年に発表されたATS/ERSのIPFに関するInternational consensus statementでは，拘束性換気障害（VCの低下），動脈血ガス交換障害（AaD_{O_2}の開大，安静時または労作時のSp_{O_2}，Pa_{O_2}の低下，あるいはD_{LCO}の低下）などの呼吸機能検査異常が臨床診断基準に含まれていたが[2]，今回のガイドラインの診断基準から除外されている。これには，前回のガイドライン作成時には治療薬の有効性に関

する明確なエビデンスは蓄積されていなかったが，軽症から中等症のIPF患者に対して有効な治療薬が徐々に出始めていることから，今後はIPF患者を早期に診断することで治療薬を検討していくという狙いも含まれていると思われる。

呼吸機能検査はIPFの重症度判定，予後の推測（診断時，経時変化）に有用である

IPFの予後と関連する指標は多く存在するが，その中でも診断時あるいは経時的な呼吸機能検査は非常に重要な指標となる（表1)[1]。

診断時の呼吸機能の意義

診断時の呼吸機能検査では特に拡散障害の程度（%D_{LCO}が40%以下）が強い患者は予後が悪いと言われている。診断時のFVCに関してはいまだ一定のコンセンサスは得られていない。また，IPF患者では安静時にはPa_{O_2}が正常でも，労作により息切れと低酸素血症を認めることがある。IPF患者の6分間歩行試験（six-minute walk test：6MWT）中の最低Sp_{O_2}値が88%以下の患者は予後が悪いことがわかっており，労作時の低酸素血症の有無を確認し，安静時血液ガスの所見と合わせて重症度を評価することが重要である（表2）。わが国で行われたピルフェニドンの第Ⅱ相試験では，同一仕事

表1 IPFの予後予測因子

ベースライン因子
  呼吸困難の程度
  D_{LCO}が予測値の40%以下
  6分間歩行中の最低Sp_{O_2}が88%以下
  HRCTでの蜂巣肺の程度
  肺高血圧症
経時的変化
  呼吸困難度の増悪
  FVCの10%以上の減少
  D_{LCO}の15%以上の減少
  HRCTで肺の線維化が増悪する

FVC：forced vital capacity, D_{LCO}：diffusion capacity for carbon monoxide, HRCT：high-resolution computed tomography, Sp_{O_2}：pulse oximetric saturation
(Raghu G, Collard HR, Egan JJ, et al. An official ATS/ERS/JRS/ALAT statement：idiopathic pulmonary fibrosis：evidence-based guidelines for diagnosis and management. Am J Respir Crit Care Med 2011；183：788-24 より改変引用）

表2 重症度分類判定表（厚生労働省特定疾患認定基準より）

新重症度分類	安静時動脈血ガス	6分間歩行時Sp_{O_2}
Ⅰ	80Torr以上	
Ⅱ	70Torr以上80Torr未満	90%未満の場合はⅢにする
Ⅲ	60Torr以上70Torr未満	90%未満の場合はⅣにする（危険な場合は測定不要）
Ⅳ	60Torr未満	測定不要

（日本呼吸器学会びまん性肺疾患診断・治療ガイドライン作成委員会，編．特発性間質性肺炎診断と治療の手引き改訂第2版．東京：南江堂，2011より引用）

量に対する酸素消費量を評価する方法として，トレッドミルを用いた6分間定速歩行試験によるSpO₂最低値が治療効果判定に用いられた[3]。6MWTは，努力依存性で，実施方法や再現性にもいくつかの課題があるので，今後はこの検査方法のようなバラツキが少なく客観的な評価が可能な運動耐用能検査の応用が期待されている。

呼吸機能の経時的変化の観察の意義

呼吸機能の経時的変化の観察は疾患の進行の評価や治療方針を検討するうえで欠かせない指標である。ATS/ERS/JRS/ALATのガイドラインでは，6〜12カ月の期間でFVCが10％以上減少する患者やD_LCOが15％以上減少する患者は有意に死亡率が増加することから，呼吸機能検査を3〜6カ月毎にモニタリングすることを推奨している[1]。Collardらは外科的肺生検で確定したIPF患者を解析し，6カ月後，12カ月後の呼吸困難指数や％FVC，％TLC，％FEV₁，％D_LCOの変化がそれぞれ予後と相関し，特に％FVCが10％以上減少する患者は予後が不良であることを報告した（図3）[4]。Latsiらは，外科的肺生検で確定したIPFあるいは非特異性間質性肺炎（nonspecific interstitial pneumonia：NSIP）患者を対象にした研究で，12カ月後にD_LCOが15％以上減少する症例は組織像（UIPかNSIP）にかかわらず2年後の予後が悪いことを報告した（図4）[5]。続いてJegalらによりFVCに関しても同様に，6カ月後に10％以上減少する症例は組織像にかかわらず予後が悪いことが示された[6]。これらの研究から，呼吸機能の経時的変化の観察は組織学的所見よりも正確に予後を反映していることがわかり，現在も病状の評価や治療効果の判定に重要な指標として用いられている。

治療効果判定に有用か

ATS/ERS/JRS/ALATのガイドラインでは，強く推奨する有効な治療法がないことから治療効果判定についての明確な記載はされていないが，これまでわが国でもIPFの治療効果判定として用いられてきた呼吸機能の改善（TLC，VCの10％以上の改善，D_LCOの15％以上の改善，運動負荷時の酸素飽和度4％以上あるいはPaO₂ 4 Torr以上の改善）が，臨床で重要な評価項目であることには変わりはない[7]。比較的検査が簡便でかつ予後の判定に信頼できるサロゲートマーカーとして，FVCの経時的変化が

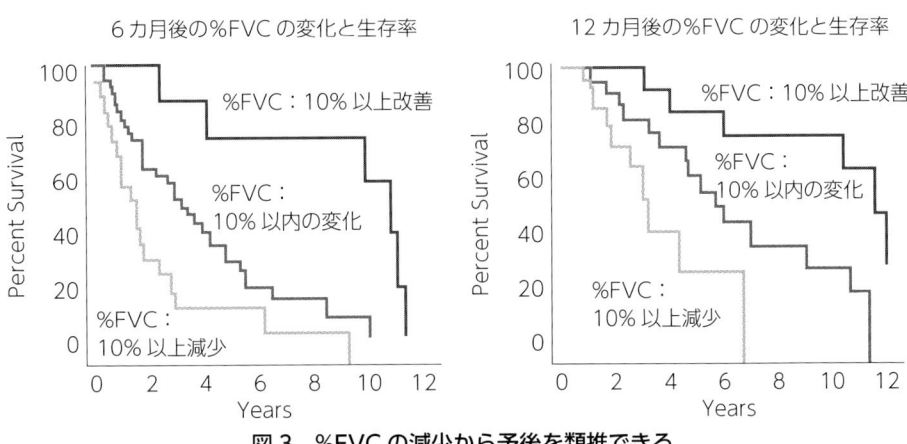

図3 ％FVCの減少から予後を類推できる
(Collard HR, King TE Jr., Bartelson BB, et al. Changes in clinical and physiologic variables predict survival in idiopathic pulmonary fibrosis. Am J Respir Crit Care Med 2003 ; 168 : 538-42 より引用)

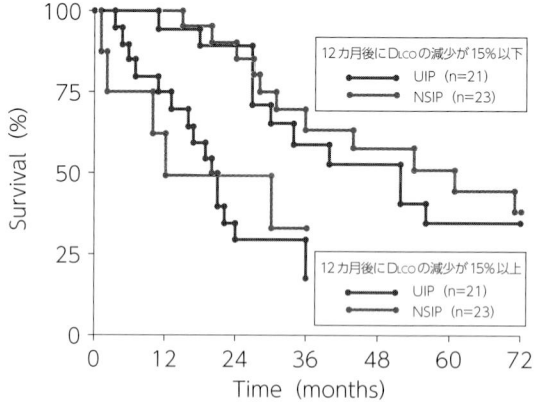

図4 D_LCO の経時的変化は組織像よりも正確に予後を反映する
(Latsi PI, du Bois RM, Nicholson AG, et al. Fibrotic idiopathic interstitial pneumonia : the prognostic value of longitudinal functional trends. Am J Respir Crit Care Med 2003 ; 168 : 531-7 より引用)

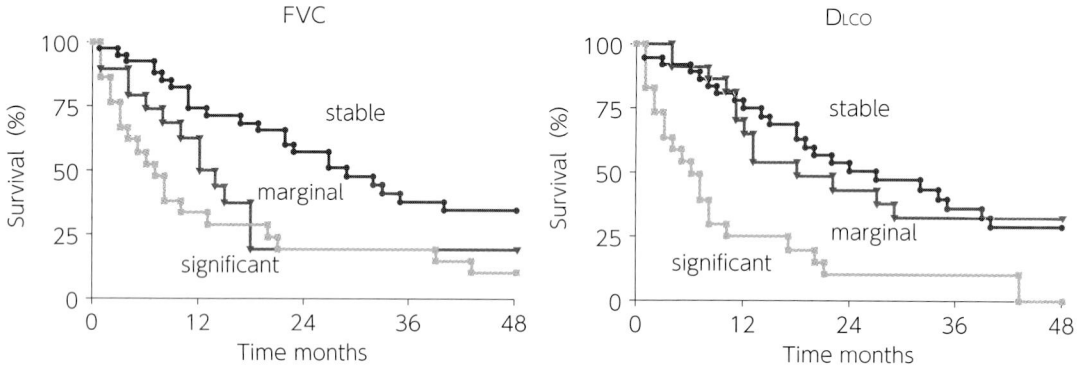

図5 FVC, D_LCO の6カ月後の変化と4年生存率

6カ月間で%FVC5〜10%の marginal decline（限定的な低下）は%FVC10%以上減少と同様に重要な予後予測因子である。
Stable：FVC5%以下の減少，D_LCO7.5%以下の減少
Marginal：FVC5〜10%の減少，D_LCO7.5〜15%の減少
Significant：FVC10%以上の減少，D_LCO15%以上の減少
(Zappala CJ, Latsi PI, Nicholson AG, et al. Marginal decline in forced vital capacity is associated with a poor outcome in idiopathic pulmonary fibrosis. Eur Respir J 2010 ; 35 : 830-6 より引用)

近年の多くの臨床研究で主要評価項目として用いられている。しかし，IPF の臨床試験においては有意な FVC（＞10%），D_LCO（＞15%）の変化は低頻度であり目標達成が難しいことが課題になっている。このような背景から，Zappala らは "marginal" な変化（% FVC 5〜10%，% D_LCO 7.5〜15%）の予後への意義を検討し，6〜12カ月間で % FVC 5〜10% の marginal decline（限定的な低下）も % FVC（＞10%）と同様に重要な予後予測因子である

ことを提唱した（図5)[8]。この解析では % D_LCO（7.5〜15%）は単独での予後予測因子にはならなかった。その後，Taniguchi らはピルフェニドンの第Ⅲ相試験を VC が5%以上変化という評価項目で再解析しても，ピルフェニドン群が VC の改善と無増悪期間を延長させ有効性を示せることを報告した[9]。この解析では3カ月で VC が5%以上減少する患者は1年生存率が悪いことが示された。du Bois らは6カ月後に FVC が5〜10%減少する患者は1年後の

死亡率が2倍になり，臨床上重要な最小変化は2〜6％前後だと報告している[10]。FVCのカットラインについては現在も議論されているが，FVCは努力依存性の検査であり，精度管理の問題，生理的なバラツキが存在することや，気腫性病変が混在すると評価が難しくなるため，少ない変化での単独の評価には注意が必要である。IPFの予後と相関する指標は多数存在するが，臨床試験の主要評価項目には，予後の判定に有用であること，検査が簡便でかつ精度管理が容易なこと，国際的な標準化が可能であることが望ましく，今後も検討が必要である。

IPFの多面的評価の重要性

IPFの多面的な評価には，臨床所見，血液ガス所見，画像所見，呼吸機能検査所見などの複数のパラメータをスコアリングすることで予後を正確に予測するclinical-radiographic-physiologic（CRP）スコア[11]や，IPF症例の20％に存在する気腫性病変を考慮に入れたスコアリングをすることで肺の線維化と予後が推測できるcomposite physiologic index（CPI）（$=91-0.65\times\%D_{LCO}-0.53\times\%FVC+0.34\times\%FEV_1$）[12]などの評価方法が用いられてきた。これらは代表的な多面的評価方法としてATS/ERS/JRS/ALATのガイドラインにも記載されている。近年では，Richardsらによる％FVC，％D_{LCO}，性別にバイオマーカー（血清MMP-7値）を加えてスコアリングするpersonal clinical and molecular mortality index（PCMI）[13]や，Muraらによる6分間歩行距離とCPIを評価に含めたリスク層別化スコア[14]など，予後を推測する新しい評価方法も提唱されてきている。

前述したようにIPF患者の予後を予測する因子は多数存在するが，臨床の現場では呼吸機能の単純な経時的変化のみならず，病状を多面的に評価することが重要である。

まとめ

1. ATS/ERS/JRS/ALATの新ガイドラインでは，呼吸機能検査はIPFの診断必須項目ではなくなった。
2. 呼吸機能検査は，疾患の重症度判定，予後の予測，経過観察，治療効果判定には非常に重要である。
3. FVCは10％，D_{LCO}は15％以上が有意な変化とされているが，近年はFVC 5〜10％のmarginalな変化も注目されている。
4. 正確に病状を評価するためには，複数の項目を多面的に評価することが大切である。

【文献】

1. Raghu G, Collard HR, Egan JJ, et al. An official ATS/ERS/JRS/ALAT statement : idiopathic pulmonary fibrosis : evidence-based guidelines for diagnosis and management. Am J Respir Crit Care Med 2011 ; 183 : 788-24.
2. American Thoracic Society. Idiopathic pulmonary fibrosis : diagnosis and treatment. International consensus statement. American Thoracic Society (ATS), and the European Respiratory Society (ERS). Am J Respir Crit Care Med 2000 ; 161 : 646-64.
3. Azuma A, Nukiwa T, Tsuboi E, et al. Double-blind, placebo-controlled trial of pirfenidone in patients with idiopathic pulmonary fibrosis. Am J Respir Crit Care Med 2005 ; 171 : 1040-7.
4. Collard HR, King TE Jr., Bartelson BB, et al. Changes in clinical and physiologic variables predict survival in idiopathic pulmonary fibrosis. Am J Respir Crit Care Med 2003 ; 168 : 538-42.
5. Latsi PI, du Bois RM, Nicholson AG, et al. Fibrotic idiopathic interstitial pneumonia : the prognostic value of longitudinal functional trends. Am J Respir Crit Care Med 2003 ; 168 : 531-7.
6. Jegal Y, Kim DS, Shim TS, et al. Physiology is a stronger predictor of survival than pathology in

fibrotic interstitial pneumonia. Am J Respir Crit Care Med 2005 ; 171 : 639-44.
 7. 日本呼吸器学会びまん性肺疾患診断・治療ガイドライン作成委員会，編．特発性間質性肺炎診断と治療の手引き改訂第2版．東京：南江堂，2011.
 8. Zappala CJ, Latsi PI, Nicholson AG, et al. Marginal decline in forced vital capacity is associated with a poor outcome in idiopathic pulmonary fibrosis. Eur Respir J 2010 ; 35 : 830-6.
 9. Taniguchi H, Kondoh Y, Ebina M, et al. The clinical significance of 5% change in vital capacity in patients with idiopathic pulmonary fibrosis : extended analysis of the pirfenidone trial. Respir Res 2011 ; 12 : 93.
10. du Bois RM, Weycker D, Albera C, et al. Forced vital capacity in patients with idiopathic pulmonary fibrosis : test properties and minimal clinically important difference. Am J Respir Crit Care Med 2011 ; 184 : 1382-9.
11. King TE Jr., Tooze JA, Schwarz MI, et al. Predicting survival in idiopathic pulmonary fibrosis : scoring system and survival model. Am J Respir Crit Care Med 2001 ; 164 : 1171-81.
12. Wells AU, Desai SR, Rubens MB, et al. Idiopathic pulmonary fibrosis : a composite physiologic index derived from disease extent observed by computed tomography. Am J Respir Crit Care Med 2003 ; 167 : 962-9.
13. Richards TJ, Kaminski N, Baribaud F, et al. Peripheral blood proteins predict mortality in idiopathic pulmonary fibrosis. Am J Respir Crit Care Med 2012 ; 185 : 67-76.
14. Mura M, Porretta MA, Bargagli E, et al. Predicting survival in newly diagnosed idiopathic pulmonary fibrosis : a 3-year prospective study. Eur Respir J 2012 ; 40 : 101-9.

3 6分間歩行試験

第II章 病態の評価

瀬戸口 靖弘

はじめに

　6分間歩行試験（six-minute walk test：6MWT）は，特別な器具も必要なく，被験者自身のペースで行える客観的な心肺機能に由来する運動機能を計測できる検査である。この検査は，循環器系疾患にとどまらず広く呼吸器系疾患を有する患者の治療効果や重症度の評価に用いられてきている。本邦では2012年度から診療報酬が認められるようになり，その認知度もこれまで以上に上がってきている。本項では，6MWTの開発の背景と呼吸器疾患，特に間質性肺炎の運動能力評価法への適応拡大までの経過を解説し，その実際をATSガイドライン[1]に沿って記載する。

背　景

　機能的な運動能力評価は，高度な機器を用いたものから単純で機器を必要としないものまで多くの方法がある。被験者運動能力の質問法による評価は，記憶により変化し，過大評価されたり過小評価されたりするため，客観的測定法が望まれ，1960年代初期にBalkeは，一定時間内にどのくらいの距離を歩行できるか評価する方法を考案した[2]。この方法を基に健常者において12分間のトレッドミルを用いた評価と12分間歩行とが最大酸素摂取量がよく相関する[3)4)]ところからMcGavinらは，慢性気管支炎患者に対する運動能力試験として12分間歩行試験を採用した[5]。しかし，呼吸器疾患にあっては，12分間歩行は困難なものもあり，その半分である6MWTにおいても12分間歩行試験同様に客観的評価が可能であることが見いだされ，Guyattら（1985年）から標準化が始まり，米国胸部疾患学会（American Thoracic Society：ATS）のステートメント（2002年）[1]で世界的なコンセンサスが得られているself-paced testとして定着してきた。一方，このときには，表1に示すように間質性肺炎は含まれていない。その後，複数の間質性肺炎に対する6MWTを使った予後や重症度を評価する研究が行われてきた[6)～13)]。中でも特発性肺線維症（idiopathic pulmonary fibrosis：IPF）約800症例を使った大規模な試験が行われ，6MWTが信頼性，再現性，治療評価，予後評価において重要な指標となることが示された[14)]。

表1　禁忌

絶対的禁忌
・1カ月以内の不安定狭心症
・1カ月以内の心筋梗塞
相対的禁忌
・安静時心拍数120拍/分以上
・安静時血圧180/100 mmHg以上

実施目的

　最大の目的は，中等度から重症の呼吸器疾患，心疾患患者への医療介入の効果を測定することである．最大酸素消費量を決定したり，運動制限因子を解明するためのもではなく，日常生活における機能障害の重症度を評価するのに適している．

安全上の問題

　検者は，事前に禁忌基準（表1）を認識し中止基準（表2）にある症状の出現を認識し，適切な対応ができるように訓練されていなければならない．中止基準のいずれかの理由で試験が中断されたら，患者を楽な姿勢（座位か仰臥位）にする．

　検者の判断に基づいて，血圧，脈拍数，SpO_2（酸素飽和度）を測定評価し，必要であれば医師の診察を受け，適宜酸素吸入も行う．

　6MWTは，緊急時に素早く適切な対応がとれる場所で行う．施設の管理者が適切な救急カートの設置場所を決める．

　酸素，ニトログリセリン舌下錠，β刺激薬などを用意し，緊急用の電話もしくはほかの連絡手段を確保しておく．

　医師は検査中，常に付き添っている必要はないが，必要性の有無をあらかじめ検討すべきである．

　患者が酸素療法を継続している場合，労作時の処方流量で試験を行う．

検査方法

準　備

　検査は，室内の人の往来がほとんどない場所（長く平坦な直線路で床が硬いこと）で行う．天候がよければ屋外で行うことも可能．

　ATSガイドラインでは，歩行コースは30mの距離が必要とされている．コースの長さよりコースの形（直線かトラックか）が計測値に影響する．

　30mの直線コースの場合は，廊下に3mごとにマーキングを行い，方向転換のポイントにはコーンを設置する．60mの往復の始まりと終わりになるスタートラインは，明るい色のテープを使って床に印をつける．

　準備する備品と患者の準備は表3，4を参照．

検　査

❶テスト前2時間以内の強い運動は避け，ウォーム・アップはしない．

❷少なくともテスト前10分間は，椅子に座り安静にし，負荷をかけてよい状況か否かをチェックし，脈拍，血圧を測定・記録する．靴や補助具（杖など）も確認し，記録用紙に必要項目を記録する．

　また，この間に以下のようなオリエンテーションを行う．

　「この試験の目的は，6分間できるだけ長い距離を歩くことです．このコースを今から往復します．6分間は長いですが，頑張ってください．途中で息切れがしたり，疲労するかもしれません．必要ならペースを落としたり，立ち止まったり休んでもかまいません．壁にもたれかかって休んでもかまいませんが，できるだけ早く歩き始めてください．コーンで方向転換し往

表2　6MWT中止基準
・胸痛
・耐えられない呼吸困難
・下肢の痙攣
・ふらつき
・多量の発汗
・顔面蒼白やチアノーゼなどの顔色の変化

表3　必要な備品

- □ストップウオッチ
- □カウンター（回数計）
- □コーン2個（方向転換用）
- □椅子（歩行コース内で移動が容易なもの）
- □記録用紙（ボルグ・スケールの表を含む）
- □クリップボード（記録用紙をはさむためのもの）
- □酸素吸入装置
- □血圧計
- □電話
- □AED（あれば望ましい）

表4　患者側の準備

- □動きやすい衣服
- □歩行に適した靴
- □杖，歩行器などを常用している場合は，それらの歩行補助具
- □早朝または午後の早い時間帯に検査を行う場合は，事前に食事をとってもかまわない
- □検査前2時間以内の強い運動は避ける

復歩行します。コーンを素早く回り，往復してください。これから私が実際にやってみるので見ていてください。」（検者自身が1往復し，歩き方と素早い回り方を示す）。

❸パルスオキシメータは，必須ではない。パルスオキシメータを使用する場合，ベースラインの心拍数とSpO_2を測定，記録する。記録する前に測定値が安定しているか確認する。脈拍の規則性に注意し，パルスオキシメータの信号精度が許容範囲のものか確認する。

❹運動中SpO_2の継続的なモニタリングは必要でない。検者は，SpO_2を観察するために，被験者と一緒に歩くべきではない。パルスオキシメータは，軽量のものにし，それによる歩行試験への影響が出ないようにする。

❺歩行開始直前には，ベースラインの呼吸困難と全体的な疲労感を修正ボルグ・スケール（表5）で測定する。

❻スタート直前にできるだけたくさん歩くことと，走らないことを再確認する。

❼検者は一緒に歩いてはいけない（ATS）。ただし，被験者に転倒の可能性がある場合には，いつでも検者の手が届く範囲の斜め後ろについて歩く。

❽テスト中の声掛けは時間経過のみ。ATSのステートメントでは，表6のようになっている。残り15秒になったら被験者に次のように言う。

「もうすぐ止まってくださいと言います。私がそういったらすぐに立ち止まってください。私があなたのところに行きます。」

6分になったら次のように言う。

「止まってください。」

歩行を終了し，もし疲れているようなら椅子を準備する。終了した点の床に目印をつける。

試験中に被験者が歩行を中断したり，休息が必要となったら次にように言う。

「もし必要なら壁にもたれかかって休むこともできます。大丈夫と感じたらいつでも歩き続けてください。」

❾6分経過しないうちに中断する場合には，椅子に座らせ，中断した時間，中止理由を記録する。

❿テスト終了後，歩行後の修正ボルグ・スケールの呼吸困難と疲労レベルと総歩行距離を記

表5 修正ボルグ・スケール

0	感じない (nothing at all)
0.5	非常に弱い (very very weak)
1	やや弱い (very weak)
2	弱い (weak)
3	
4	多少強い (some what strong)
5	強い (strong)
6	
7	とても強い (very strong)
8	
9	
10	非常に強い (very very strong)

表6 試験中の声かけ

試験中の声かけは以下の通りに行う	
最初の1分	「うまく歩けていますよ。残りの時間は5分です。」
2分後	「その調子で維持してください。残り時間は4分です。」
3分後	「うまく歩けていますよ。半分が終了しました。」
4分後	「その調子で維持してください。残り時間は2分です。」
5分後	「うまく歩けていますよ。残りの時間はもう後1分です。」

録し,次のように尋ねる。
「もうこれ以上歩けない理由がありましたか。」

⑪ パルスオキシメータを使用していたら,SpO_2と脈拍数を記録し,パルスオキシメータを取り外す(肺疾患によっては,特に間質性肺炎では,歩行終了後も desaturation が進行したりするので回復するまで様子を見る)。

⑫ カウンターの往復回数を記録する。

⑬ 壁の距離マーカーを利用して,完全に往復できなかったコーンから終了時点までの距離を記録する。総歩行距離を計算し,記録用紙に記録する。

⑭ 被験者の努力に謝辞を述べる。

信頼性の保証

検査方法による問題で結果が左右されることを避ける意味で,標準化されたプロトコールを使い,以下の点に注意する。

❶ **被験者の練習**

被験者の練習は,必ずしも必要ではない。練習を行った場合,次の試験との間隔は1時間以上あける。長く歩いた方の歩行距離を採用する。練習効果は,検査への不安解消や適切な歩幅の獲得などの検査に対する慣れによるが,効果は数週間で消失するといわれる。

❷ **検者の訓練と経験**

6MWTを実施する検者は,標準的なプロトコールについて訓練される必要がある。検者自身が単独で実施する前に,経験者の指導の下に数回試験を行わなければならない。心肺蘇生術の訓練も完了していなければならない。

❸ **声かけ**

試験中は表6に示した言葉での声かけだけが認められている。

❹酸素吸入

歩行中酸素吸入が必要な被験者では，再評価に際して常に，酸素運搬法，流量は同一でなければならない。ガス交換が悪化し，次の診察で流量の増加が必要となった場合，その旨を記録用紙に記載する。その際の6分間歩行距離（six-minute walk distance：6MWD）の変化の解釈には配慮が必要である。

酸素運搬の方法についても記録用紙に記載しておく。運搬法も断続的だったのか継続的だったのか。また，検者が酸素を運搬して被験者の後方をついて行ったのかなどである。

❺薬物

試験前に用いていた薬物の種類，用量，時間，回数などを記録しておく。

解 釈

試験から得た結果の解釈法については，まだ一定の見解が得られていないため，介入効果としては絶対値での評価が推奨されている。現在，6MWDにおける臨床的に意義のある最小の変化量（minimal clinical important difference：MCID）の検討が進行しており慢性閉塞性肺疾患（chronic obstructive pulmonary disease：COPD）では25m[15]，IPFでは24〜45m[14]，特発性肺動脈性肺高血圧では33m[16]と報告されている。COPDによるMCIDは，12カ月にわたる観察期間で6MWTにおいて30m以上の減少が認められた場合，死亡のリスクを上昇させたというものであった。IPFにおいては，822名のこれまでにない大規模な患者において実施され24〜45mの減少が死亡のリスクを上げるという結果が得られた。このMCIDの結果は，これまで行われたHollandらのIPF 48症例で得られた29〜34m[11]，SwigrisらのIPF 123症例で得られた28m（10.8〜58.5m）という結果[13]と類似するものであった。このように6MWTが，IPFにおいても臨床的予後評価に利用可能であることが示され，今後IPFの治療研究の評価へ応用されていくものと考えられる。

診療報酬

時間内歩行試験として診療報酬で560点が認められているが，厚生労働大臣が定める施設基準に適合しているものとして地方厚生局長等に届け出た保険医療機関において行われる場合に限り算定されることになっている。

▎時間内歩行試験に関する施設基準

❶当該検査の経験を有し，循環器内科または呼吸器内科の経験を5年以上有する常勤医師が1名以上勤務していること。
❷急変時などの緊急事態に対応するための体制その他当該検査を行うための体制が整備されていること。
❸次に掲げる緊急の検査または画像診断が当該保険医療機関内で実施できる体制にあること。
1）生化学的検査のうち，血液ガス分析。
2）画像診断のうち，単純撮影（胸部）。

▎算定要件

❶時間内歩行試験は，在宅酸素療法の導入を検討している患者または施行している患者に対し，医師が呼吸状態などの観察を行いながら6分間の歩行を行わせ，到達した距離および血液ガス分析，呼吸・循環機能検査などの結果を記録し，患者の運動耐容能などの評価および治療方針の決定を行った場合に，年に4回を限度として算定する。
❷以下の事項を診療録に記録すること。
1）当該検査結果の評価。
2）到達した距離，施行前後の血液ガス分析，

呼吸・循環機能検査などの結果。
❸当該検査を算定する場合にあたっては，以下の事項を診療報酬明細書の摘要欄に記載すること。
1）過去の実施日。

2）在宅酸素療法の実施の有無または流量変更を含む患者の治療方針。

詳細は厚生労働省のホームページなどを参照して頂きたい。

【文　献】

1. ATS Committee on Proficiency Standards for Clinical Pulmonary Function Laboratories. ATS statement : guidelines for the six-minute walk test. Am J Respir Crit Care Med 2002 ; 166 : 111-7.
2. Balke B. A simple field test for the assessment of physical fitness. CARI Report 1963 ; 63 : 18.
3. Cooper KH. A means of assessing maximal oxygen intake : correlation between field and treadmill testing. JAMA 1968 ; 203 : 201-4.
4. Butland RJA, Pang J, Gross ER, et al. Two-, six-, and 12-minute walking tests in respiratory disease. BMJ 1982 ; 284 : 1607-8.
5. McGavin CR, Gupta SP, McHardy GJR. Twelve-minute walking test for assessing disability in chronic bronchitis. BMJ 1976 ; 1 : 822-3.
6. Chetta A, Aiello M, Foresi A, et al. Relationship between outcome measures of six-minute walk test and baseline lung function in patients with interstitial lung disease. Sarcoidosis Vasc Diffuse Lung Dis 2001 ; 18 : 170-5.
7. Hallstrand TS, Boitano LJ, Johnson WC, et al. The timed walk test as a measure of severity and survival in idiopathic pulmonary fibrosis. Eur Respir J 2005 ; 25 : 96-103.
8. Eaton T, Young P, Milne D, et al. Six-minute walk, maximal exercise tests : reproducibility in fibrotic interstitial pneumonia. Am J Respir Crit Care Med 2005 ; 171 : 1150-7.
9. Lederer DJ, Arcasoy SM, Wilt JS, et al. Six-minute-walk distance predicts waiting list survival in idiopathic pulmonary fibrosis. Am J Respir Crit Care Med 2006 ; 174 : 659-64.
10. Lettieri CJ, Nathan SD, Browning RF, et al. The distance-saturation product predicts mortality in idiopathic pulmonary fibrosis. Respir Med 2006 ; 100 : 1734-41.
11. Holland AE, Hill CJ, Conron M, et al. Small changes in six-minute walk distance are important in diffuse parenchymal lung disease. Respir Med 2009 ; 103 : 1430-5.
12. Caminati A, Bianchi A, Cassandro R, et al. Walking distance on 6-MWT is a prognostic factor in idiopathic pulmonary fibrosis. Respir Med 2009 ; 103 : 117-23.
13. Swigris JJ, Wamboldt FS, Behr J, et al. Six-minute walk test in idiopathic pulmonary fibrosis : longitudinal changes and minimal important difference. Thorax 2010 ; 65 : 173-7.
14. du Bois RM, Weycker D, Albera C, et al. Six-minute-walk test in idiopathic pulmonary fibrosis : test validation and minimal clinically important difference. Am J Respir Crit Care Med 2011 ; 183 : 1231-7.
15. Holland AE, Hill CJ, Rasekaba T, et al. Updating the minimal important difference for six-minute walk distance in patients with chronic obstructive pulmonary disease. Arch Phys Med Rehabil 2010 ; 91 : 221-5.
16. Mathai SC, Puhan MA, Lam D, et al. The minimal important difference in the 6-minute walk test for patients with pulmonary arterial hypertension. Am J Respir Crit Care Med 2012 ; 186 : 428-33.

第II章 病態の評価

4 一般検査所見の評価

大西 広志，横山 彰仁

はじめに

特発性肺線維症（idiopathic pulmonary fibrosis：IPF）の病態の評価における一般的血液検査としては，安静時の低酸素血症の把握のための動脈血ガス分析，間質性肺炎の血清マーカーの測定，膠原病関連間質性肺炎との鑑別のための各種自己抗体の測定，急性増悪時の炎症反応の測定などが挙げられる（表1）。

動脈血ガス

動脈血ガス分析により，動脈血酸素分圧（partial pressure of arterial oxygen：Pa_{O_2}），動脈血酸素飽和度（arterial oxygen saturation：Sa_{O_2}）の測定，肺胞気動脈血酸素分圧較差（alveolar-arterial oxygen difference：AaD_{O_2}）を計算し，安静時の低酸素血症とガス交換障害の程度を評価する。初期のIPFでは，安静時のPa_{O_2}は正常か軽度の低下にとどまる。進行期のIPFでは，低酸素血症を認めるが，COPDなどのように換気不全に伴う動脈血二酸化炭素分圧（partial pressure of arterial carbon dioxide：Pa_{CO_2}）の上昇は，極めて末期になるまで認められない。

乳酸脱水素酵素（LDH）

血清乳酸脱水素酵素（lactate dehydrogenase：LDH）は間質性肺炎のマーカーとして長年用

表1　間質性肺炎における血液検査と意義

検査項目	検査意義
動脈血ガス分析	Pa_{O_2}（酸素化），AaD_{O_2}（ガス交換障害），Pa_{CO_2}（換気不全）
KL-6，SP-D＞SP-A＞LDH	間質性肺炎のマーカー（ほかの呼吸器疾患との鑑別，間質性肺炎の活動性評価，間質性肺炎の治療経過観察）
リウマチ因子（RF），抗CCP抗体，抗核抗体（ANA），特異的自己抗体（抗ds-DNA抗体，抗Sm抗体，抗RNP抗体，抗SS-A抗体，抗SS-B抗体，抗Scl-70抗体，抗Jo-1抗体，MPO-ANCA，PR3-ANCA，抗GBM抗体など）	膠原病関連間質性肺炎との鑑別
CRP，白血球数，赤血球沈降速度	炎症所見（特に急性増悪時に上昇）
BNP	肺高血圧，右心不全

表2 各種疾患における血清KL-6の感度

KL-6陽性率	0～10%	10～30%	30～70%	70～100%
肺良性疾患	肺炎 気管支喘息 慢性気管支炎 COPD 気管支拡張症 軽症薬剤性肺炎 好酸球性肺炎 器質化肺炎	肺結核 塵肺	広範な肺結核 びまん性細気管支炎	特発性間質性肺炎 過敏性肺炎 膠原病関連間質性肺炎 肺胞蛋白症 肺サルコイドーシス 重症薬剤性肺炎 放射線肺炎 ニューモシスチス肺炎 サイトメガロウイルス肺炎
肺以外の疾患	肝炎 肝硬変 膵炎 胆嚢炎			
悪性腫瘍	胃癌 大腸癌 肝細胞癌		肺腺癌 膵癌 乳癌	

(Kohno N. Serum marker KL-6/MUC1 for the diagnosis and management of interstitial pneumonitis. J Med Invest 1999 ; 46 : 151-8 より改変引用)

いられてきた。IPFの約52%，軽症IPFの約41%で血清LDHが異常高値であったとの報告がある[1]。LDHは，体内のすべての細胞に存在し，細胞損傷に伴い血液中に逸脱するため，溶血，肝疾患，悪性腫瘍，心筋梗塞，筋炎，腎疾患などで非特異的に上昇するが，間質性肺炎の急性増悪時や急性間質性肺炎では，CRPやKL-6などとともに上昇を認めることが多い。

KL-6，SP-A，SP-D

わが国で開発された間質性肺炎の血清マーカーのKL-6（Krebs von den Lungen-6），SP-A（surfactant protein-A），SP-Dは，①間質性肺炎とほかの呼吸器疾患との鑑別診断，②間質性肺炎の活動性評価，③間質性肺炎の治療経過観察に有用な検査である。厚生労働省の「特発性間質性肺炎の診断基準（第4次改訂）」では，KL-6，SP-D，SP-A，LDHのうちの1項目以上の上昇が，血清学的検査として診断項目の一つに挙げられている。ただし，疾患特異性はなく，表2に示すようにKL-6はさまざまな間質性肺炎や一部の癌で上昇する[2]。SP-D，SP-Aも同様にさまざまな間質性肺炎で上昇し，これらのマーカーは重症度Ⅰ度，Ⅱ度の軽症IPF症例でも77～87%と高率に上昇する[1]。KL-6，SP-D，SP-Aの比較を表3に示す。

KL-6は膜貫通型非分泌型ムチンMUC1に属する糖蛋白質で，分子量は1,000kDa以上で，抗KL-6抗体はMUC1上のシアル化糖鎖抗原を認識している。MUC1は全長が200～500nmと非常に長く，細胞保護や細胞間接着を制御している。正常組織では，Ⅱ型肺胞上皮細胞，気管支上皮細胞の管腔側にKL-6は発現している。KL-6は，細胞膜直上で切断され肺胞腔内に遊離し，肺胞上皮被覆液中に高濃度で存在している。間質性肺炎で血清KL-6が上昇する主な理由は，①肺胞上皮傷害に伴い肺胞・毛細血管透過性が亢進しKL-6が血管内に逸脱すること，②剥離した上皮層を被覆するために増殖した再生Ⅱ型肺胞上皮細胞からのKL-6産生が亢進することによると考えられる。KL-6には，

表3 KL-6，SP-D，SP-A の比較

	KL-6	SP-D	SP-A
分子量	1,000kDa 以上	43kDa（12量体で約500kDa）	32～36kDa（18量体で約600kDa）
分子径	200～500nm	90～100nm	20～25nm
産生細胞	Ⅱ型肺胞上皮細胞 気管支上皮細胞	Ⅱ型肺胞上皮細胞 クララ細胞	Ⅱ型肺胞上皮細胞 クララ細胞
機能	線維芽細胞の走化性亢進および増殖促進	肺局所の自然免疫調整	肺局所の自然免疫調整
半減期	不明	24時間以内	推定約4.5分
間質性肺炎における気管支肺胞洗浄液中の濃度	上昇	正常肺に比べ低下	正常肺に比べ低下
一般的な血清中の正常値	500U/ml 未満	110ng/ml 未満	43.8ng/ml 未満
診断能（感度，特異度，正診率，尤度比）文献7による	93.9%，96.3%，95.7%，25.7	69.7%，95.1%，87.8%，14.3	81.8%，86.6%，85.2%，6.1
間質性肺炎と他呼吸器疾患との鑑別	有用	有用	有用性にやや劣る（肺胞性肺炎や心不全で上昇することあり）
間質性肺炎の活動性評価	有用	有用	有用
HRCT 上のすりガラス影との相関	あり	あり	あり
HRCT 上の線維化との相関	強い	弱い	弱い
間質性肺炎の治療経過観察	有用	有用	有用
IPF 急性増悪の治療経過観察	有用	報告なし	報告なし
IPF の予後の推定	有用	有用	有用性がない報告とある報告に分かれる

線維芽細胞の走化性亢進および増殖促進作用があり，血清 KL-6 値は現在進行中の肺線維化の程度を反映すると考えられる[3]。

SP-A，SP-D は，肺コレクチンに属する親水性分泌型糖蛋白質で，分子量は SP-A が 32～36kDa の 18 量体で約 600kDa，SP-D が 43kDa の 12 量体で約 500kDa であり，KL-6 よりも小さい。Ⅱ型肺胞上皮細胞，クララ細胞で産生され，肺局所の自然免疫に関与している[4]。間質性肺炎の蜂巣肺部では，SP-A，SP-D の陽性細胞は低下しているが，リンパ球浸潤や幼若な線維化を伴う場所では，KL-6 同様に再生Ⅱ型肺胞上皮細胞からの産生が亢進しており，肺胞・毛細血管透過性の亢進による血液中への逸脱とともに，血清 SP-A，SP-D が間質性肺炎患者で上昇する機序と考えられている。気管支肺胞洗浄液中の KL-6 は上昇するが，SP-A，SP-D は正常肺と比較して低下する[5,6]。SP-A，SP-D の場合には，肺胞腔から循環血液への逸脱が再生Ⅱ型肺胞上皮細胞からの産生増加をさらに上回るためと考えられている。

間質性肺炎患者の血清 KL-6，SP-D 値は，健常者およびほかの呼吸器疾患に比べ有意に高く診断能に優れているが，SP-A は細菌性肺炎でも上昇することがあり診断能に劣る[7]。KL-6 は腎機能障害や心不全による影響を受けないが，SP-A は腎障害，SP-D は心不全で上昇することがある。重力効果で背側肺の濃度上昇がある症例では，背臥位での胸部 CT を撮らないと間質性肺炎との鑑別困難であるが，このような症例の鑑別にも KL-6 は役立つ[8]。

KL-6 と SP-A，SP-D には乖離現象が見られ

ることがあるが，分子量，分子径，半減期，産生細胞の差異などが原因と考えられる。間質性肺炎の活動例では，非活動例に比べ血清KL-6，SP-A，SP-Dが有意に高く，疾患活動性の把握にも有用である。血清KL-6はHRCT画像のすりガラス影と相関はするが，さらに牽引性気管支拡張や線状影に代表される線維化病変との相関が強い[9]。一方，SP-A，SP-Dは，胞隔炎を示すHRCT画像のすりガラス陰影の程度と相関するが，線維化病巣を示す蜂巣肺の広がりとは相関が低い[10]。細菌性肺炎や器質化肺炎では，KL-6はほぼ全例で陰性であったが，SP-Dと特にSP-Aでは陽性になることがある。器質化肺炎でも牽引性気管支拡張や構造改変を伴う症例ではKL-6は上昇する[11]。

間質性肺炎の急性増悪時には，CRP，LDH，KL-6，SP-A，SP-Dの上昇が見られることが多く，IPFの急性増悪の診断基準案には参考所見として記載されている[12]。さらに，血清KL-6は予後予測因子としても有用である。IPF急性増悪例のステロイドパルス療法施行後のKL-6値が，施行前よりも上昇した場合は，不変あるいは低下した症例より予後不良であった[13]。KL-6，SP-Dのカットオフ値の2倍以上の著明高値例では予後不良であった[14)15]。血清マーカーは治療により低下が期待できるが，血清マーカーの改善が見られない場合には，①治療が無効，②日和見感染症の可能性，③癌の合併を考える必要がある。LDHやSP-Aに比べると，KL-6の上昇あるいは改善は2週間程度の時間差が見られることがしばしば経験される。ステロイドや免疫抑制薬使用中の日和見感染症であるニューモシスチス肺炎やサイトメガロウイルス肺炎では，血清KL-6，SP-D，SP-Aが上昇することがあり，診断には，β-D-グルカン，サイトメガロウイルス抗原が有用である。KL-6は，肺腺癌，乳癌，膵癌でも上昇することがあり注意が必要である。

急性期の間質性肺炎の病勢評価と治療効果判定には1週間に1回，慢性期で安定した間質性肺炎では1～3カ月毎の測定が妥当と考えられる。なお，間質性肺炎でKL-6，SP-A，SP-Dを同一月に測定した場合，主たる1項目のみ保険算定できる。

自己抗体

IPFや非特異性間質性肺炎（nonspecific interstitial pneumonia：NSIP）の10～20％で，抗核抗体（antinuclear antibody：ANA）やリウマチ因子（rheumatoid factor：RF）が陽性となるが，抗体価が高い場合は，膠原病を念頭に診断をする必要がある。膠原病でもUIPパターンの画像所見を取ることがあり[16]，膠原病に特徴的な症状が出現するよりも肺野病変が先行する例もある。したがって，膠原病の症状や徴候がたとえ認められなくとも，IPFの評価の一環として膠原病の血清検査をすることは推奨される[17]。まず検査する項目としては，RF，ANAが挙げられ，ANA陽性の場合には，さらに抗ds-DNA抗体，抗Sm抗体，抗RNP抗体，抗SS-A抗体，抗SS-B抗体，抗Scl-70抗体，抗Jo-1抗体などの特異的抗体を測定する。RF陽性の場合には，抗シトルリン化ペプチド抗体（抗CCP抗体）の測定を考慮する。また，抗好中球細胞質ミエロペルオキシダーゼ抗体（P-ANCA，MPO-ANCA），抗好中球細胞質抗体（C-ANCA，proteinase 3＝PR3-ANCA），抗糸球体基底膜抗体（抗GBM抗体）なども必要に応じて検査する。

炎症反応

炎症反応として，CRP上昇，赤血球沈降速度の亢進，高γグロブリン血症が見られることがある。特発性間質性肺炎の急性増悪時あるい

は急性間質性肺炎以外では，CRPは軽度上昇もしくは陰性である．CRPが強陽性の場合には，①特発性間質性肺炎の急性増悪，②他疾患，あるいは③感染症の合併を考慮すべきである．末梢血好酸球数は，器質化肺炎との鑑別疾患である慢性好酸球性肺炎で上昇することがある．

BNP

心不全のマーカーであるbrain natriuretic peptide（BNP）は，右心不全を合併すると上昇し，予後とも関係しており，肺高血圧を伴うような症例では定期的な検査が必要である[18]．

腫瘍マーカー

腫瘍マーカーのCEA，CA19-9，SLXは，間質性肺炎だけでも軽度上昇することがあるが，肺癌などの悪性腫瘍が合併している場合があるため，除外診断が必要である．

その他の検査

IPFにおいて，血清CC-chemokine ligand 18（CCL18）は死亡率と関連し[19]，血漿中matrix metalloproteinase-1（MMP1）とMMP7は上昇しており，MMP7は疾患の重症度と関連することが報告されているが[20]，今後さらなる検討が必要である．

まとめ

間質性肺炎の診断および治療経過観察には，画像検査，呼吸機能検査とともに血液検査が重要である．特に，血清KL-6もしくはSP-Dの測定が診断に非常に有用であり必須であるが，病型診断には，画像や病理所見を総合して判断する必要がある．

【文 献】

1. 千葉弘文，林 伸好，高橋弘毅．北海道における臨床調査個人票に基づく特発性間質性肺炎の疫学調査．厚生労働科学研究難治性疾患克服研究事業びまん性肺疾患に関する研究班平成20年度報告書．2009：39-46．
2. Kohno N. Serum marker KL-6/MUC1 for the diagnosis and management of interstitial pneumonitis. J Med Invest 1999 ; 46 : 151-8.
3. Ishikawa N, Hattori N, Yokoyama A, et al. Utility of KL-6/MUC1 in the clinical management of interstitial lung diseases. Respir Investig 2012 ; 50 : 3-13.
4. Takahashi H, Sano H, Chiba H, et al. Pulmonary surfactant proteins A and D : innate immune functions and biomarkers for lung diseases. Curr Pharm Des 2006 ; 12 : 589-98.
5. Kohno N, Awaya Y, Oyama T, et al. KL-6, a mucin-like glycoprotein, in bronchoalveolar lavage fluid from patients with interstitial lung disease. Am Rev Respir Dis 1993 ; 148 : 637-42.
6. Honda Y, Kuroki Y, Matsuura E, et al. Pulmonary surfactant protein D in sera and bronchoalveolar lavage fluids. Am J Respir Crit Care Med 1995 ; 152 : 1860-6.
7. Ohnishi H, Yokoyama A, Kondo K, et al. Comparative study of KL-6, surfactant protein-A, surfactant protein-D, and monocyte chemoattractant protein-1 as serum markers for interstitial lung diseases. Am J Respir Crit Care Med 2002 ; 165 : 378-81.
8. Kashiwabara K. Characteristics and disease activity of early interstitial lung disease in subjects with true parenchymal abnormalities in the posterior subpleural aspect of the lung. Chest 2006 ; 129 : 402-6.
9. Sakamoto K, Taniguchi H, Kondoh Y, et al. Serum KL-6 in fibrotic NSIP : correlations with physiologic and radiologic parameters. Respir Med 2010 ; 104 : 127-33.

10. Takahashi H, Fujishima T, Koba H, et al. Serum surfactant proteins A and D as prognostic factors in idiopathic pulmonary fibrosis and their relationship to disease extent. Am J Respir Crit Care Med 2000 ; 162 : 1109-14.
11. Okada F, Ando Y, Honda K, et al. Comparison of pulmonary CT findings and serum KL-6 levels in patients with cryptogenic organizing pneumonia. Br J Radiol 2009 ; 82 : 212-8.
12. 日本呼吸器学会びまん性肺疾患診断・治療ガイドライン作成委員会，編．特発性間質性肺炎診断と治療の手引き改定第2版．東京：南江堂，2010：67-73．
13. Yokoyama A, Kohno N, Hamada H, et al. Circulating KL-6 predicts the outcome of rapidly progressive idiopathic pulmonary fibrosis. Am J Respir Crit Care Med 1998 ; 158 : 1680-4.
14. Yokoyama A, Kondo K, Nakajima M, et al. Prognostic value of circulating KL-6 in idiopathic pulmonary fibrosis. Respirology 2006 ; 11 : 164-8.
15. Takahashi H, Shiratori M, Kanai A, et al. Monitoring markers of disease activity for interstitial lung diseases with serum surfactant proteins A and D. Respirology 2006 ; 11 : S51-4.
16. Park JH, Kim DS, Park IN, et al. Prognosis of fibrotic interstitial pneumonia : idiopathic versus collagen vascular disease-related subtypes. Am J Respir Crit Care Med 2007 ; 175 : 705-11.
17. Raghu G, Collard HR, Egan JJ, et al. An official ATS/ERS/JRS/ALAT statement : idiopathic pulmonary fibrosis : evidence-based guidelines for diagnosis and management. Am J Respir Crit Care Med 15 ; 183 : 788-824.
18. Song JW, Song JK, Kim DS. Echocardiography and brain natriuretic peptide as prognostic indicators in idiopathic pulmonary fibrosis. Respir Med 2009 ; 103 : 180-6.
19. Prasse A, Probst C, Bargagli E, et al. Serum CC-chemokine ligand 18 concentration predicts outcome in idiopathic pulmonary fibrosis. Am J Respir Crit Care Med 2009 ; 179 : 717-23.
20. Rosas IO, Richards TJ, Konishi K, et al. MMP1 and MMP7 as potential peripheral blood biomarkers in idiopathic pulmonary fibrosis. PLoS Med 2008 ; 5 : e93.

5 画像診断

病態の評価

酒井 文和

はじめに

特発性間質性肺炎の治療，管理のための病態把握における画像診断の役割は，①特発性間質性肺炎であるのかあるいは何らかの原因のある2次性間質性肺炎か，②特発性間質性肺炎とすれば病型はどれにあたるのか，③治療薬の選択にあたって何か情報があるのか，④予後の推定が可能か，⑤合併症の発生があるのか，などの諸点にあるものと思われる。これらの各項目について，最近の文献をレビューしつつ纏めてみたい。

特発性間質性肺炎か2次性間質性肺炎か

何らかの原因が明瞭である2次性間質性肺炎（膠原病肺，慢性過敏性肺炎，石綿肺などの塵肺[1]）は，特発性間質性肺炎に比べて予後が良く，また同一の画像病理パターン〔たとえば通常型間質性肺炎（usual interstitial pneumonia：UIP）パターン〕でも特発性のものに比べて2次性のものは予後が良好であると報告されている。これは，2次性のものでは，原疾患に対する治療や慢性過敏性肺炎では抗原回避などにより病変の進展を抑えることができるなどの理由によるものと思われる。現時点では，2次性間質性肺炎においては，適切な臨床画像病型分類がなく，特発性間質性肺炎の分類を準用することが多い。

2次性間質性肺炎の確定診断を画像所見のみに基づいて行うことはできないが，画像から2次性間質性肺炎を疑うのは，①特発性間質性肺炎の病型分類ではとらえきれない複数のパターン，例えばUIPと非特異性間質性肺炎（nonspecific interstitial pneumonia：NSIP）パターンの混在，UIPパターンであっても気管支血管束周囲に陰影が目立つ例（膠原病肺）や，気道中心性の粒状陰影が目立つ例（慢性過敏性肺炎）[2]などが挙げられる。石綿肺に関しては，特発性肺線維症（idiopathic pulmonary fibrosis：IPF）/UIPと画像上鑑別がつかないという報告[3]と気道中心性の線維化が目立つという報告がある[4)~6)]。一般的には，膠原病に合併する間質性肺炎の多くは，関節リウマチ（rheumatoid arthritis：RA）を除いてNSIPが多く，RAでは，UIPパターンが多いとされる[7)~9)]（図1）。

膠原病の肺病変中には膠原病の発症に先だって間質性肺炎の発症が先行する例があり，膠原病の症状や検査所見が十分に出そろわない段階では，特発性間質性肺炎とせざるを得ない例が存在する。

また，NSIPパターンを示す間質性肺炎は，背景に膠原病を持っている例がかなりあるとされる。最近膠原病肺に関して，undifferentiated connective tissue disease（UCTD），autoimmune

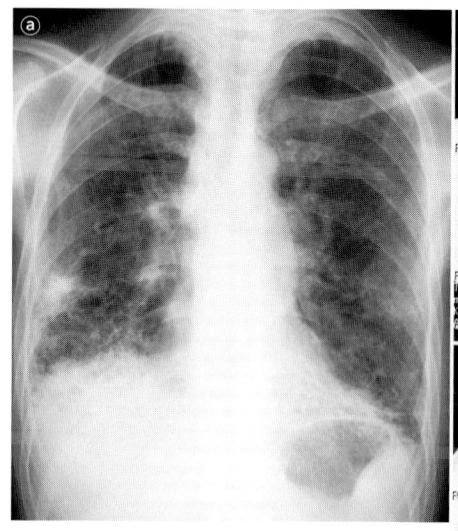

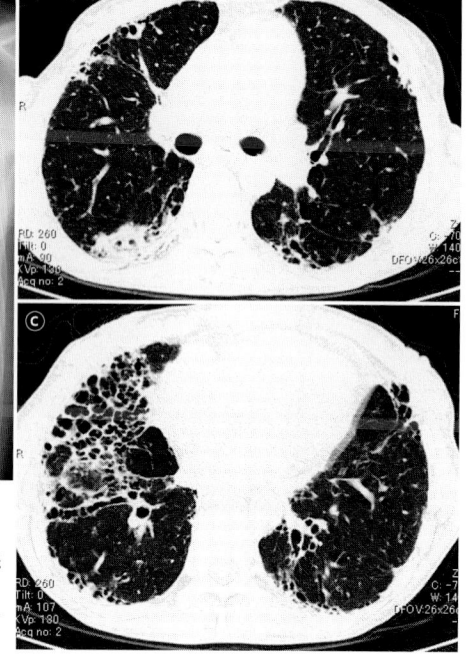

図1 RA UIP
a. 胸部単純X線写真：両側下肺の容積減少，網状陰影などを認める。右下肺野の浸潤影は肺炎の合併と思われる。
b. HRCT：上肺の胸膜下に斑状の浸潤影やすりガラス陰影，網状陰影，蜂巣肺を認める。UIPパターンの線維化性間質性肺炎である。
c. HRCT：右肺下葉では，上肺同様に胸膜下にも陰影を認めるが，区域性の分布を示す網状陰影や蜂巣肺を認め，UIPとしてはやや非典型的パターンである。

featured interstitial lung disease, lung-dominant CTDなどの比較的類似した概念が提唱されている。NSIPがUCTDの肺病変として考えられないかという問題提起は，Kinderらによって提唱されたが[10]，NSIPのかなりの症例は，UCTDの診断基準を満たしており，このような症例は肺に限局した膠原病と考えることができるという考え方である。しかし，UCTDの診断基準を満たす例と満たさない例では，臨床像に違いがあるものの，画像には大きな違いは報告されていない。またUCTD自体が，かなり広い幅をもった曖昧な部分を持つ概念であり，当然膠原病とは関係しないNSIPが多くこれに含まれる可能性がある。Autoimmune-featured interstitial lung disease（AIF-ILD）[11]はVijらにより提唱された概念であり，UCTDの肺病変よりは，より明確な基準をもって診断される。膠原病の診断基準を満たさないが，臨床症状や検査所見から膠原病を疑う間質性肺炎をAIF-ILDと名付けているが，この画像病理パターンを検討するとUIPパターンを示す例が最も多く，IPFとの鑑別が困難な例も少なくないとされる。またFischerらは，特に症例を検討しているわけではないが，同様の疾患をlung-dominant CTD[12]と包括することを提唱している。いずれも特発性間質性肺炎の中に，多くの膠原病ないし自己免疫疾患による間質性肺炎が混在し，その鑑別が困難な例が存在することを示している。いずれも肺病変先行型の膠原病などを包括する概念であるが，このような多くの概念が提唱されること自体まだ混乱が存在していることを示している[13]。

慢性過敏性肺炎は，鳥関連，真菌関連などが知られているが，抗原の同定が容易でない例もあり，臨床的に慢性過敏性肺炎を疑いながら，抗原が同定できないことも少なくなく，特発性

か2次性か鑑別上問題となる。

間質性肺炎とすればどの病型にあたるか

特発性間質性肺炎の臨床病型分類

現在特発性間質性肺炎は，2002年のATS/ERSコンセンサス・ステートメントによる分類が国際標準として用いられており[14]，日本呼吸器学会編『特発性間質性肺炎診断と治療の手引き第2版』[15]もこの分類と整合性をとっている。このコンセンサス・ステートメントでは，特発性間質性肺炎を idiopathic pulmonary fibrosis (IPF), nonspecific interstitial pneumonia (NSIP), respiratory bronchiolitis-interstitial lung disease (RB-ILD), desquamative interstitial pneumonia (DIP), lymphocytic interstitial pneumonia (LIP), cryptogenic organizing pneumonia (COP), acute interstitial pneumonia (AIP) の7病型に分類している。その診断は，臨床，画像，病理所見を総合して診断するCRP診断の必要性を強調している。なおATS/ERSコンセンサス・ステートメントも本年中には改訂版が発刊の予定であり，以下の諸点が改訂の要点である。まず分類不能型間質性肺炎の項目を設けたこと，特発性間質性肺炎を大きく2つのカテゴリーすなわち，majorとminorに分類し，2002年のコンセンサス・ステートメントの7病型のうちLIPを除く6病型がここに包括される。またminorのカテゴリーが設けられ，ここには上葉優位型肺線維症 (idiopathic pleuroparenchymal fibroelastosis：IPPFE) や idiopathic LIP が含まれる[16)17)]。

一方IPFは，2011年の American Thoracic Society, European Respiratory Society, Japanese Respiratory Society, Latin American Thoracic Association（ATS/ERS/JRS/ALAT）のガイドライン[18]が最新のものであるが，ここにおいても診断は，CRP診断が基本である。2011年のガイドラインでは，基本的には，UIPパターンを画像または病理あるいは両者で担保し，臨床では，特発性であることを担保することによりIPFの診断を得ようとするものである。画像所見，病理所見とも，基本的な所見の組み合わせとIPFであることに矛盾する所見がないことで，その診断確度を決め，これらの組み合わせで，最終的な診断確度を決める。この中で，画像診断は極めて重要な位置を占めている。画像所見は，IPF/UIPの3つの所見と，これに反する7つの所見の組み合わせでIPF/UIPの診断確度を決めるものである。3つの所見は，胸膜下の陰影分布，網状陰影とすりガラス陰影，蜂巣肺[19)]であり，これが揃いかつ7個のIPF/UIPに反する所見（上肺優位，気管支血管束周囲に優位の陰影分布，多数の粒状陰影，モザイク・パーフュージョン，病変部から離れた部の大型嚢胞，区域性浸潤影）のいずれもがない場合，definite UIPとする。これから蜂巣肺を欠くものを possible UIP とし，それ以外のものを inconsistent with UIP (not UIP) とするものである（図2〜4）。画像所見がUIPであり，臨床的に間質性肺炎の原因が発見できなければ，病理診断なしにIPF/UIPの確定診断が可能で，外科生検を必要としない。また病理パターンがnot UIPでない限りはIPF/UIPのCRP診断がなされる。また画像所見がUIPでない場合は，確定診断には外科生検が必要とされ，画像所見がnot UIPであれば，病理パターンが，definite UIPでない限りは，IPF/UIPの診断を下すことができず，病理パターンがdefinite UIPであってもその診断確度は，possible UIPにとどまる。

新しいガイドラインにはいくつかの問題点が指摘されている。まずこのガイドラインがIPFの診断を重視しており，一部にはIPFとUIP

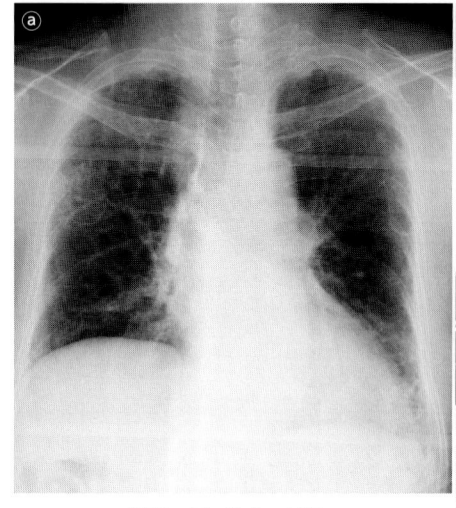

図 2　Definite UIP
a. 胸部単純 X 線写真：両側肺の容積減少，下肺優位の胸膜下にすりガラス陰影，網状陰影を認める。
b. HRCT：上肺では，胸膜下に分布する斑状のすりガラス陰影，網状陰影，蜂巣肺の所見を認める。Definite UIP パターンである。
c. HRCT：下肺においても同様のパターンを示している。

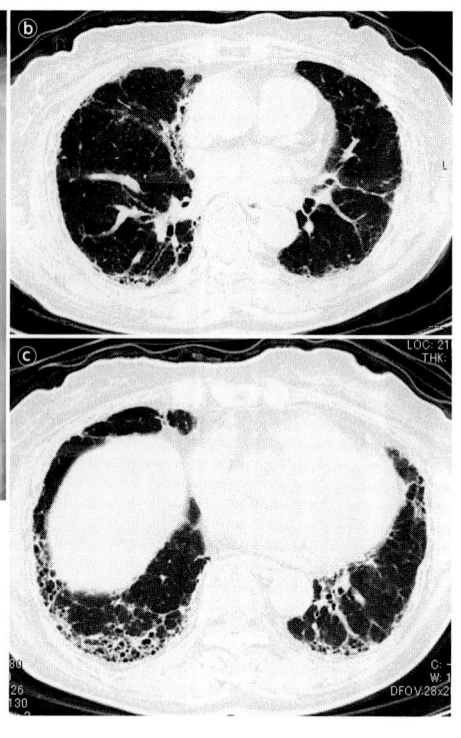

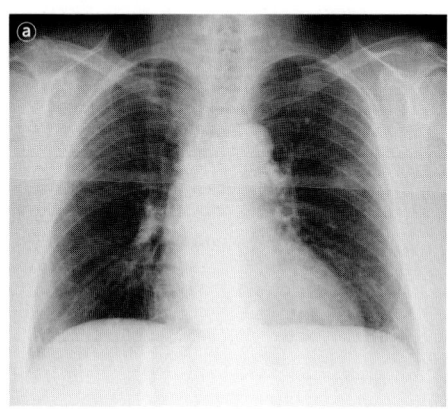

図 3　Possible UIP
a. 胸部単純 X 線写真：両肺の容積は，わずかに減少，両肺下葉胸膜下に軽度の網状陰影を認める。左中肺野に結節陰影を認める。
b. HRCT：左肺 S^6 に肺癌を疑う結節陰影を認める。胸膜下にわずかに網状陰影，すりガラス陰影を認める。
c. HRCT：両肺下葉胸膜下に網状陰影，すりガラス陰影を認めるが，蜂巣肺はない。Possible UIP パターンに相当する。

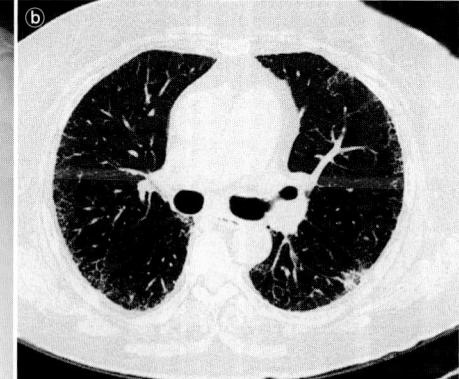

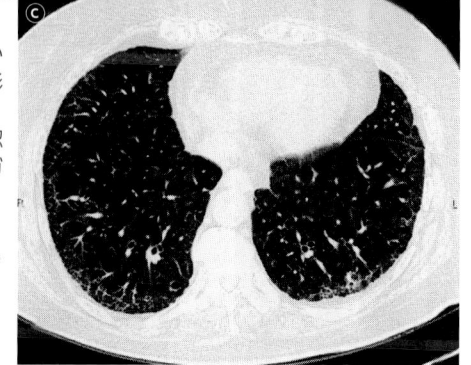

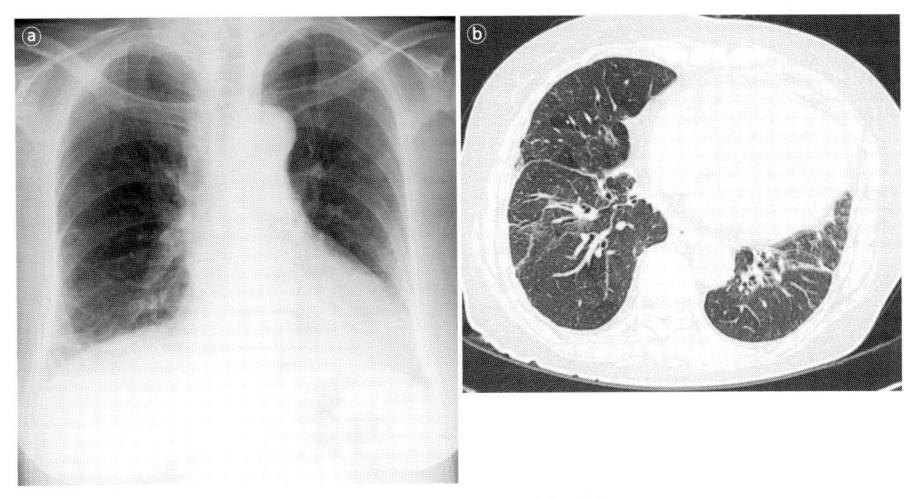

図 4 Inconsistent with UIP
a. 胸部単純 X 線写真：両肺に網状陰影を認め，容積減少を伴う。
b. HRCT：気管支血管束周囲に優位の陰影分布を示す。

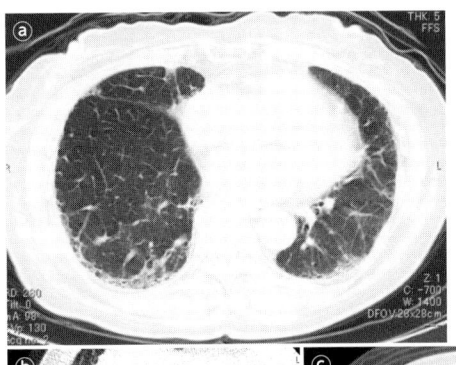

図 5 典型的 honeycombing と discordant honeycomb，牽引性気管支拡張
a. 典型的 honeycombing。
b. 蜂巣肺か牽引性気管支拡張か判断に迷う例。
c. 牽引性気管支拡張の集簇と考えられる例（蜂巣肺ではない）。

　典型的な蜂巣肺は，胸膜下の集簇する囊胞で，その径は 10 mm 程度，壁の厚みは 1〜3 mm 程度である。牽引性気管支拡張は，蜂巣肺と混在してみられるが，その両者の鑑別に困難を感じ，蜂巣肺の診断が評価者により一致しないことがある。

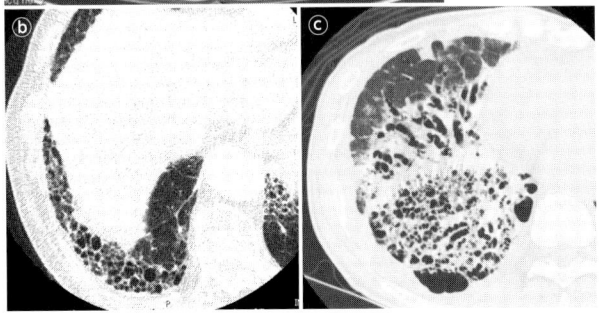

の所見が混同され，混乱を来す可能性がある。第 2 に新しいガイドラインでは，IPF/UIP の診断に画像が過度に重要視されている点である。蜂巣肺は，外科生検の必要性を決定する IPF/UIP 診断の決定的な所見であるが，われわれは蜂巣肺の CT 診断の一致率は必ずしもよいものではなく，このガイドラインのピットフォールになることを報告している。すなわち，蜂巣肺と牽引性気管支拡張の混在症例や気腫合併肺線維症における大型囊胞の混在した多囊胞性陰影に関しては，これを蜂巣肺と考えるかどうか診断医の意見が分かれる（図 5）。またこの画像診断基準は，極めて簡便で使用しやすいが，逆に possible UIP の中には，かなり fibrotic NSIP が入り込む可能性が指摘されている。今後はさらに確度の高い IPF/UIP の画像診断のための

画像所見の検討が必要である。

このようにして決定された病型分類により，治療薬の選択，予後の推定などが行われることになる。

各臨床病型の画像的特徴[20)21)]

❶ IPF/UIP（図 2, 3）

IPF/UIP は，病理的に UIP パターンを示す慢性線維化性間質性肺炎で，原因が不明なものを指す[22)23)]。画像上は，胸膜下優位に分布するすりガラス陰影，網状陰影と蜂巣肺が所見である[19)24)〜27)]。前項で解説したが，この所見のみでは，fibrotic NSIP との鑑別が困難な例が存在している。Fibrotic NSIP を除外するためには，UIP の病理学的特徴を表すその他の画像所見の有無に注意しなければならない。UIP の病理的特徴の一つに，いわゆる"heterogeneity"があるが，これは同一小葉内のような狭い範囲に，進行した線維化を示す所見とほぼ正常に近い部分（時間的 heterogeneity）が急峻な境界をもって接する（空間的 heterogeneity）がある。これに相応する画像所見としては，同一小葉内などの狭い範囲に蜂巣肺などの進行した線維化所見を示す部と正常に近い部が混在し，全体に不均一な像を示す点である[28)]（図 6）。HRCT で典型的な所見を呈する場合には，高い確度で IPF/UIP の診断が可能であるが[29)]，IPF/UIP の約 1/3 から半数は画像上非典型的所見を呈する[30)]。鑑別診断上最も重要な疾患は，NSIP と UIP パターンを示す 2 次性間質性肺炎（膠原病肺，慢性過敏性肺炎，石綿肺などの吸入性疾患）である。画像上典型的な UIP 所見を呈する症例と非典型的症例でも IPF/UIP と診断されればその予後には変わりはないと報告されている[31)]。

また IPF/UIP に頻度が高い急性増悪は極めて予後が不良であり，慢性間質性肺炎の所見に広範なすりガラス陰影が加わった所見を示す（図 7）。

❷ NSIP（図 8, 9）

NSIP は，IPF/UIP に比べて，病変の時相，分布に heterogeneity がなく，進行した部分と正常に近い部分が混在することはない。線維化の程度により，fibrotic NSIP と cellular NSIP に分類されるが，後者の予後が良好であるのに対して，前者の予後は IPF/UIP ほどではない

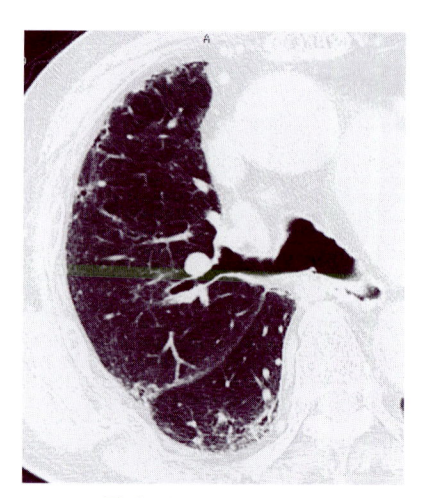

図 6 Heterogeneity
HRCT では胸膜下に斑状のやや収束傾向を有するすりガラス陰影を認める。そのすぐ近傍にはほぼ正常の肺野を認める。早期の UIP と考えられる。

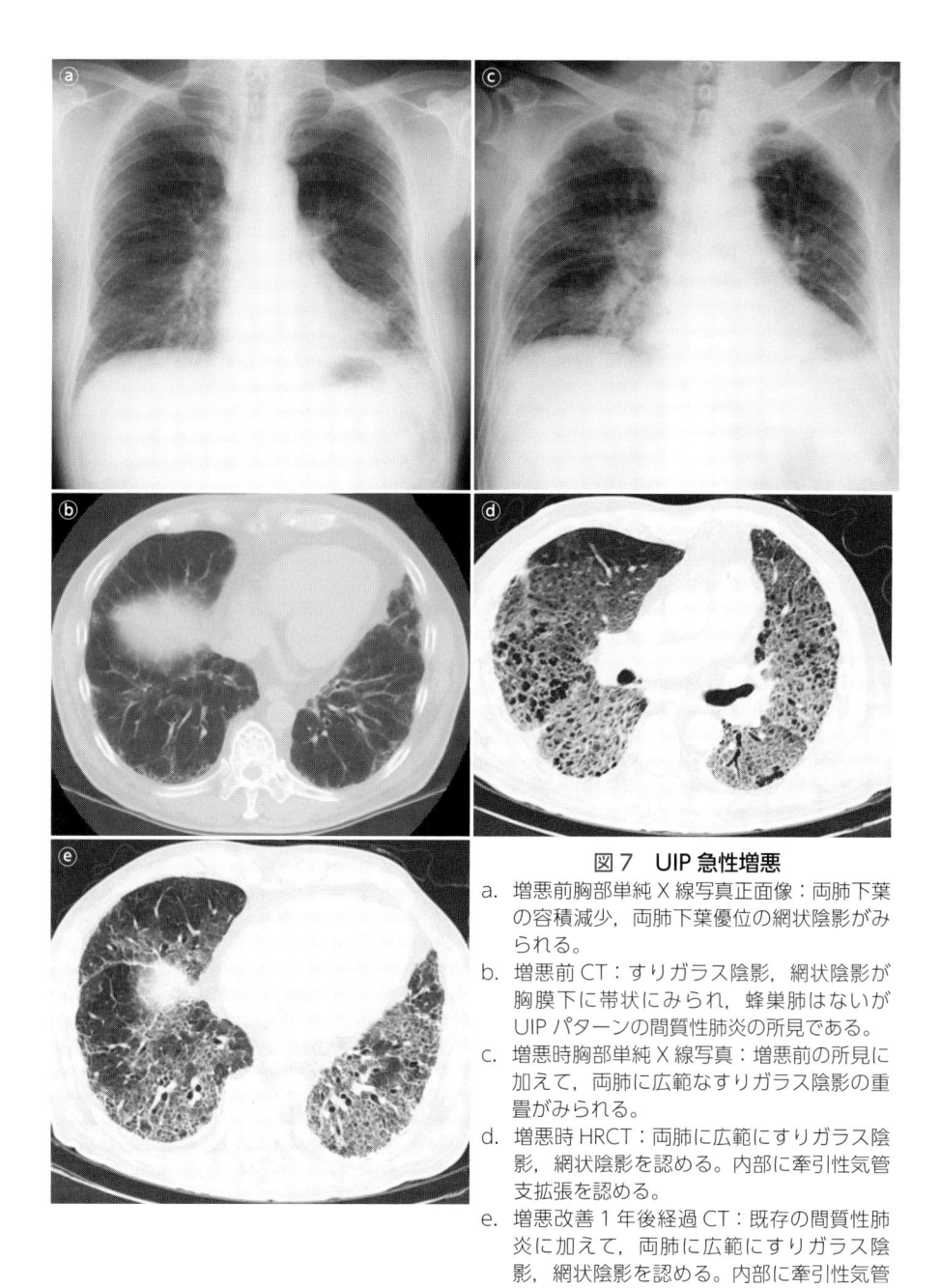

図 7　UIP 急性増悪
a. 増悪前胸部単純 X 線写真正面像：両肺下葉の容積減少，両肺下葉優位の網状陰影がみられる。
b. 増悪前 CT：すりガラス陰影，網状陰影が胸膜下に帯状にみられ，蜂巣肺はないが UIP パターンの間質性肺炎の所見である。
c. 増悪時胸部単純 X 線写真：増悪前の所見に加えて，両肺に広範なすりガラス陰影の重畳がみられる。
d. 増悪時 HRCT：両肺に広範にすりガラス陰影，網状陰影を認める。内部に牽引性気管支拡張を認める。
e. 増悪改善 1 年後経過 CT：既存の間質性肺炎に加えて，両肺に広範にすりガラス陰影，網状陰影を認める。内部に牽引性気管支拡張を認め間質性肺炎の進行である。

にしても不良である。画像所見は，斑状ないし区域性，亜区域性の分布をとるすりガラス陰影または浸潤影であり[27)32)〜34)]，線維化が加わるとこれに網状陰影，牽引性気管支拡張などの構造改変所見を示す。陰影は斑状，線維化が進行すると蜂巣肺ないしこれに類似する多囊胞性陰影がみられる[35)]。肺気腫の加わった NSIP は画像上 IPF/UIP に類似することがあり，画像診断の限界を示す点で注意を要する[36)]。牽引性気管支拡張の集簇と蜂巣肺は区別すべきであるが，時に混在して区別できない例がある。

❸ LIP

極めてまれな病態である。病理診断基準が，肺胞隔壁へのリンパ球浸潤を主体とするもの

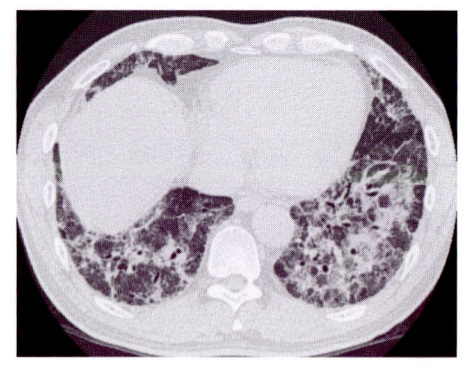

図8 Cellular NSIP
HRCT：気管支血管束沿いの浸潤影が主体である。肺野の容積減少や牽引性気管支拡張などの構造改変を認めない。

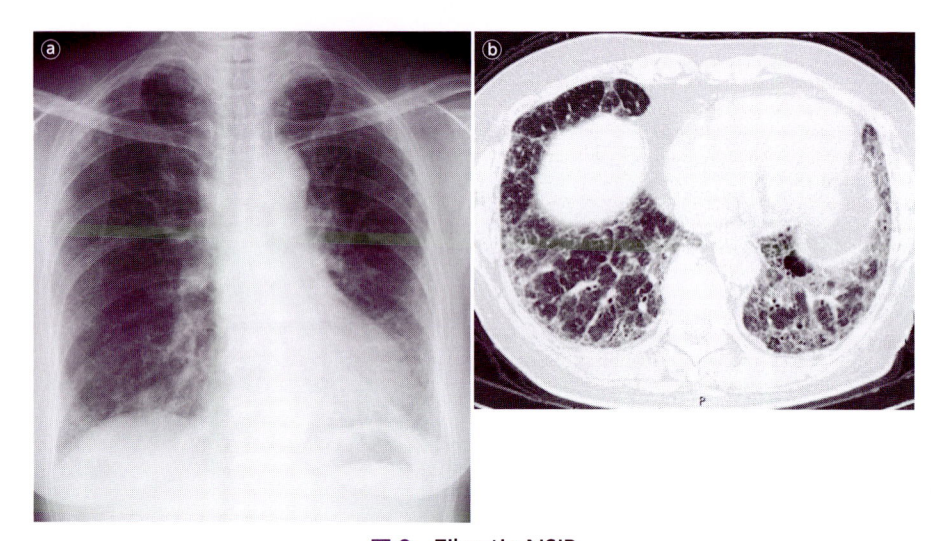

図9 Fibrotic NSIP
a. 胸部単純X線写真：肺野の容積減少と下肺優位のすりガラス陰影を認める。
b. HRCT：両肺下葉に広範な気管支血管束沿い優位のすりガラス陰影がみられ，すりガラス陰影内部に線維化を示唆する網状陰影や牽引性気管支拡張を認める。蜂巣肺はみられない。

で，かつてLIPとされた疾患の多くは，いわゆる広義間質へのリンパ球の浸潤を主体とするもので，現在ではリンパ増殖性疾患に分類されている。収束傾向のない比較的均一なすりガラス陰影で，NSIPに類似する。嚢胞の形成もその特徴とされる[37]。以前にLIPとされた血管気管支束の肥厚や小葉間隔壁の肥厚などの広義間質の肥厚を示す症例のほとんどはリンパ増殖性疾患に分類される。

❹ RB-ILD[38]

特発性とは言いながら，喫煙と深く関連する。病理は，呼吸細気管支へのマクロファージの浸潤（呼吸細気管支炎）を主体とする。画像的には，呼吸細気管支炎に相当する小葉中心性の淡い結節陰影である。さまざまな程度の間質陰影を伴う。

❺ DIP[39)40)]（図10）

本疾患も喫煙に深く関与する病態である。病理的には，肺胞マクロファージの肺胞内への浸潤を主体とする。通常線維化病変に乏しく，線維化の高度な例は，規定上fibrotic NSIPに分類される。画像所見は，肺野末梢側の汎小葉性

すりガラス陰影で，構造改変などはほとんどみられない。すりガラス陰影内には囊胞の形成がみられ，特にすりガラス陰影が消褪したのちに囊胞が明瞭になる例がみられる。また病変の進行により画像上線維化に至る例もあるとされる。

❻ COP（図 11）

病理的には，器質化肺炎を主体とする。間質性肺炎とは言いながら病変の主体が肺胞腔内の浸出病変が主体である。画像所見は，多発性非区域性浸潤影で，胸膜下の分布あるいは気管支血管束周囲の分布を示す[41]。陰影の辺縁部が帯状の浸潤影を示す reversed halo sign が特徴的と報告されたが[42)43)]，その後の検討からこの所見は，非特異的で，その他の疾患でもみられることがわかってきた[44]。NSIP の一部特に

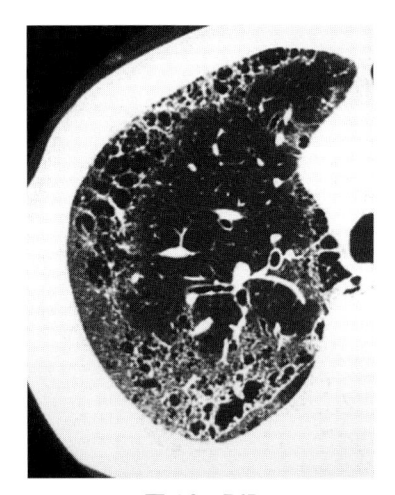

図 10　DIP
HRCT：斑状のすりガラス陰影を認め，内部に囊胞形成がみられる。肺野の容積減少はみられない。（神奈川県立循環器呼吸器センター副院長・小倉高志先生の御好意による）

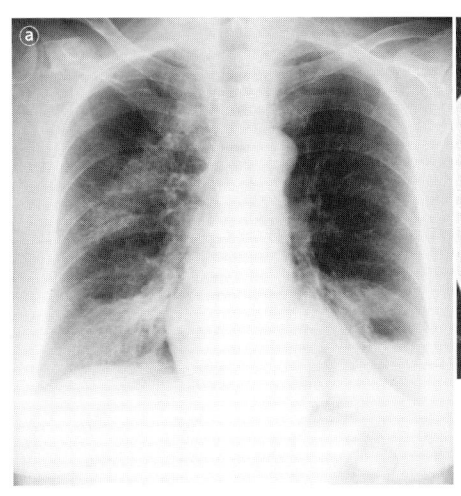

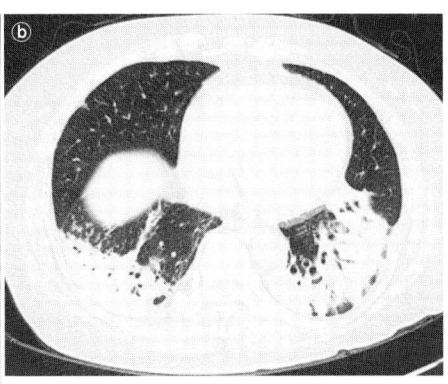

図 11　COP
a. 胸部単純 X 線写真：両肺下葉に多発性浸潤影を認める。
b. HRCT：両肺下葉胸膜下に多発性浸潤影を認める。

cellular NSIP の一部で器質化病変が目立つ症例があり，器質化肺炎との鑑別が問題になる例が存在する。画像上は，器質化肺炎に類似しながら，実際には組織障害の程度が強い例があり，rapidly progressive IP とか fibrotic OP などと称されている。

❼ AIP（図 12）

特発性器質化肺炎とともに，急性経過をとる特発性間質性肺炎の代表的な 1 例である。牽引性気管支拡張などの構造改変所見を含む浸潤影，すりガラス陰影を特徴とする。予後不良の疾患である。

❽ PPFE[16)17)]（図 13）

今回のガイドラインの改訂で，rare disease の 1 型として記載された。上葉優位に無気肺硬化型の肺線維症を生じ，下肺にはさまざまな程度に間質性肺炎の所見を示す。上葉優位型の肺線維症である。

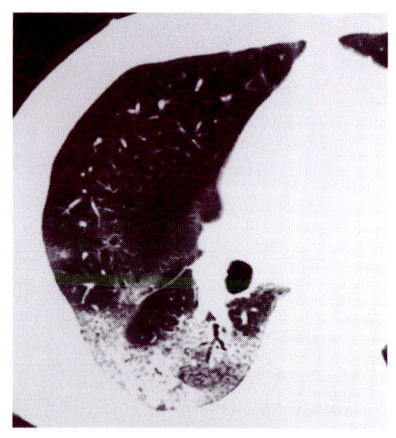

図 12　AIP
HRCT：肺野末梢にすりガラス陰影を認め，内部に牽引性気管支拡張を認める。

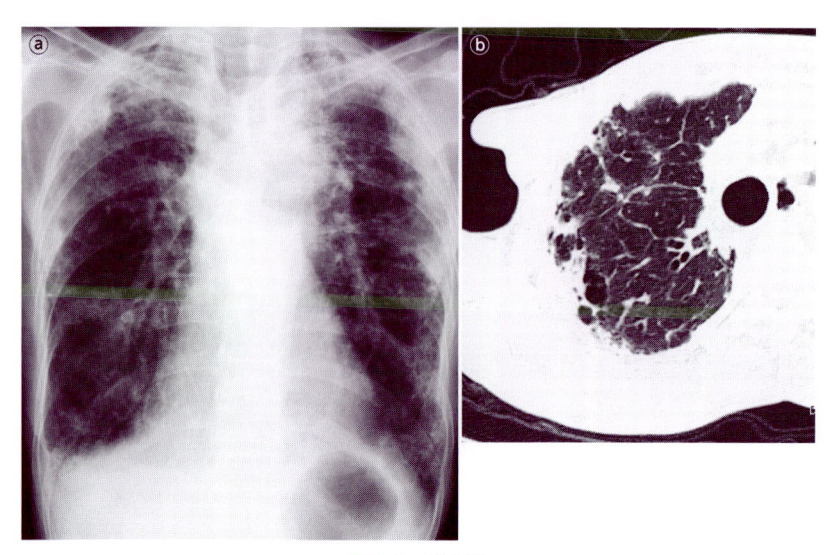

図 13　PPFE
a．胸部単純 X 線写真：両側上肺の容積減少を示す浸潤影がみられる。両側肺門の挙上を認める。
b．HRCT：胸膜下に多発性浸潤影を認める。無気肺硬化型の線維化と考えられる。

治療薬の選択に何か情報を与えるか

　治療薬の選択にあたっては病型の決定とともに，線維化の程度を評価することが重要になる．一般的にいえば，線維化病変を主体とするIPF/UIPや高度の線維化を示すfibrotic NSIPでは，ピルフェニドン（prifenidone）などの抗線維化薬が使用される．細胞浸潤が主体となるNSIPやDIPなどはステロイド薬が第1選択の薬剤になるが，治療反応性が悪ければ，免疫抑制薬やシクロホスファミド（cyclophosphamide）などによる治療が考慮される．実際の線維化の程度は，画像所見のみでの判断が困難なことがあるが，線維化の存在を示唆する画像所見としては，すりガラス陰影内部の気管支拡張を含む構造改変所見，蜂巣肺の存在などであるが，fibrotic NSIPにおいては，すりガラス陰影内部の網状陰影も線維化を示唆する所見であるとされる．

　急性経過の間質性肺炎の治療においても，COPでは，ステロイド薬が有効であるが，AIPでは，ステロイド薬の投与の有効性を示すエビデンスはなく，予後は不良な傾向である．

予後の推定

　予後の推定にあたっては，特発性間質性肺炎であるのか何らかの原因のある2次性間質性肺炎であるのか，病型，線維化の程度[45)46)]，病変の進行度合[46)]，合併症の有無などが重要である．一般に予後を決める最も大きな因子は，間質性肺炎の病型，特に線維化の程度であるとされる．すなわち線維化を起こしやすいIPFの予後が最も不良で，次にfibrotic NSIPの予後が不良となる．線維化病変に乏しいcellular NSIPやDIPの予後は比較的良好である．

　一般に原因のわかっている2次性間質性肺炎は，同様の病型であっても特発性間質性肺炎よりは予後が良いとされる．これは，原疾患に対する治療や原因の回避が可能なためと考えられている．病変の進行に伴って慢性呼吸不全の進行，慢性線維化性間質性肺炎（IPF，NSIP）の急性増悪などが発生し，予後を不良にする．慢性線維化性間質性肺炎の急性増悪，肺癌の合併，感染症などの合併症の存在は予後を悪化させる原因の一つになっている．また肺高血圧症の合併は，予後を不良にする大きな要因であるとされる[47)]．

合併症

　合併症の存在は，予後を不良にする大きな要因であり，合併症の画像診断は極めて重要である．

慢性線維化性間質性肺炎の急性増悪[48)～50)]（図7）

　IPF/UIPやfibrotic NSIPなどの慢性線維化性間質性肺炎の急性増悪は，これらの疾患の予後を不良にする大きな要因である．急性増悪は，1カ月以内の経過で起きる原因不明の増悪を指す．呼吸困難の急速な進行がみられる．画像所見では，既存の慢性線維化性間質性肺炎の所見に加えて，広範なすりガラス陰影のオーバーラップがみられる．すりガラス陰影内部には牽引性気管支拡張などの構造改変所見がみられる．すりガラス陰影の病理学的背景はびまん性肺胞傷害（diffuse alveolar damage：DAD）である．急性増悪には，器質化肺炎の病理像を背景にするOP型のものがあり，予後はやや良好であるとされる．画像上の鑑別診断は，感染症の合併や急性間質性肺炎，COP，薬剤性肺障害などの急性経過をとる間質性肺疾患であるが，感染症では区域性ないし葉性の浸潤影が加

わることが多いのに対して，急性増悪ではすりガラス陰影が主体になることが多い。また慢性線維化性間質性肺炎の先行しない AIP などの急性経過の間質性肺炎との鑑別では，慢性線維化性間質性肺炎の存在を示唆する蜂巣肺の存在が重要な鑑別点である。

肺癌（図3）

慢性間質性肺炎は，肺癌を合併しやすい。特に肺気腫合併の間質性肺炎で，肺癌の合併率が高いとされる。肺癌の発生部位は，上肺，下肺いずれもあり得るが，間質性肺炎で形成される囊胞に接した肺実質に初発することが多いと報告されている。間質性肺炎による局所性の限局性線維化巣が肺癌に類似することがあり，鑑別診断上重要である。特に最近話題となることが多い気腫合併肺線維症に肺癌の合併が多いとされる。

感染症（図14）

種々の病原体による感染症が起こり得る。細菌感染症では，限局性の浸潤影を主体とする陰影が主体になるが，両側性に陰影がみられる場合は，OP 型の急性増悪が鑑別の対象になる。間質性肺炎の合併した結核症は，非定型的な所見を示しやすく，単なる浸潤影を示す陰影や気道散布巣などが明瞭でない影も少なくないので，喀痰の細菌学的検索や血清学的検索が重要になる。気腫合併肺線維症で高度になりやすい肺の囊胞にアスペルギルス（aspergillus）の感染が生じ，難治性のアスペルギルス（慢性壊死性アスペルギルス症）感染症となる例があり，臨床上重要である。間質性肺炎の囊胞や蜂巣肺囊胞内の菌球様所見，囊胞壁の肥厚に注意し，早期に血清学的，細菌学的検索を行うべきである。

その他

進行した線維化性間質性肺炎では気胸[51]の合併がみられる。また縦隔気腫は，ステロイド治療症例でみられることが多い。縦隔気腫は生命予後には影響を与えないとされる。

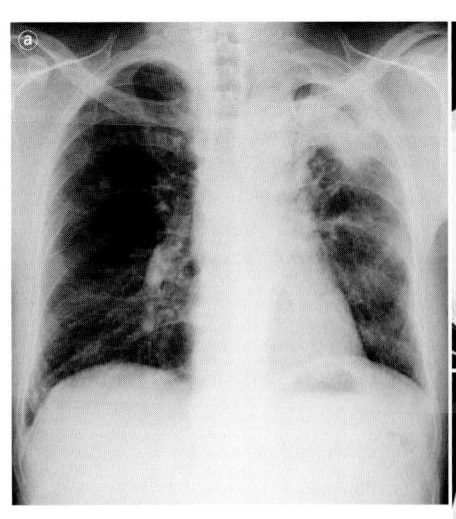

図14 慢性線維化性間質性肺炎アスペルギルス感染症
a. 胸部単純X線写真：両肺下葉優位の網状陰影を認める。左肺尖のメニスカスを含む腫瘤陰影を認める。
b. 上肺CT：左肺尖に壁の厚い空洞と菌球を認める。
c. 下肺CT：UIP パターンの間質性肺炎を認める。

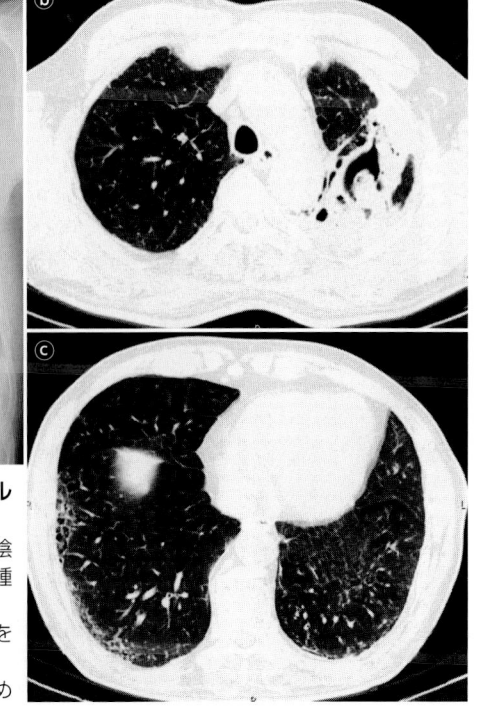

【文　献】

1. Arakawa H, Fujimoto K, Honma K, et al. Progression from near-normal to end-stage lungs in chronic interstitial pneumonia related to silica exposure : long-term CT observations. AJR Am J Roentgenol 2008 ; 191 : 1040-5.
2. Silva CI, Müller NL, Lynch DA, et al. Chronic hypersensitivity pneumonitis : differentiation from idiopathic pulmonary fibrosis and nonspecific interstitial pneumonia by using thin-section CT. Radiology 2008 ; 246 : 288-97.
3. Copley SJ, Wells AU, Sivakumaran P, et al. Asbestosis and idiopathic pulmonary fibrosis : comparison of thin-section CT features. Radiology 2003 ; 229 : 731-6.
4. Akira M, Yamamoto S, Inoue Y, et al. High-resolution CT of asbestosis and idiopathic pulmonary fibrosis. AJR Am J Roentgenol 2003 ; 181 : 163-9.
5. Chong S, Lee KS, Chung MJ, et al. Pneumoconiosis : comparison of imaging and pathologic findings. Radiographics 2006 ; 26 : 59-77.
6. Kishimoto T, Kato K, Arakawa H, et al. Clinical, radiological, and pathological investigation of asbestosis. Int J Environ Res Public Health 2011 ; 8 : 899-912.
7. Tanaka N, Kim JS, Newell JD, et al. Rheumatoid arthritis-related lung diseases : CT findings. Radiology 2004 ; 232 : 81-91.
8. Fischer A, du Bois R. Interstitial lung disease in connective tissue disorders. Lancet 2012 ; 380 : 689-98.
9. Hwang JH, Misumi S, Sahin H, et al. Computed tomographic features of idiopathic fibrosing interstitial pneumonia : comparison with pulmonary fibrosis related to collagen vascular disease. J Comput Assist Tomogr 2009 ; 33 : 410-5.
10. Kinder BW, Collard HR, Koth L, et al. Idiopathic nonspecific interstitial pneumonia : lung manifestation of undifferentiated connective tissue disease? Am J Respir Crit Care Med 2007 ; 176 : 691-7.
11. Vij R, Noth I, Strek ME. Autoimmune-featured interstitial lung disease : a distinct entity. Chest 2011 ; 140 : 1292-9.
12. Fischer A, West SG, Swigris JJ, et al. Connective tissue disease-associated interstitial lung disease : a call for clarification. Chest 2010 ; 138 : 251-6.
13. Boitiaux JF, Debray MP, Nicaise-Roland P, et al. Idiopathic interstitial lung disease with anti-SSA antibody. Rheumatology (Oxford) 2011 ; 50 : 2245-50.
14. American Thoracic Society/European Respiratory Society International Multidisciplinary Consensus Classification of the Idiopathic Interstitial Pneumonias. This joint statement of the American Thoracic Society (ATS), and the European Respiratory Society (ERS) was adopted by the ATS board of directors, June 2001 and by the ERS Executive Committee, June 2001. Am J Respir Crit Care Med 2002 ; 165 : 277-304.
15. 日本呼吸器学会びまん性肺疾患診断・治療ガイドライン作成委員会，編．特発性間質性肺炎診断と治療の手引き第2版．東京：南江堂，2010
16. Piciucchi S, Tomassetti S, Casoni G, et al. High resolution CT and histological findings in idiopathic pleuroparenchymal fibroelastosis : features and differential diagnosis. Respir Res 2011 ; 12 : 111.
17. Reddy TL, Tominaga M, Hansell DM, et al. Pleuroparenchymal fibroelastosis : a spectrum of histopathological and imaging phenotyp. Eur Respir J 2012 ; 40 : 377-85.
18. Raghu G, Collard HR, Egan JJ, et al ; ATS/ERS/JRS/ALAT Committee on Idiopathic Pulmonary Fibrosis. An official ATS/ERS/JRS/ALAT statement : idiopathic pulmonary fibrosis : evidence-based guidelines for diagnosis and management. Am J Respir Crit Care Med 2011 ; 183 : 788-824.
19. Sumikawa H, Johkoh T, Ichikado K, et al. Usual interstitial pneumonia and chronic idiopathic interstitial pneumonia : analysis of CT appearance in 92 patients. Radiology 2006 ; 241 : 258-66.

20. Wittram C, Mark EJ, McLoud TC. CT-histologic correlation of the ATS/ERS 2002 classification of idiopathic interstitial pneumonias. Radiographics 2003 ; 23 : 1057-71.
21. Gotway MB, Freemer MM, King TE Jr. Challenges in pulmonary fibrosis. 1 : Use of high resolution CT scanning of the lung for the evaluation of patients with idiopathic interstitial pneumonias. Thorax 2007 ; 62 : 546-53.
22. Fernández Pérez ER, Daniels CE, Schroeder DR, et al. Incidence, prevalence, and clinical course of idiopathic pulmonary fibrosis : a population-based study. Chest 2010 ; 137 : 129-37.
23. Nathan SD, Shlobin OA, Weir N, et al. Long-term course and prognosis of idiopathic pulmonary fibrosis in the new millennium. Chest 2011 ; 140 : 221-9.
24. Nishimura K, Kitaichi M, Izumi T, et al. Usual interstitial pneumonia : histologic correlation with high-resolution CT. Radiology 1992 ; 182 : 337-42.
25. Johkoh T, Müller NL, Cartier Y, et al. Idiopathic interstitial pneumonias : diagnostic accuracy of thin-section CT in 129 patients. Radiology 1999 ; 211 : 555-60.
26. Lynch DA, Travis WD, Müller NL, et al. Idiopathic interstitial pneumonias : CT features. Radiology 2005 ; 236 : 10-21.
27. MacDonald SL, Rubens MB, Hansell DM, et al. Nonspecific interstitial pneumonia and usual interstitial pneumonia : comparative appearances at and diagnostic accuracy of thin-section CT. Radiology 2001 ; 221 : 600-5.
28. Lee HY, Lee KS, Jeong YJ, et al. High-resolution CT findings in fibrotic idiopathic interstitial pneumonias with little honeycombing : serial changes and prognostic implications. AJR Am J Roentgenol 2012 ; 199 : 982-9.
29. Hunninghake GW, Lynch DA, Galvin JR, et al. Radiologic findings are strongly associated with a pathologic diagnosis of usual interstitial pneumonia. Chest 2003 ; 124 : 1215-23.
30. Sverzellati N, Wells AU, Tomassetti S, et al. Biopsy-proved idiopathic pulmonary fibrosis : spectrum of nondiagnostic thin-section CT diagnoses. Radiology 2010 ; 254 : 957-64.
31. Sumikawa H, Johkoh T, Colby TV, et al. Computed tomography findings in pathological usual interstitial pneumonia : relationship to survival. Am J Respir Crit Care Med 2008 ; 177 : 433-9.
32. Tsubamoto M, Müller NL, Johkoh T, et al. Pathologic subgroups of nonspecific interstitial pneumonia : differential diagnosis from other idiopathic interstitial pneumonias on high-resolution computed tomography. J Comput Assist Tomogr 2005 ; 29 : 793-800.
33. Kligerman SJ, Groshong S, Brown KK, et al. Nonspecific interstitial pneumonia : radiologic, clinical, and pathologic considerations. Radiographics 2009 ; 29 : 73-87.
34. Hartman TE, Swensen SJ, Hansell DM, et al. Nonspecific interstitial pneumonia : variable appearance at high-resolution chest CT. Radiology 2000 ; 217 : 701-5.
35. Akira M, Inoue Y, Arai T, et al. Long-term follow-up high-resolution CT findings in non-specific interstitial pneumonia. Thorax 2011 ; 66 : 61-5.
36. Akira M, Inoue Y, Kitaichi M, et al. Usual interstitial pneumonia and nonspecific interstitial pneumonia with and without concurrent emphysema : thin-section CT findings. Radiology 2009 ; 251 : 271-9.
37. Silva CI, Flint JD, Levy RD, et al. Diffuse lung cysts in lymphoid interstitial pneumonia : high-resolution CT and pathologic findings. J Thorac Imaging 2006 ; 21 : 241-4.
38. Hidalgo A, Franquet T, Giménez A, et al. Smoking-related interstitial lung diseases : radiologic-pathologic correlation. Eur Radiol 2006 ; 16 : 2463-70.
39. Hartman TE, Primack SL, Swensen SJ, et al. Desquamative interstitial pneumonia : thin-section CT findings in 22 patients. Radiology 1993 ; 187 : 787-90.
40. Kawabata Y, Takemura T, Hebisawa A, et al. Desquamative interstitial pneumonia may progress to lung fibrosis as characterized radiologically. Respirology 2012 ; 17 : 1214-21.
41. Lee JW, Lee KS, Lee HY, et al. Cryptogenic organizing pneumonia : serial high-resolution CT

findings in 22 patients. AJR Am J Roentgenol 2010 ; 195 : 916-22.
42. Kim SJ, Lee KS, Ryu YH, et al. Reversed halo sign on high-resolution CT of cryptogenic organizing pneumonia : diagnostic implications. AJR Am J Roentgenol 2003 ; 180 : 1251-4.
43. Ujita M, Renzoni EA, Veeraraghavan S, et al. Organizing pneumonia : perilobular pattern at thin-section CT. Radiology 2004 ; 232 : 757-61.
44. Marchiori E, Zanetti G, Hochhegger B, et al. Reversed halo sign on computed tomography : state-of-the-art review. Lung 2012 ; 190 : 389-94.
45. Shin KM, Lee KS, Chung MP, et al. Prognostic determinants among clinical, thin-section CT, and histopathologic findings for fibrotic idiopathic interstitial pneumonias : tertiary hospital study. Radiology 2008 ; 249 : 328-37.
46. Hwang JH, Misumi S, Curran-Everett D, et al. Longitudinal follow-up of fibrosing interstitial pneumonia : relationship between physiologic testing, computed tomography changes, and survival rate. J Thorac Imaging 2011 ; 26 : 209-17.
47. Mejía M, Carrillo G, Rojas-Serrano J, et al. Idiopathic pulmonary fibrosis and emphysema : decreased survival associated with severe pulmonary arterial hypertension. Chest 2009 ; 136 : 10-5.
48. Silva CI, Müller NL, Fujimoto K, et al. Acute exacerbation of chronic interstitial pneumonia : high-resolution computed tomography and pathologic findings. J Thorac Imaging 2007 ; 22 : 221-9.
49. Hyzy R, Huang S, Myers J, et al. Acute exacerbation of idiopathic pulmonary fibrosis. Chest 2007 ; 132 : 1652-8.
50. Fujimoto K, Taniguchi H, Johkoh T, et al. Acute exacerbation of idiopathic pulmonary fibrosis : high-resolution CT scores predict mortality. Eur Radiol 2012 ; 22 : 83-92.
51. Iwasawa T, Ogura T, Takahashi H, et al. Pneumothorax and idiopathic pulmonary fibrosis. Jpn J Radiol 2010 ; 28 : 672-9.

第Ⅲ章

薬物療法の実際

第Ⅲ章 薬物療法の実際

1 安定期
1)総論(現況での治療戦略)

坂東 政司

はじめに

特発性肺線維症(idiopathic pulmonary fibrosis：IPF)は慢性経過で肺の線維化が進行し，不可逆的な蜂巣肺形成を来す予後不良な疾患である[1)2)]。通常その進行は緩徐であるが，臨床経過や予後は個々の患者によりさまざまで，急速に進行する患者や急性増悪を起こす患者がいる一方で，長期間の経過観察でもほとんど進行しない患者も存在する(図1)[2)]。安定期IPFの治療戦略を考えるうえでは，個々の患者における疾患の進行速度や表1に示す予後規定因子を多面的に評価し，治療介入の必要性および治療目標を明確にすることが最も重要である。

現時点においてIPFの生存率に対する有効性を証明した薬物療法はなく，2011年に発表されたAmerican Thoracic Society, European Respiratory Society, Japanese Respiratory Society, Latin American Thoracic Association (ATS/ERS/JRS/ALAT)の合同によるエビデンスに基づくIPFの診断・管理ガイドライン[2)]では，IPFに対する薬物療法で推奨できるものは現時点ではないが，推奨しないが推奨しない程度が弱い薬剤(表2)による治療の適応について十分に患者と協議すべきであると記述されている。

本稿では，現時点では治癒が期待できない慢性進行性肺疾患であるIPFの安定期における治療戦略の現況と今後の展望について解説する。

IPFの病態と治療ターゲット

かつてはIPFをはじめとする特発性間質性肺炎(idiopathic interstitial pneumonias：IIPs)の治療戦略は，慢性の胞隔炎から肺損傷，線維化にいたる過程をコントロールすること(抗炎症療法)であり，ステロイド薬がその中心的薬剤と考えられていた。しかし，IPFの病態がステロイド抵抗性であることが明らかとなり，近年では肺胞上皮の繰り返す損傷とそれに引き続く線維芽細胞の持続的な活性化に伴う過剰修復

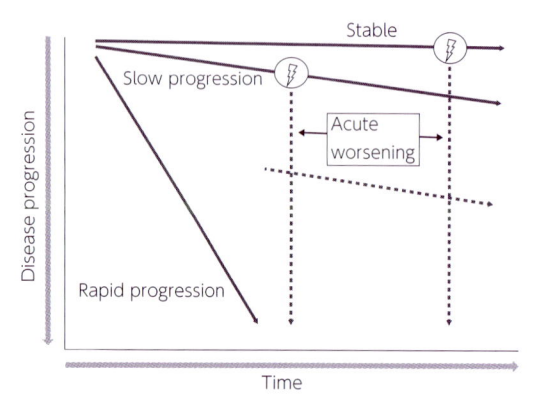

図1 IPFの自然経過 (natural history)
(Raghu G, Collard HR, Egan JJ, et al. An official ATS/ERS/JRS/ALAT statement：idiopathic pulmonary fibrosis：evidence-based guidelines for diagnosis and management. Am J Respir Crit Care Med 2011；183：788-824 より引用)

表1 IPFの予後規定因子

Baseline Factors*
  Level of dyspnea**
  D_{LCO} < 40% predicted
  Desaturation ≤ 88% % during 6MWT
  Extent of honeycombing on HRCT**
Longitudinal Factors
  Increase in level of dyspnea**
  Decrease in forced vital capacity by ≥ 10% absolute value
  Decrease in D_{LCO} by ≥ 15% absolute value
  Worsening of fibrosis on HRCT**

* Baseline forced vital capacity is of unclear predictive value.
** Currently, there is no uniformity in approach to quantification.
(Raghu G, Collard HR, Egan JJ, et al. An official ATS/ERS/JRS/ALAT statement : idiopathic pulmonary fibrosis : evidence-based guidelines for diagnosis and management. Am J Respir Crit Care Med 2011 ; 183 : 788-824 より引用)

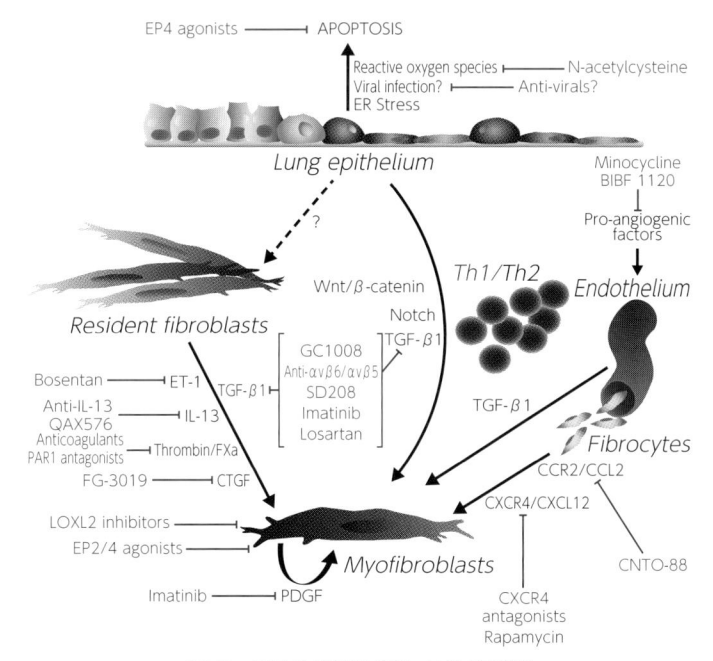

図2 IPFの病態と新たな治療戦略
(Datta A, Scotton CJ, Chambers RC. Novel therapeutic approaches for pulmonary fibrosis. Br J Pharmacol 2011 ; 163 : 142-72 より引用)

が主病態であると考えられている[3]。これらの疾患概念の変化に伴い，図2に示すごとく肺胞上皮損傷の阻害，筋線維芽細胞の集積抑制および肺胞上皮から筋線維芽細胞への異常シグナルの制御が現在における主要な治療ターゲットとなっている[4]。

現時点における治療目標

IPFは膵癌や肺癌と並ぶ予後不良疾患であり[5]，改善に至らないまでも疾患の悪化速度の鈍化およびquality of life（QOL）の改善が主たる到達可能な治療目標と考えられる。2013

年に発表予定のIIPsの新ガイドラインにおいても，IPFの治療目標は「To slow progression」としている。

また，IPFの合併症として，肺癌・急性増悪・肺高血圧症・呼吸器感染症・胃食道逆流・気胸などが重要であり[1]，これらに対する日常管理や予防・治療も重要である。

WEB登録からみたわが国のIPF薬物療法の現状

わが国におけるIPFの治療実態に関する大規模な疫学研究はこれまでに行われていない。2003年度から厚生労働省の難治性疾患克服研究事業「IIPsの画期的治療法に関する臨床研究班」が中心となり，全国の専門医療機関が共同してIIPs患者の臨床経過や治療内容に関する臨床情報を収集し，標準的治療法を確立することを目的としたWEB登録システムが構築され，2005年度からびまん性肺疾患研究調査班が中心となりWEB登録制度を開始している[6]。2009年度までにWEB登録されたIPF 321例における治療内容（ステロイド薬，免疫抑制薬，NAC吸入，ピルフェニドン，その他）を図3に示す[7]。46.1％は無治療での経過観察であり，薬物療法ではステロイド薬と免疫抑制薬との併用例が最も多く15.0％であった。ピルフェニドンは14.7％で使用されており，ピルフェニドン単独療法が10.3％，ステロイド薬や免疫抑制薬との併用療法が4.4％であった。一方でステロイド薬単独療法も9.7％で行われていた。2009年度登録分に限ればNACおよびピルフェニドンはそれぞれ8％，74％で使用されていた。

以上の結果から，わが国におけるIPFの実地臨床では，ピルフェニドン療法が徐々に普及してきているものの，国際的なガイドライン[2]では推奨していないステロイド薬や免疫抑制薬を日和見感染症などの副作用に十分注意しながら経験的に選択せざるを得ない症例も存在しているものと考えられた。わが国の『特発性間質性肺炎診断と治療の手引き改訂第2版』[1]では，ステロイド薬とシクロホスファミドやアザチオプリンなどの免疫抑制薬との併用療法の有効性を確実に証明した大規模研究はないものの，否定した臨床研究もないため治療オプションの1つとして残し，ステロイド薬と免疫抑制薬（シクロスポリン，シクロホスファミド，アザチオプリン）との併用療法をIPFの治療例として記載しているが，再考すべき課題である。ステロイド薬とシクロスポリンの併用療法については，ステロイド薬とシクロホスファミドとの前向き多施設共同臨床比較試験が行われ[8]，両群間で主要評価項目に有意差は認めなかったが，肺活量（vital capacity：VC）の年間減少量は約80mlと少なく，その位置付けについても引き続き検証する必要があるものと思われる。

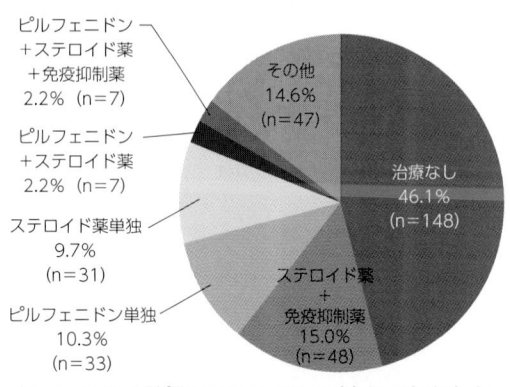

図3 WEB登録におけるIPFに対する治療内容（n=321）

〔坂東政司，杉山幸比古．特発性間質性肺炎患者に関する前向き疫学調査研究（WEB登録）．厚生労働科学研究費補助金びまん性肺疾患調査研究平成23年度研究報告書．2011：45-50より引用〕

臨床試験とガイドラインからみたIPFの薬物療法

表3にIPFを対象に最近行われた主要な大規

表2 薬物治療の推奨（ATS ガイドライン 2011）

1. A weak recommendation against the use：
   使用を推奨しないが，推奨しない程度は弱い薬剤
   NAC + AZP + PSL，NAC 単剤，
   ピルフェニドン（⊕⊕），抗凝固療法（⊕）
2. A strong recommendation against the use：
   使うべきではない薬剤
   ステロイド単剤，コルヒチン，シクロスポリンA（⊕）
   ステロイド＋免疫抑制薬（⊕⊕）
   ボセンタン，エタネルセプト（⊕⊕⊕）
   インターフェロンγ-1b（⊕⊕⊕⊕）

⊕：very low，⊕⊕：low，⊕⊕⊕：moderate，⊕⊕⊕⊕：high evidence
(Raghu G, Collard HR, Egan JJ, et al. An official ATS/ERS/JRS/ALAT statement：idiopathic pulmonary fibrosis：evidence-based guidelines for diagnosis and management. Am J Respir Crit Care Med 2011；183：788-824 より改変引用)

表3 IPF に対する主要な大規模臨床試験

Trial	Drug (putative MoA)	Patients n	End-point	Outcome
IFIGENIA	NAC (ati-oxidant；plus prednisone and AZT)	155	ΔVC, ΔDLCO	Positive
NCT0063869	Etanercept (TNF antagonist)	88	ΔFVC, Δ DLCO, PA-aO₂	Negative
INSPIRE	IFN-γ-1b (antifibrotic)	826	Survival	Negative
BUILD-1	Bosentan (endothelin inhibitor)	158	6MWT	Negative
BUILD-3	Bosentan (endothelin inhibitor)	600	Progression-free survival	Negative
NCT00131274	Imatinib (tyrosin kinase inhibitor)	119	Disease progression or death	Negative
STEP-IPF	Sildenafil (PD5 inhibitor)	180	6MWT	Negative
Shionogi phase III	Pirfenidone (antifibrotic)	267	ΔVC	Positive
PIPF 044 (CAPACITY 2)	Pirfenidone (antifibrotic)	435	ΔFVC% pred	Positive
PIPF 006 (CAPACITY 1)	Pirfenidone (antifibrotic)	344	ΔFVC% pred	Negative

(Costabel U. Emerging potential treatments：new hope for idiopathic pulmonary fibrosis patients? Eur Respir Rev 2011；20：201-7 より引用)

模臨床試験とその結果を示す[9]。NAC およびピルフェニドンの2剤が主要評価項目で有効性を示したが，IFN-γ やエンドセリン受容体拮抗薬（ボセンタン），イマチニブなどの薬剤は有効性を証明することができなかった。これらの結果を踏まえ，ATS/ERS/JRS/ALAT のエビデンスに基づく IPF の診断・管理ガイドライン[2]では，推奨しないが推奨しない程度が弱い薬剤として，NAC＋免疫抑制薬（アザチオプリン）＋ステロイド薬，NAC 単独療法，ピルフェニドン，抗凝固療法の4つが示されている（表2）。

しかし，その後にもいくつかの重要な臨床試験の結果が報告されている。まず NAC に関し

ては，2011年10月に米国INHからIPF臨床研究ネットワーク（IPF-net）が3群比較試験として行っていたNACに関する臨床試験（PANTHER-IPF）において，ステロイド薬とアザチオプリンにNACを併用する群（3剤併用群）がプラセボ群と比較し肺機能検査値の変化には差がないものの，死亡率，入院率，重篤有害事象が高いとの結果が明らかとなった[10]。以後3剤併用群は中止となり，現在NAC単独群とプラセボ群の2群で継続され，2013年後半に完了する予定である。またNAC吸入療法の臨床的有用性がわが国から報告[11]されており，主要評価項目であるFVCの経時的変化量は全体では2群間で有意差を認めなかったが，ベースラインの%FVCが95%未満および%D_{LCO}が55%未満の層別解析においてNAC群が無治療群より有意に良好であった（経時的FVC低下量のNAC群と無治療群の平均値差が%FVC<95%群で117ml/48週，%D_{LCO}<55%群で168ml/48週）。以上の結果はわが国の診断と治療の手引き（第2版）[1]において，治療総論の薬物療法の1つとして紹介されている。今後は後述する抗線維化薬（ピルフェニドン）との併用療法での有用性について早急に検討すべきであると考えられる。

ピルフェニドンは抗線維化薬として位置付けられる薬剤で，わが国では世界に先駆け2008年10月に承認，12月に発売され，現在実地医療で広く使用可能である。今後は患者選択基準（どのようなIPF患者に，どのようなタイミングで投与を開始することが最も効果的であるか）を明らかにすることが最重要課題である。また，治療効果判定指標の標準化とともに，治療効果を予測できるバイオマーカーの探索や長期的効果についても明らかにする必要があるものと思われる。Azumaらの報告[12]では治療開始前の%VCが70%以上で，かつ6分間歩行時のSp_{O_2}が90%未満である患者層が最もピルフェニドンの治療効果が得られる可能性を指摘している。一方，ピルフェニドンの市販後調査の結果[13]では有害事象として食欲低下を28.6%，光線過敏症を15.0%に認めていることから，実地臨床では有効性と有害事象とのバランスを見極めながら治療を行うことが重要である。

抗凝固療法については，これまでステロイド薬単独療法と比較し，ステロイド薬と抗凝固療法の併用療法は疾患進行の抑制による死亡率の減少および急性増悪の減少の可能性が報告[14]されていたが，2012年に米国IPF-netで行われたIPFに対するワルファリンの有用性に関する無作為化比較試験の中間解析の結果[15]が報告され，プラセボ群よりも死亡率が高かったため試験は中断された。以上より，現時点では推奨できない治療法に位置付けるべきと思われる。

IPFにおける臨床試験の問題点

IPFに対する臨床試験が必ずしもうまく進んでいない理由はいくつかあるが，最良な臨床試験のデザインがいまだに確立されていないことが大きな要因である。現時点で病因が不明であるIPFに罹患した患者群はheterogeneousな集団であると考えられ，その自然経過の多様性や臨床病型（気腫性病変や肺高血圧症の合併など）が無作為化比較試験では大きな影響を与える可能性がある。また，主要評価項目に関しても生存率が理想であるが，実際には努力肺活量（forced vital capacity：FVC）の変化量（率）が近年最も広く用いられている（表3）[9]。今後は自然経過や予後をある程度予測できるバイオマーカーなどを同定し，治療介入が必要である患者群の絞り込みを行うことと，臨床的かつ統計学的に意義があり，信頼性・再現性のある多面的な評価項目を明らかにすることが極めて重要である[10]。

新たな治療候補薬

BIBF1120（nintedanib）

BIBF1120は血小板由来増殖因子受容体（α型，β型），線維芽細胞成長因子受容体（1型，3型）および血管内皮細胞増殖因子受容体（1～3型）を阻害する低分子トリプルキナーゼ阻害薬である。ブレオマイシン誘発肺線維症モデル[16]において，BIBF1120は炎症過程の抑制のみならず，線維化反応も抑制したことから，肺線維症の発症・進展を防止できる可能性が示唆されている。IPFを対象とした第II相プラセボ対照試験[17]がすでに欧州を中心に実施され，150mgの1日2回投与でIPF患者のFVC年間減少率を有意に低下させ（図4），また急性増悪の回数も用量依存的に低下させた。主要な有害事象は下痢・悪心・嘔吐などの消化器症状と肝機能障害である。わが国でも遅れて開始した第II相試験が終了し，現在国際共同の第III相二重盲検ランダム化プラセボ対照試験が進行中である。

レシチン化スーパーオキシドジスムターゼ含有抗線維化薬（PC-SOD）

スーパーオキシドジスムターゼ（superoxide dismutase：SOD）は生体内にある酸素で，活性酸素を消去する（抗酸化）作用を有するため酸化ストレスが関与しているIPFに有効である可能性がある。しかし，SODは組織に結合しにくく体内で不安定であるため，SODにリン脂質のレシチン誘導体のホスファチジルコリン（phosphatidylcholine：PC）を結合させ，組織への結合性や体内での安定性を改善した薬剤がPC-SODである[18]。現在，PC-SODの吸入製剤が開発され，臨床試験薬として第I相臨床試験が終了し，日本と韓国の国際共同試験とし

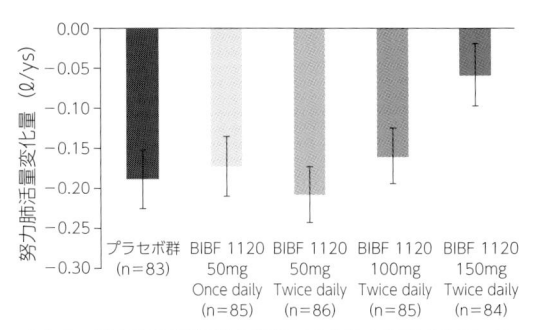

図4 FVCの経年的低下に対するBIBF1120の効果

（Richeldi L, Costabel U, Selman M, et al. Efficacy of a tyrosine kinase inhibitor in idiopathic pulmonary fibrosis. N Engl J Med 2011 ; 365 : 1079-87 より改変引用）

て第II相臨床試験が開始されている。

その他

図5に今後期待できる新たな薬剤を示す[19]。肺胞上皮の損傷因子の阻害療法としてはアンチオキシダントとともに胃食道逆流抑制薬や抗菌薬・抗ウイルス薬などが，上皮損傷阻害にはprotease-activated receptor（PAR）拮抗薬，上皮の修復・再生療法としてはHGF，KGFや抗IL-13抗体療法などが期待されている。線維芽細胞の活性化阻害（抗線維化療法）としては，BIBF1120などのチロシンキナーゼ阻害薬とともに，抗CCL-2抗体や抗TGF-β療法，抗lysyl oxidase-like enzyme（LOXL）-2抗体などが注目されている。さらに，薬物療法以外に組織エンジニアリングや幹細胞を用いた再生療法にも期待が寄せられている。

おわりに

難治性の間質性肺疾患であるIPFに対する安定期の治療戦略について，現況および今後の課題・展望を中心に解説した。現時点でのエビデンスではピルフェニドンとNAC吸入療法の2つのみがわが国において安定期IPFに使用可能な薬剤であるが，多様かつ複雑な臨床像・病態を呈するIPFの治療戦略においてはピンポ

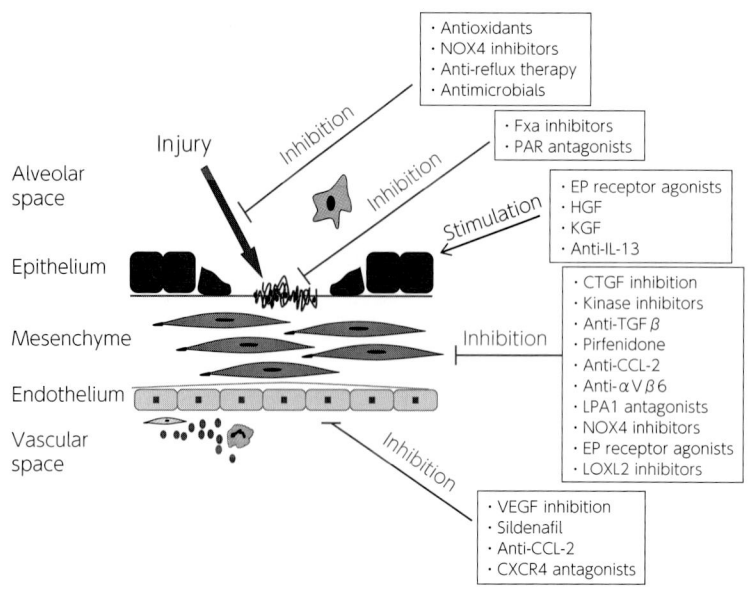

図5 IPFに対する新規候補薬剤

(Adamali HI, Maher TM. Current and novel drug therapies for idiopathic pulmonary fibrosis. Drug Des Devel Ther 2012 ; 6 : 261-72 より引用)

イントでの単剤療法の有用性を証明することは困難であることが予想される．今後は臨床試験が現在進行中または計画されている新規候補薬剤の有用性を明らかにするとともに，複合的な作用機序を有する薬剤の併用療法の有用性を検証し，難病であるIPF患者に1日でも早く，1つでも多くの朗報が届くことを切に願うものである．

【文　献】

1. 日本呼吸器学会びまん性肺疾患診断・治療ガイドライン作成委員会，編．特発性間質性肺炎診断・治療の手引き改訂第2版．東京：南江堂，2011：41．
2. Raghu G, Collard HR, Egan JJ, et al. An official ATS/ERS/JRS/ALAT statement : idiopathic pulmonary fibrosis : evidence-based guidelines for diagnosis and management. Am J Respir Crit Care Med 2011 ; 183 : 788-824.
3. King TE Jr, Pardo A, Selman M. Idiopathic pulmonary fibrosis. Lancet 2011 ; 378 : 1949-61.
4. Datta A, Scotton CJ, Chambers RC. Novel therapeutic approaches for pulmonary fibrosis. Br J Pharmacol 2011 ; 163 : 141-72.
5. du Bois RM. An earlier and more confident diagnosis of idiopathic pulmonary fibrosis. Eur Respir Rev 2012 ; 21 : 141-6.
6. 海老名雅仁，田口善夫，菅　守隆，ほか．特発性間質性肺炎患者の臨床情報のWEB登録．厚生労働科学研究費補助金びまん性肺疾患調査研究平成16年度研究報告書．2005：41-8．
7. 坂東政司，杉山幸比古．特発性間質性肺炎患者に関する前向き疫学調査研究（WEB登録）．厚生労働科学研究費補助金びまん性肺疾患調査研究平成23年度研究報告書．2011：45-50．
8. Miyazaki A, Azuma N, Inase T, et al. A randomized, double-brind, multi-centered controlled trial of cyclosporine A vs. cyclophosphamide with corticosteroid in patients with idiopathic pulmonary fibrosis in Japan. Am Thoracic Society International Conference of 2011. Denver, USA, 2011.
9. Costabel U. Emerging potential treatments : new hope for idiopathic pulmonary fibrosis patients? Eur Respir Rev 2011 ; 20 : 201-7.

10. Raghu G, Anstrom KJ, King TE Jr, et al. Idiopathic Pulmonary Fibrosis Clinical Research Network. Prednisone, azathioprine, and N-acetylcysteine for pulmonary fibrosis. N Engl J Med 2012 ; 366 : 1968-77.
11. Homma S, Azuma A, Taniguchi H, et al. Efficacy of inhaled N-acetylcysteine monotherapy in patients with early stage idiopathic pulmonary fibrosis. Respirology 2012 ; 17 : 467-77.
12. Azuma A, Taguchi Y, Ogura T, et al. Exploratory analysis of a phase III trial of pirfenidone identufues asubpopulation of patients with idiopathic pulmonary fibrosis as benefiting from treatment. Respir Res 2011 ; 12 : 143.
13. Ito M, Niimi A, Nakamura A, et al. Post-marketing surveillance of pirfenidone for idiopathic pulmonary fibrosis in Japan : interim analysis of 973 patients. Eur Respir Society meeting 2012 : P3158.
14. Kubo H, Nakayama K, Yanai M, et al. Anticoagulant therapy for idiopathic pulmonary fibrosis. Chest 2005 ; 128 : 1475-82.
15. Noth I, Anstrom KJ, Calvert SB, et al. A placebo controlled randomized trial of warfarin in indiopathic pulmonaru fibrosis. Am J Respir Crit Care Med 2012 ; 186 : 88-95.
16. Chaudhary NI, Roth GJ, Hilberg F, et al. Inhibition of PDGF, VEGF and FGF signaling attenuates fibrosis. Eur Respir J 2007 ; 29 : 976-85.
17. Richeldi L, Costabel U, Selman M, et al. Efficacy of a tyrosine kinase inhibitor in idiopathic pulmonary fibrosis. N Engl J Med 2011 ; 365 : 1079-87.
18. Tanaka K, Azuma A, Miyazaki Y, et al. Effect of lecithinized superoxide dismutase and/or pirfenidone against bleomycin-induced pulmonary fibrosis. Chest 2012 ; 142 : 1011-9.
19. Adamali HI, Maher TM. Current and novel drug therapies for idiopathic pulmonary fibrosis. Drug Des Devel Ther 2012 ; 6 : 261-72.

第Ⅲ章 薬物療法の実際

1 安定期

2) 各論：ⓐ N-アセチルシステイン

村松 陽子, 本間 栄

はじめに

現在，特発性間質性肺炎は7型に分類されるが，そのなかで最も予後不良な1型が特発性肺線維症（idiopathic pulmonary fibrosis：IPF）である。IPFの自然経過は個々の症例によりさまざまであるが，一般的には慢性経過で肺の線維化が進行し，不可逆的な蜂巣肺の形成を来し，発症後の平均生存期間は3～4年といわれている非常に予後不良な疾患である[1)2)]。現時点で生存率や健康関連QOL（health related guality of life：HRQOL）に寄与する有効性を証明した薬物治療法はなく治癒が期待できない慢性進行性肺疾患であるため，悪化を阻止することを治療目標とする[2)]。

IPFの病態形成機序は，Ⅰ型肺胞上皮細胞を中心とした肺胞を構成する細胞群の障害を契機とし，肺胞上皮の酸化的DNA損傷とアポトーシス，末梢肺組織のリモデリングを繰り返す結果，線維化が形成されていくと考えられている。この過程で，大気汚染や粉塵といった外因性のオキシダントのほか，さまざまな細胞から産生される内因性のオキシダントである活性酸素種（reactive oxygen species：ROS）の関与

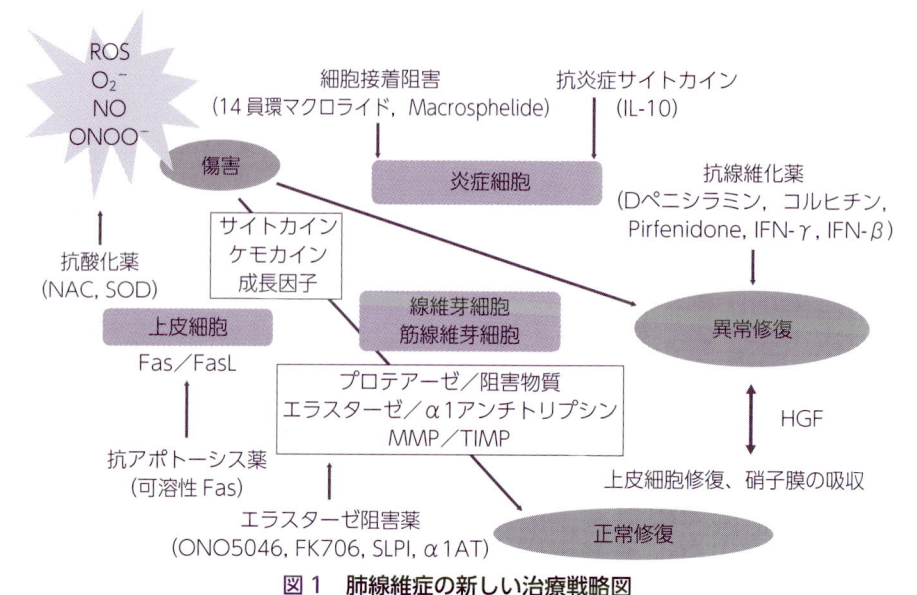

図1 肺線維症の新しい治療戦略図
（吾妻安良太．細胞分子病態を基礎にした特発性肺線維症の治療法の開発動向．最新医学 2001；56：2542-51 より改変引用）

が重要と考えられている。ROSは肺線維症の炎症の惹起，引き続いて生じる上皮細胞や線維芽細胞の活性化にも関与している。その際炎症は副次的な位置づけとして関与し，さまざまな炎症細胞ならびに間質細胞から産生される種々のサイトカインおよび増殖因子の作用により病態が修飾されている（図1）[3]。

肺は，大気汚染物質や紫外線，タバコの煙をはじめ，大量の酸素にさらされるため酸化的障害を受けやすい臓器である。酸化−還元のバランスを保つため，本来，防御機構として肺胞上皮被覆液（epithelial lining fluid：ELF）中に種々の抗酸化物質が含まれており[4]，なかでもELF中のグルタチオンは血清中の約100倍存在し，その約90％が還元型グルタチオンであることから，肺の中心的な抗酸化物質と考えられている。グルタチオンはグルタミン，システイン，グリシンの3つのアミノ酸から合成されるトリペプチドである。IPFでは肺胞領域のグルタチオンが減少し，レドックスバランスの不均衡が生じ，特に進行例において顕著となる（図2）[5]〜[7]。N−アセチルシステイン（N-acetylcysteine：NAC）はグルタチオンの前駆物質として抗酸化作用を有するとともに，直接ROSのスカベンジャーとして作用し，さらには炎症性サイトカインの産生を抑制することで抗炎症・抗線維化作用を発揮すると考えられている[3][8][9]。また最近の基礎実験においてIPFの線維化機序の一つである肺胞上皮細胞における上皮−間葉転換（epithelial-mesenchumal transition：EMT）がNAC投与により抑制されることが示された。これは細胞内グルタチオンの補充と，TGF-βに誘導されるROSの産生を抑制する機序が主に関与している[10][11]。本邦では，

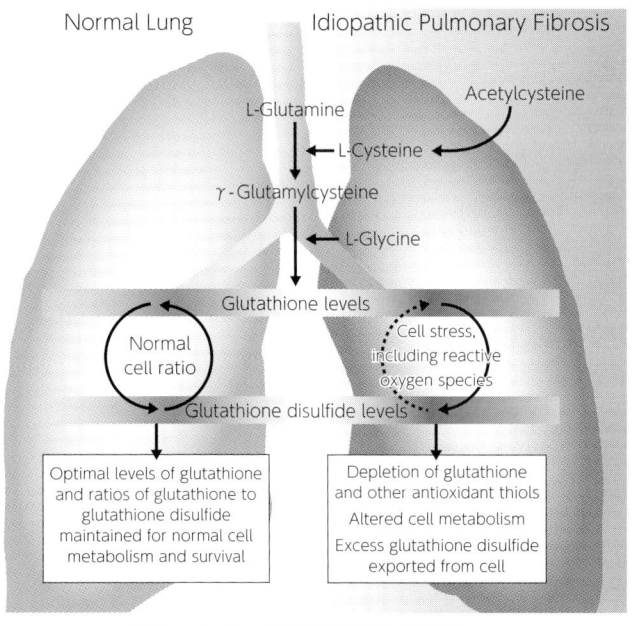

図2 レドックスバランスの背景
肺の主なアンチオキシダントであるグルタチオンは，L−グルタミン，L−システイン，L−グリシンの3つのアミノ酸から合成される。IPFの末梢気腔では，このグルタチオンが減少し正常な細胞代謝が維持されない状態となっている。NACはグルタチオンの前駆体であり，補充によりレドックスインバランスの是正を目的としている。
（Hunninghake GW. Antioxidant therapy for idiopathic pulmonary fibrosis. N Engl J Med 2005；353：2285-87 より引用）

NACは古くから去痰薬として使用されており非常に安全性の高い安価な薬剤であるが，吸入薬のみが入手可能であるため，欧米では内服，本邦では吸入における有用性が検討されている。

海外における臨床試験

欧州で行われたIFIGENIA trialは，IPFにおいて，NAC内服群の方が主要評価項目であるVC，D_{LCO}の経時的変化量においてコントロール群に比べ有意に良好であったという結論であった[12]。その概要はIPF 155例中，12カ月間の観察期間を完遂できたNAC群（プレドニゾロン＋アザチオプリン＋NAC）57例（平均%VC 64.7%，%D_{LCO} 43.0%，Pa_{O_2} 70.1 Torr）とプラセボ群（プレドニゾロン＋アザチオプリン）51例（平均%VC 66.6%，%D_{LCO} 44.8%，Pa_{O_2} 72.0 Torr）において，主要項目のVCは9%，D_{LCO}は24%，NAC群の方が有意に低下が抑制された（図3）。その後の追加解析では，12カ月の内服完遂例，非完遂例に分けてcomposite physiologic index（CPI），およびVC，D_{LCO}などが評価された。完遂例ではいずれの指標も有意に悪化せず，特にCPIが良好な群（50≧）において有効であることが明らかになった[13]。以上の結果からAmerican Thoracic Society, European Respiratory Society, Japanese Respiratory Society, Latin American Thoracic Association（ATS/ERS/JRS/ALAT）のガイドライン[1]では，IPFに対する薬物治療において推奨する薬剤はないとされた中で，プレドニゾロンとアザチオプリン併用下での高用量のNAC投与もしくはNAC単独療法については「使用は推奨しないが，推奨しないレベルは弱い（weak recommendation, low quality evidence）」と位置づけている。しかし2011年10月から米国の国立衛生研究所（National

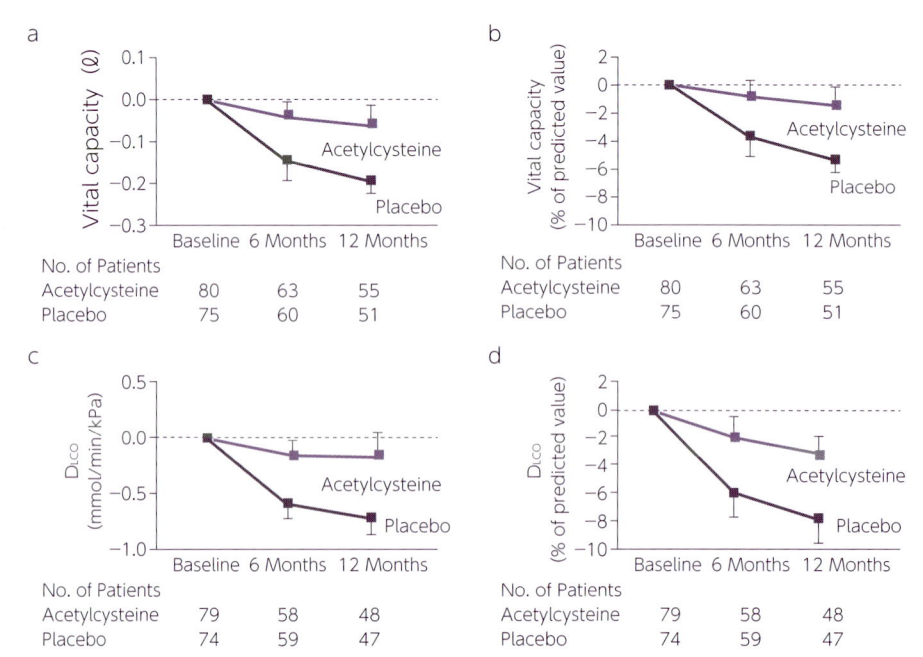

図3 NAC群とプラセボ群における，6カ月後，12カ月後の肺活量，拡散能の比較
NAC内服群（PSL＋AZP＋NAC）の方がプラセボ群（PSL＋AZP）に比し，主要評価項目VC，D_{LCO}の経時的変化量において有意に良好であったと報告した。
(BehrJ, Demedts M, Buhl R, et al. Lung function in idiopathic pulmonary fibrosis--extended analyses of the IFIGENIA trial. Respir Res 2009 ; 10 : 101 より引用)

Institute of Health：NIH）で，NAC＋プレドニゾロン＋アザチオプリン群，NAC単独群，プラセボ群の3群を比較する臨床試験（PANTHER-IPF）[14]）が開始され，最近中間解析の結果が公表された。NAC＋プレドニゾロン＋アザチオプリン群はプラセボ群と比較し，肺機能検査値の変化には差がないものの，死亡率，入院率，重篤有害事象が多いという結果で，上記3剤併用群は途中で試験が中止となり，現在NAC単独群とプラセボ群の2群で継続されている。試験は2013年後半に完了する予定とされており，詳細な報告が待たれる。

本邦における臨床試験

本邦では，NAC単独吸入療法の臨床的有用性が報告されている。石井らの特発性間質性肺炎を対象として61％の改善を認めたという報告と[15]，本間のIPFを対象として33.3％の改善を認めたという報告がある[16]。またTomiokaらは，NAC吸入群とプラセボ群を12カ月間観察比較し，6分間歩行試験時の最低SpO_2，血清KL-6値，HRCT上のすりガラス影がNAC吸入群で有意に改善したと報告した[17]。これらを踏まえ，厚生労働省びまん性肺疾患調査研究班が中心となり，重症度I度あるいはII度かつ6分間歩行試験でSpO_2が90％以上のIPF患者を対象に，中央登録方式による全国多施設共同無作為化比較試験が行われた[18]。試験を完遂できた症例はNAC群38例，無治療群38例で，主要評価項目のFVCの経時的変化量（48週）は全体解析では2群間に有意差はなかったが，ベースラインの％FVCが95％未満（平均％VC 80％）（p＝0.0213）および％D_{LCO}が55％未満（平均％D_{LCO} 43％）（p＝0.0086）の層別解析において治療群の方が無治療群より有意に良好であった（図4）。さらにNAC群では36～77％でFVC年間減少量を10％以下に抑制することができたと報告された。この結果はIPFの治療法を新たに確立し，予後の改善を図るための新しい知見を得る一助になると考えられる。

自験例

NACは欧州や本邦での臨床試験の結果からVC，D_{LCO}の低下抑制が期待でき，有効性が期待されている薬剤である。

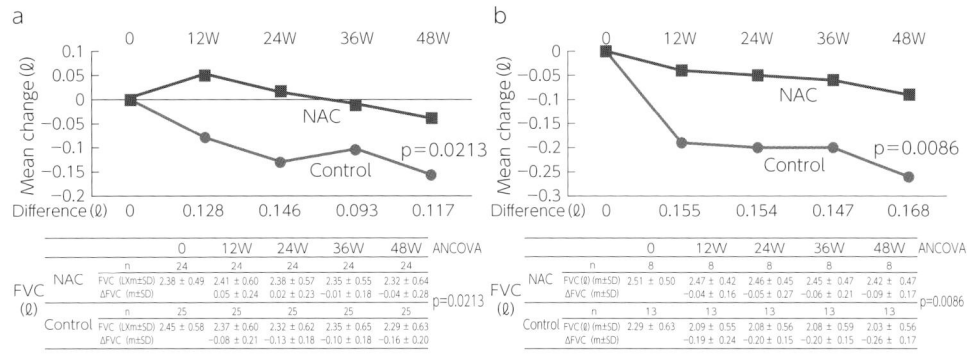

本邦での使用方法（保険適用外）は，NAC（ムコフィリン液®）1アンプル（352.4mg，2ml）を生理食塩水もしくは蒸留水2～6mlで希釈し超音波ネブライザーで1日2回朝・夕

図4 ベースラインの％FVCが95％未満（a）および％D_{LCO}が55％未満（b）のIPFにおけるNAC吸入後のFVC平均値の推移

(Homma S, Azuma A, Taniguchi H, et al. Efficacy of inhaled N-acetylcysteine monotherapy in patients with early stage idiopathic pulmonary fibrosis. Respirology 2012；17：467-77 より引用)

の吸入が推奨されている。その効果は吸入前および吸入6カ月後ごとの臨床症状（呼吸困難），呼吸機能検査（FVC，％FVC，VC，％VC，TLC，％TLC，DLCO，％DLCO），6分間歩行試験，胸部HRCT所見，間質性肺炎マーカー（KL-6，SP-D）を中心に治療効果判定を行う（表）[2]。治療を開始すべき正確な時期はいまだ不明であるが，数カ月の経過で自覚症状や呼吸機能の悪化，画像の悪化を認めた場合は，速やかにNAC導入を検討する。

以下自験例を提示する。最近，NAC単独吸入療法（352.4mg×2/日）を導入した重症度I度あるいはII度のIPF患者22例（71.8±6.3歳，男性/女性：19/3例，重症度 I/II度：19/3例）を対象に，NAC吸入6カ月後のFVC変化率で臨床効果判定を行い，安定群（5％以上の増加あるいは5％未満の低下），悪化群（5％以上の低下）の2群に分けFVCとレドックスマーカーの経時的変化との関連性について比較検討した。レドックスマーカーとして，血中総グルタチオン（tGSH），酸化型グルタチオン（GSSG），還元型／酸化型グルタチオン（GSH/GSSG），尿中の8-OHdGを経時的に測定した。その結果，6カ月後の効果判定は，安定群が22例中16例，悪化群が6例で，6カ月および12カ月後のFVC変化量（m±SD）は安定群95.0±170ml/6カ月，－70±120ml/12カ月，悪化群－210±80ml/6カ月，－320±350ml/12カ月と安定群で有意なFVC減少の抑制を認めた（p＝0.0002，12カ月）。レドックスマーカーは，安定群は悪化群と比較しGSSG変化量およびレドックスバランスが（GSH/GSSG比）改善する傾向を認めた（図5）。次にレドックスバランスとFVC変化量の相関性を検討したところ，FVC変化量に対し，GSSG変化量は負の，GSH/GSSG変化量は正の相関性を認め，いずれも相関係数は良好であった（図6）。以上の結果からNAC吸入によりレドッ

表　治療効果判定基準

改善：以下の3項目のうち2項目以上を満たす場合
1. 症状の改善：特に呼吸困難，あるいは咳嗽
2. 画像所見の改善：胸部X線あるいはHRCTでの陰影の減少
3. 呼吸機能の改善（以下の2項目以上）
   ・TLCあるいはVCの10％以上の改善（あるいは200ml以上の改善）
   ・DLCOの15％以上の改善（あるいは3ml/分/Torr以上の改善）
   ・運動負荷試験時の酸素飽和度4％以上，あるいはPaO₂ 4Torr以上の改善　あるいは正常化

安定：以下の3項目のうち2項目以上を満たす場合
1. TLCあるいは肺活量VCの変化10％未満，あるいは200ml未満
2. DLCOの変化15％未満，あるいは3ml/分/Torr未満
3. 運動負荷試験時の酸素飽和度の変化4％未満，あるいはPaO₂の変化4Torr未満

悪化：以下の3項目のうち2項目以上を満たす場合（6カ月後に評価）
1. 症状の悪化：特に呼吸困難，あるいは咳嗽
2. 画像所見の悪化（特に蜂巣肺への進行）あるいは肺高血圧の徴候
3. 呼吸機能の悪化（以下の2項目以上）
   ・TLCあるいはVCの10％以上の悪化，あるいは200ml以上の悪化
   ・DLCOの変化15％以上の悪化，あるいは3ml/分/Torr以上の悪化
   ・運動負荷試験時の酸素飽和度の変化4％以上，あるいはPaO₂の変化4Torr以上の悪化

（日本呼吸器学会びまん性肺疾患診断・治療ガイドライン作成委員会，編．特発性間質性肺炎：診断と治療の手引き改訂第2版．東京：南江堂，2011より引用）

クスバランスが改善し，FVC の低下の抑制もしくは改善をもたらすことが示唆された（図7）。

おわりに

IPF に対する NAC の内服および吸入での有用性を解説した。NAC 吸入療法は副作用が少なく比較的導入しやすい治療法である。有用性が期待される現在，早期より積極的に導入し，進行例には他剤との併用療法を含む治療法の策定が期待される。

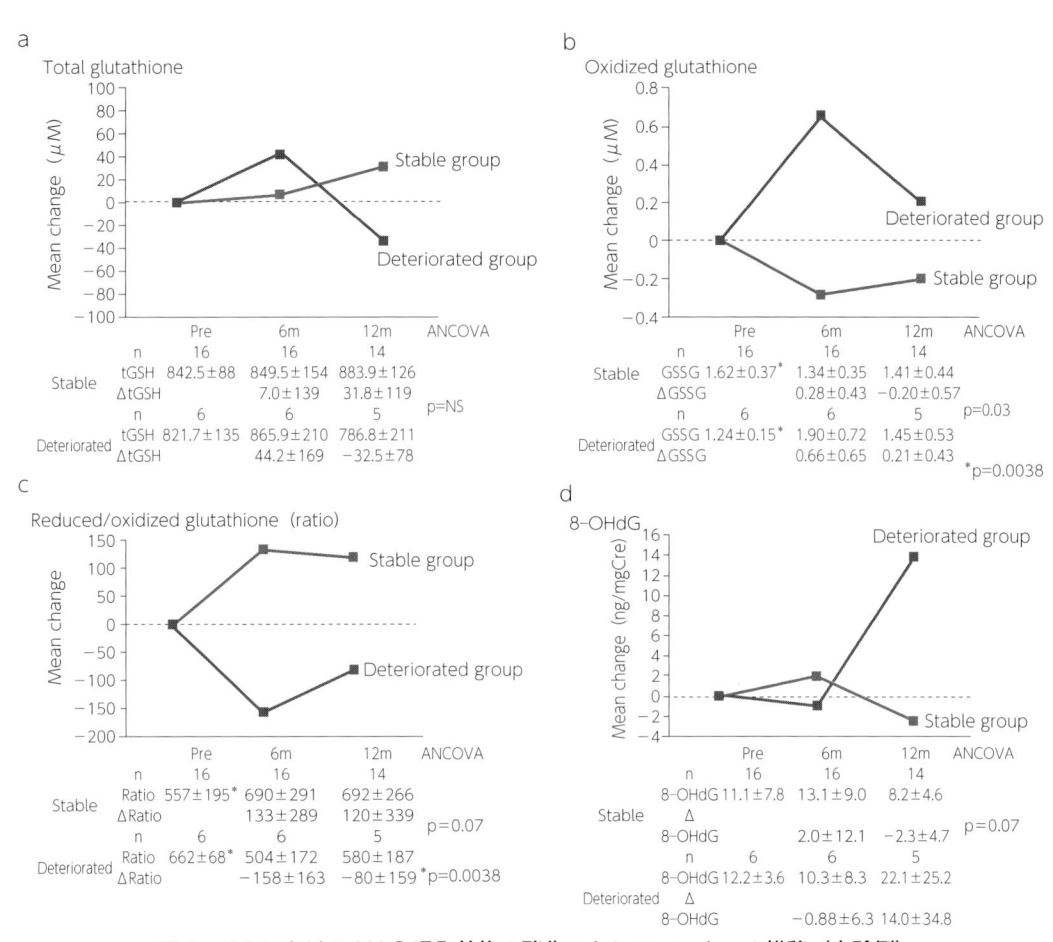

図5　IPF における NAC 吸入前後の酸化ストレスマーカーの推移（自験例）

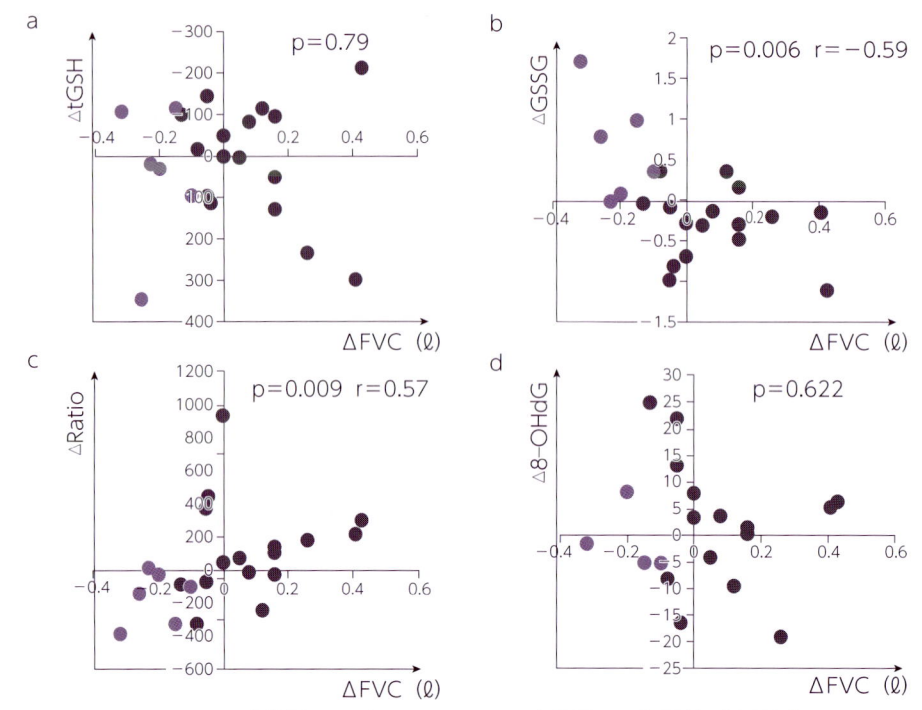

図6 FVC変化量とレドックスマーカー変化量との相関性（自験例）

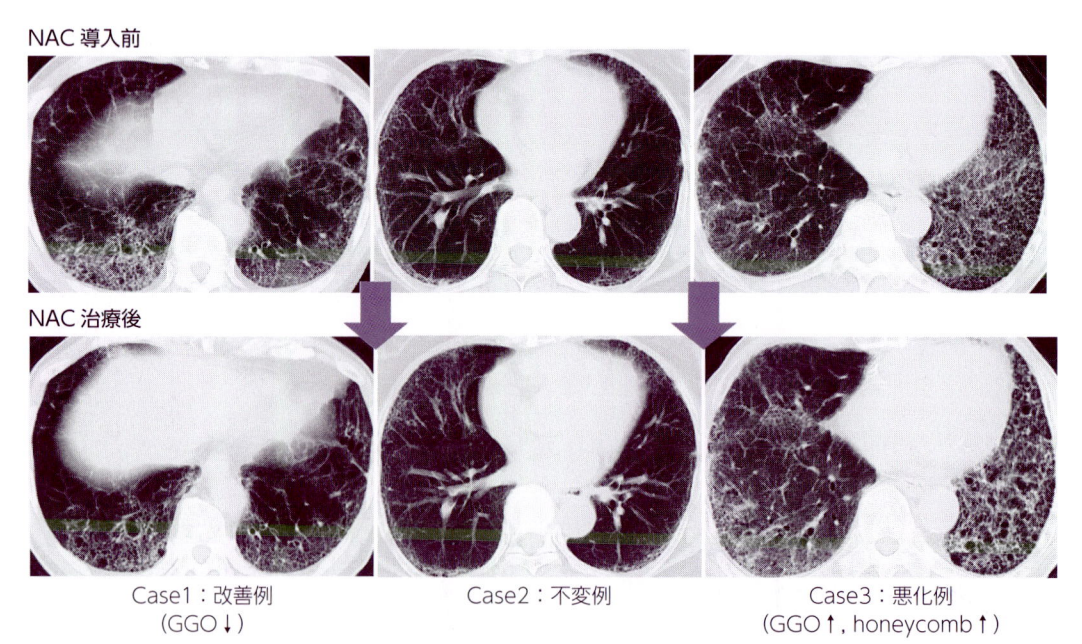

図7 NAC単独吸入療法を行った自験例
画像改善例は主にGGOの改善が認められる。

Case1：改善例（GGO↓）　Case2：不変例　Case3：悪化例（GGO↑, honeycomb↑）

NAC導入前 / NAC治療後

症例 　　　　　　　　　　　　　　　　IPFの増悪に対しNAC単独吸入療法が著効

　63歳男性，喫煙歴は20本／日×38年間。咳嗽，喀痰，発熱，労作時呼吸困難（H-J Ⅲ度）を主訴に入院。身体所見では胸部聴診上，両側背部に捻髪音を聴取し，ばち指を認めた。胸部単純X線では両側中下肺野の線状網状影と下葉のvolume減少を認めた。胸部CTでは，両側肺底部背側を中心に蜂巣肺を認め，その周囲にはground glass opacity（GGO）が拡がっていた。

　血液検査所見は，KL-6が1,130U/mlと増加していた。呼吸機能検査ではVCが2.77l（％VC：80％），％D_{LCO}が59％と低下し，血液ガ

	'99 April	May	July	November	'00 October
Medication	NAC 354.2 mg × 2 / day				
Symptom	cough / sputum DOE Ⅲ°	Ⅱ°			
Labo Data					
PaO_2	77 Torr	86	87	85　85	89
KL-6	1130 U/ml		1360	1780　1480　1020	900
sIL-2R	827 U/ml		863	681　877	427
LDH	141 IU/l	148	166	139　150	148
PFT					
VC	2.77l	2.96l		3.15l	3.47l
%VC	80%	86%		91%	102%
%D_{LCO}	59%	58%		58%	65%
%D_{LCO}/VA	84%	77%		74%	86%

図8　臨床経過

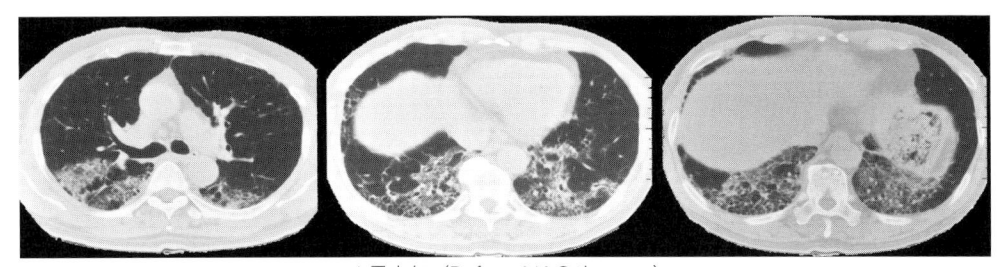

4月上旬（Before NAC therapy）

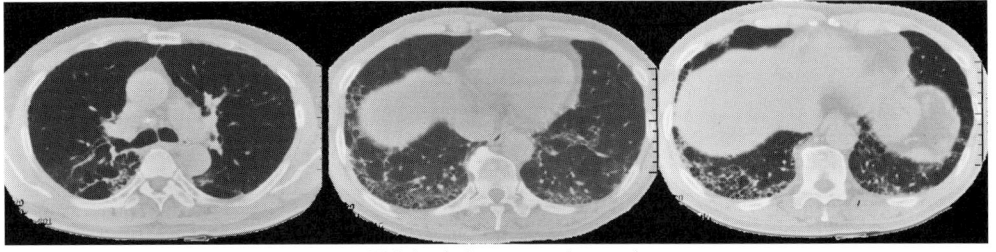

5月中旬（After NAC therapy）

図9　胸部CT写真
　治療前後の胸部CTの変化：気管分岐部と肺底部レベルともに治療1カ月後には両側背側の蜂巣肺周囲のGGO濃度の改善が認められる。

ス分析では安静時 Pa_{O_2} が 77 Torr で 6 分間歩行試験後 69 Torr まで低下した。

NAC 開始後 19 カ月間の臨床経過を図 8 に示す。4 月中旬より NAC 吸入療法「NAC 352.4mg を超音波ネブライザーで 2 回/日吸入」を開始したところ約 1 カ月後の 5 月中旬より Hugh-Jones Ⅲ度の呼吸困難が Ⅱ 度に軽減し Pa_{O_2} も 77 Torr から 87 Torr に 10 Torr 改善した。8 月までは KL-6, sIL-2R, LDH は不変あるいは増加傾向を示したが KL-6 は 6 カ月後の 10 月より徐々に低下傾向を示した。呼吸機能検査所見も VC が 2.77l から 3.47l に，％D_{LCO} も 59％から 65％に徐々に改善した。治療前後の胸部 CT の変化（図 9）では気管分岐部と肺底部レベルともに治療 1 カ月後には両側背側の GGO 濃度の改善が明らかとなり 3 カ月後，6 カ月後，19 カ月後にも増悪傾向は認められなかった（図 8）。

【文　献】

1. ATS/ERS/JRS/ALAT Committee on Idiopathic Pulmonary Fibrosis. An official ATS/ERS/JRS/ALAT statement : idiopathic pulmonary fibrosis : evidence-based guidelines for diagnosis and management. Am J Respir Crit Care Med 2011 ; 183 : 788-824.
2. 日本呼吸器学会びまん性肺疾患診断・治療ガイドライン作成委員会，編．特発性間質性肺炎：診断と治療の手引き改訂第 2 版．東京：南江堂，2011．
3. 吾妻安良太．細胞分子病態を基礎にした特発性肺線維症の治療法の開発動向．最新医学 2001；56：2542-51．
4. 桑野和善．レドックス制御．LUNG 2007；15：414-8．
5. Hunninghake GW. Antioxidant therapy for idiopathic pulmonary fibrosis. N Engl J Med 2005 ; 353 : 2285-7.
6. Beeh KM, Beier J, Haas IC, et al. Glutathione deficiency of the lower respiratory tract in patients with idiopathic pulmonary fibrosis. Eur Respir J 2002 ; 19 : 1119-23.
7. Cantin AM, Hubbard RC, Crystal RG. Glutathione deficiency in the epithelial lining fluid of the lower respiratory tract in idiopathic pulmonary fibrosis. Am Rev Respir Dis 1989 ; 139 : 370-2.
8. Meyer A, Buhl R, Magnussen H. The effect of oral N-acetylcysteine on lung glutathione levels in idiopathic pulmonary fibrosis. Eur Respir J 1994 ; 7 : 431-6.
9. Gillissen A, Nowak D. Characterization of N-acetylcysteine and ambroxol in anti-oxidant therapy. Respir Med 1998 ; 92 : 609-23.
10. Felton VM, Borok Z, Willis BC. N-acetylcysteine inhibits alveolar epithelial-mesenchymal transition. Am J Physiol Lung Cell Mol Physiol 2009 ; 297 : L805-12.
11. Sugiura H, Ichikawa T, Liu X, et al. N-acetyl-L-cysteine inhibits TGF-beta1-induced profibrotic responses in fibroblasts. Pulm Pharmacol Ther 2009 ; 22 : 487-91.
12. Demedts M, Behr J, Buhl R, et al. High-dose acetylcysteine in idiopathic pulmonary fibrosis. N Engl J Med 2005 ; 353 : 2229-42.
13. Behr J, Demedts M, Buhl R, et al. Lung function in idiopathic pulmonary fibrosis-extended analyses of the IFIGENIA trial. Respir Res 2009 ; 10 : 101.
14. The Idiopathic Pulmonary Fibrosis Clinical Research Network : Prednisone, azathioprine, and N-acetylcysteine for pulmonary fibrosis. N Engl J Med 2012 ; 366 : 1968-77.
15. 石井芳樹，北村　諭．間質性肺炎に対する N-アセチルシステイン（NAC）吸入療法．分子呼吸器病 1998；2：451-3．
16. 本間　栄．特発性肺線維症とその周辺 治療の最前線：期待される薬剤と現況 2．N-アセチルシステイン．最新医学 2005；60：45-51．

17. Tomioka H, Kuwata Y, Imanaka K, et al. A pilot study of aerosolized N-acetylcysteine for idiopathic pulmonary fibrosis. Respirology 2005 ; 10 : 449-55.
18. Homma S, Azuma A, Taniguchi H, et al. Efficacy of inhaled N-acetylcysteine monotherapy in patients with early stage idiopathic pulmonary fibrosis. Respirology 2012 ; 17 : 467-77.

第Ⅲ章 薬物療法の実際

1 安定期
2）各論：ⓑピルフェニドン

三浦 由記子，斎藤 武文，吾妻 安良太

はじめに

特発性肺線維症（idiopathic pulmonary fibrosis：IPF）の主病態は，従来考えられていた炎症ではなく，線維化であることがわかり，近年，抗線維化薬であるピルフェニドンの有効性が証明された。IPFは稀少疾患であり，個々の臨床経過が多彩で，効果判定のための客観的指標を統一することが困難である。今後，生活の質（quality of life：QOL），適切な投与対象，投与時期，患者の恩恵を考慮した効果判定基準の確立が課題となっている。

ピルフェニドンは，日本では2008年12月にピレスパ錠®として，2011年10月にはドイツでEsbriet®として上市された。医学界に間質性肺炎という名称が登場して約1世紀，本邦では1954年に「肺線維症」として最初に取り上げられて約半世紀，以前は診断した時点で治療法がないと患者に伝えなければならなかったが，抗線維化薬の登場は歴史的な第一歩といえる[1]。

米国食品医薬品局（Food and Drug Administration：FDA）は，認可のため，無増悪生存期間（progression free survival：PFS）だけでなく，全生存期間（overall survival：OS）の有意差を求めていると考えられる。しかし，本疾患の平均生存期間2～3年という予後を考慮すると，OSの利益を目標に据えることは理想としても，単剤で有意差を出すことは極めて難題であり，臨床試験施行にあたっては，重症例でプラセボ群を作ることには倫理上の問題も生じる。

現在，ピルフェニドンを処方できるのは日本と欧州であるが，欧州では軽症，中等症のみ適応が認められており，重症には認められていない。開始時期を早期（軽症）に限らず進行期（重症）まで広げ，さらに併用療法を含めた治療経験，急性増悪に対する予防効果や合併する肺癌治療の安全性評価にも視点を広げ，将来，より多くの国で承認され，より多くの患者が恩恵を受けられるよう，日本の呼吸器科医の貢献が求められている。

IPFの病態

1970年代，肺実質の線維化は，慢性炎症が不可逆的に直接引き起こし[2,3]，炎症を抑えれば，線維化も抑制できると考えられ，治療はステロイド療法や免疫抑制療法であった。しかし，ステロイド単独または免疫抑制薬併用の有効率は10～30%と報告され[4]，有効性は証明されなかった。1990年代，炎症は線維化に先行せず，不定の刺激に繰り返し曝露されることで肺胞上皮が傷害され，異常な修復反応が生じて線維化が起きる[2,3]考え方が主流となり，線維化自体を抑制する抗線維化薬が注目された。肺胞と毛細血管の関門となる基底膜は，損傷した

肺構築を保持するために重要であるが,基底膜の損失により,上皮細胞,内皮細胞が破綻し,肺構築が破壊され,不可逆性の線維化を生じる。TGF-βは,肺の線維化を促進する重要な因子であり,組織の損傷が生じると,上皮-間葉転換（epithelial-mesenchymal transition：EMT）を促進する[3]。EMTは,上皮細胞が間葉系の細胞へ変化する現象であり,胎生期の発生過程,癌の浸潤・転移に関与する因子として知られている[5]。肺の傷害組織におけるEMTでは,II型肺胞上皮細胞が線維芽細胞,筋線維芽細胞に分化し線維化が生じる[3][5]。骨髄由来のfibrocytesは,血液中を循環し,損傷部位に遊走し,TGF-βにより線維芽細胞,筋線維芽細胞に分化して修復に関与すると考えられている[3]。オキシダントは,未知の刺激により肺胞マクロファージや集積した好中球から放出され,組織傷害を惹起している[6]。その他,Th1/Th2バランス（Th2優位）,喫煙・ウイルス感染・吸入といった環境因子[2],家族性IPFだけでなく散発性でもテロメラーゼ遺伝子が線維化に関与する報告がある[7]。

ピルフェニドンの作用機序

ピルフェニドンは,はじめ抗炎症薬として認識されたが,1974年Margoline S.B.（米国）が,イヌの肺炎モデルの肺病理組織で抗線維化作用を発見した薬剤で,そのほか抗酸化作用も有する[8]。初めてピルフェニドンを内服した,ブレオマイシンの副作用で肺線維症を発症した膀胱癌患者は,肺線維症の進行を遅らせることができ,肺移植まで間に合い,現在もご健在である。

主要な機序は,TGF-β産生抑制である[9]。インターフェロン-γ（interferone-γ：IFN-γ）の発現を維持し,Th1/Th2バランスをTh2にシフトしないようにして抗線維化作用を示すとも考え

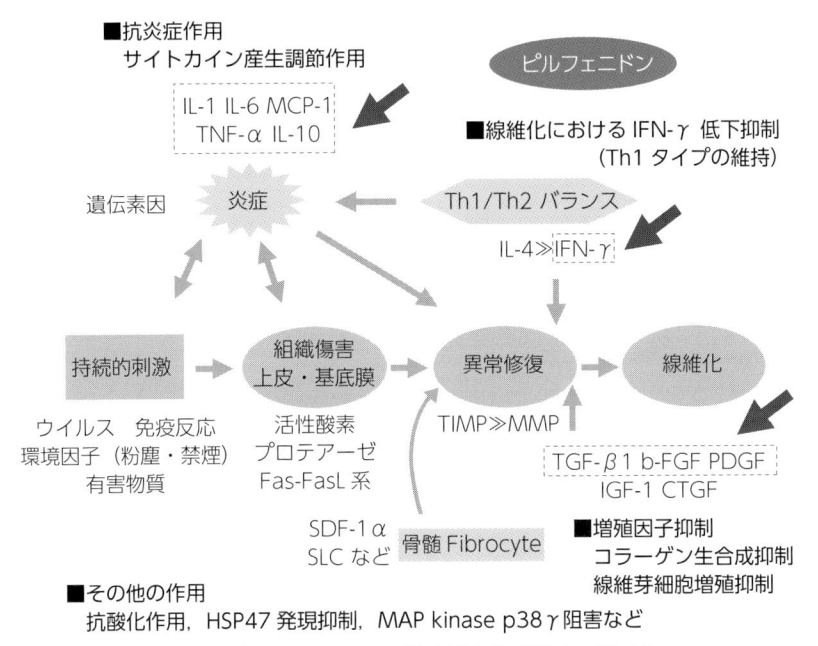

図1 ピルフェニドンの抗線維化作用機序（推定）
■はピルフェニドンの有する作用。濃グレー矢印と四角点線枠はピルフェニドンが調整するサイトカインおよび増殖因子を示す。
〔奥久司.Ⅷ. IPFの治療の現況2）ピルフェニドンの作用機序. 特発性肺線維症（IPF）. 杉山幸比古,編. 大阪：医薬ジャーナル社,2010：158-64 より引用〕

られている（図1）。一方，ステロイドはTGF-βを抑制せず[10]，IFN-γの産生を阻害してしまう。このように，ピルフェニドンに特有でステロイドにない作用として，basic-fibroblast growth factor（bFGF），stroma cell derived factor（SDF-1α），interleukin-18（IL-18）の抑制作用がある[10]。bFGFは，平滑筋細胞，線維芽細胞，筋線維芽細胞へ分化を促し線維化を生じる。SDF-1αは，線維芽細胞へと分化する前駆細胞を骨髄から誘導する。IL-18は，Th1/Th2バランスをTh2へ誘導し線維化を促進する[9]。両者に共通して認められた作用は，浮腫，IL-1β，IL-6，IL-12p40，monocyte chemoattractant protein（MCP-1）の抑制であるが，これらの因子は炎症に関与し線維化には関わらないため，線維化の抑制効果は期待できないと考えられた[10]（図2）。

IFN-γは，線維化，感染，増殖を抑制するサイトカインであり，IPF患者では低下していると考えられ，IFN-γの臨床試験が施行されたが，有効性は証明されなかった[11][12]。ピルフェニドンでは前述したIFN-γの発現維持[8]と，相反する抑制作用の報告もある[13]。Th2優位な線維化病態をTh1優位へシフトさせることで，線維化病態を沈静化させようと考えたわけであるが，Th1/2バランスの修正は，単にIFN-γを補充するだけでは不可能で，recombinant IFN-γを大量に投与したという方法は疑問視されている。効果がないと結論づける前に，投与法，評価法に問題がないかを検討し，IFN-γの作用を詳細に考察しなければならない。

Tumor necrosis factor-α（TNF-α）についても抑制作用が報告されているが[13]，ラットのlipopolysaccharide（LPS）誘発肺炎モデルにおいては，気管支肺胞洗浄液（bronchoalveolar lavage：BAL）で増多したTNF-α，細胞数，好中球，IL-6のうち，TNF-αのみが抑制されなかったという結果もあり[14]，さらなる検討を要すると考えられる。

その他，線維芽細胞増殖，コラーゲン生合

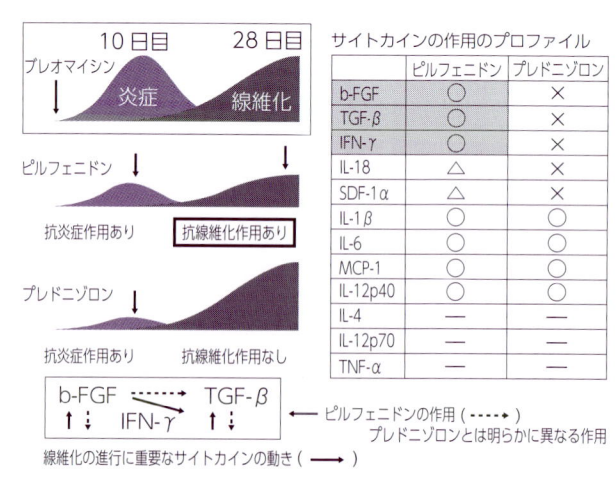

図2 ブレオマイシン誘発マウス肺線維症モデルに対するピルフェニドンとプレドニゾロンの作用比較

ピルフェニドンは炎症と線維化を両方抑制するが，プレドニゾロンは炎症しか抑制できない。この差は，ピルフェニドンがIFN-γ，TGF-β，b-FGFの変動を調節できることから生じていると考えられる。

○：顕著な作用　△：弱い作用　×：作用なし　―：動きなし

〔奥久司．Ⅷ．IPFの治療の現況2）ピルフェニドンの作用機序．特発性肺線維症（IPF）．杉山幸比古，編．大阪：医薬ジャーナル社，2010：158-64 より引用〕

サイトカインの作用のプロファイル	ピルフェニドン	プレドニゾロン
b-FGF	○	×
TGF-β	○	×
IFN-γ	○	×
IL-18	△	×
SDF-1α	△	×
IL-1β	○	○
IL-6	○	○
MCP-1	○	○
IL-12p40	○	○
IL-4	―	―
IL-12p70	―	―
TNF-α	―	―

成，血小板由来増殖因子（platelet deriving growth factor：PDGF）産生の抑制，熱ショック蛋白質（heat shock protein：HSP）47の発現抑制[8]，mitogen-activated protein kinase（MAPK）p38r阻害[8]，IL-6の抑制，抗炎症作用を持つIL-10の産生亢進作用がある[13]。

急性増悪については，ピルフェニドンが感染に伴うサイトカイン過剰産生に由来する増悪の機会を減少させ，病態の悪化を抑制する可能性がある。また，免疫抑制作用が認められていないことから，従来の免疫抑制薬と比較し，急性増悪の一因となる感染が減少すれば急性増悪も減少するのか，今後検討を重ねたい課題である。

マウスのアレルゲン誘発気道機能障害モデルにおいては，ピルフェニドンが，BAL中で増多した好酸球，リンパ球，TGF-β，PDGF，Th2サイトカイン（IL-4，IL-5，IL-13）と，メサコリンによる気道過敏性を抑えた。アレルゲンに繰り返し曝露されることでBAL中のTGF-βが増多することが明らかになり，ピルフェニドンがアレルギーによる炎症を抑制し，気道をリモデリングから守る可能性が示唆された[15]。IPFの頑固な咳嗽がピルフェニドンにより治まることがあるが，気道過敏性の抑制が咳嗽軽減に寄与するのか，病態の共通性を探る観点で興味深い。

ラットの肺同種移植モデルでは，拒絶反応や感染による傷害から線維化が生じる。アルギナーゼの活性化は，コラーゲン合成には必須であり，コラーゲン量と，呼吸機能を反映する最高気道内圧と正の相関を示す。ピルフェニドンは，アルギナーゼの活性化を刺激するTGF-βの抑制を介して，線維化を有意に抑えた。一方，正常肺モデルでは，アルギナーゼの活性化とコラーゲン量は抑制されなかった。ピルフェニドンが，過剰なコラーゲン沈着のみを抑えるために，肺胞や間質の構造は保たれていたと考えられる。また，アルギナーゼを直接阻害しないことが，クレブス尿素回路の障害による重篤な肝障害にもつながらなかった[16]。ステロイドやゲフィチニブと違って，ピルフェニドンは正常な線維化は抑えず，炎症の治癒過程で発生する過剰な線維化のみを抑制する。Margoline博士が製薬会社に開発申請した際，線維化を抑えたら創が治らないと受け入れられなかった当時を考えると夢の新薬と言えるかもしれない。いわば，inhibition（抑制）ならぬ，regulation（制御）であることが，重要な薬効と言えるのではないだろうか。

ピルフェニドンは，空腹時経口投与後20～60分で吸収され，半減期は健常人において約2～2.5時間である。代謝と排泄が速いために，1日3回分割投与となっている[17]。

ピルフェニドンの他臓器に対する有効性

糖尿病性腎症において，無作為化二重盲検比較試験では，ピルフェニドン群がプラセボ群と比較し，糸球体濾過量の低下を有意に抑制した。ピルフェニドンのレニン-アンギオテンシン系阻害作用が，TGF-βなどの線維化を引き起こす因子を抑制し，腎保護作用を発揮した[18]。

ラットの片側尿管結紮モデルにおいては，腎の線維化が生じるが，ピルフェニドン投与により，過剰なコラーゲン沈着やTGF-βのmessenger ribonucleotid acid（mRNA）発現量が減少し，線維化が抑制されて腎機能が回復した。腎の線維化は，さまざまな腎疾患に共通する腎機能低下の重要な病態であり，ヒトにおいても不可逆性に至るような腎不全の進行を抑える作用が期待される[19]。前述したように，ピルフェニドンは過剰な線維化だけを抑制するため，TNF-αのようにコラーゲン合成を抑制して創

傷治癒を遅延させることはなく[20]，擬似手術を施行されたラットのコラーゲン産生は影響されていなかった。

アンギオテンシンⅡにより心室肥大を誘導させたマウスモデルにおいては，ピルフェニドンが心室肥大に関するTGF-βの発現と心室肥大を有意に抑制した[21]。ラットモデルにおいては，心筋のリモデリングに関わる心臓線維芽細胞の増殖や遊走能をピルフェニドンが抑制し，不可逆的な心筋のリモデリングの治療になり得ると結論した報告もある[22]。

ラットのジメチルニトロソアミンによる肝線維化モデルにおいて，ピルフェニドンがalanine aminotransferase（ALT）値，壊死炎症スコア，筋線維芽細胞へ分化する肝星細胞の活性化と増殖，TGF-β1 mRNAとプロコラーゲンα1（Ⅰ）mRNAの発現を有意に減少させた。肝硬変を来すような慢性肝疾患において，重篤な副作用のない，将来有望な薬剤であることが示唆されている[23]。

熱傷後の肥厚性瘢痕においては，ステロイド局所注射療法を含め有効な治療法がなく，最も施行されている圧迫療法も有効性は証明されていない。肥厚性瘢痕を呈した小児患者を対象に，8％ピルフェニドンジェルを塗布したところ，圧迫療法群と比較し有意に瘢痕スコアが低下した。熱傷後の組織に誘導されるTGF-β，TNF-αが抑制され，効果を発揮したと考えられている[24]。

無作為化二重盲検比較試験（第Ⅱ相臨床試験，日本）[25]

対象は，安静時動脈血酸素分圧（PaO_2）≧70Torrかつ労作時酸素飽和度（oxygen saturation by pulse oximetry：SpO_2）＜90％に低下する比較的軽症かつ均一なIPF患者111例である。6カ月の中間解析時点で，プラセボ群に偏って急性増悪例が5例生じたため（14％ vs. 0％，p＜0.0003），9カ月で開鍵となり，全例が実薬服用可能となった。107例が解析対象症例（full analysis set：FAS）とされた。主要評価項目のトレッドミル6分間定速歩行試験（six-minute steady state exercise test：6MET）時のSpO_2最低値の変化（⊿lowest SpO_2）は，FASでは有意差はなかったが，歩行時SpO_2≧80％を保ち，歩行試験が完遂できた80例に限って解析すると，有意差を認めた。よって，労作時低酸素血症が軽度の早期例に有効な可能性が示唆された。また，6分間歩行試験（six-minute walk test：6MWT）において，SpO_2が4％以上低下する症例は予後が悪いため，予後の改善が期待できると考えられた。副次評価項目のVC低下はプラセボ群と比較し，ピルフェニドン群で有意に抑制された（−0.13l vs. −0.01l，p＜0.036）。画像解析では，蜂巣肺は改善しなかったが，ピルフェニドン群の15％はすりガラス影が改善した。すりガラス影は炎症性変化と早期線維化を，蜂巣肺は終末期線維化を反映する。ピルフェニドンが早期線維化を抑制し，結果的に運動耐用能の悪化を抑制したと考えられた。

無作為化二重盲検比較試験（第Ⅲ相臨床試験，日本）[26]

対象は，6METでSpO_2の安静時と労作時の差が≧5％かつ労作時SpO_2≧85％のIPF患者267例で，高用量：H群（1,800mg/日），低用量群：L群（1,200mg/日），プラセボ群の3群に分けた。主要評価項目の肺活量（vital capacity：VC）低下は，プラセボ群と比較し，H群（−0.09l vs. −0.16l，p＝0.042），L群（−0.08l vs. −0.16l，p＝0.039）で有意に抑制された。副次評価項目の無増悪生存期間（progression free survival：PFS）は，H群，L群で有意に延長した（p＝0.028）。⊿lowest SpO_2（副次評価項目），急性増悪，血清マーカー

については3群間で差はなかった。

層別解析では，VC中央値≧2.4l，％VC中央値≧76.5％の層において，KL-6，SP-D，全肺気量（total lung capacity：TLC），6METのSpO2最低値の変化について，有意差が認められた。PFSについて，VC≧2.4lの層で有意差を認めたが，％VC≧76.5％の層では認めなかった。％肺拡散能（diffusing lung capacity for carbon monoxide：DLCO）中央値≧52.7％の層では有意にVC低下が抑制され，PFSが有意に延長した。ピルフェニドンの早期導入に高い効果が期待できる結果であった[27]。

基線時％VC≧70％かつ労作時SpO2＜90％の層においては，H群，L群でVC低下の有意な抑制と，QOL向上につながる自覚症状の改善が認められた[28]。

ピルフェニドン投与3カ月後のVC値変化に関する層別解析では，6カ月間で努力肺活量（forced vital capacity：FVC）が5～10％低下する症例は有意に予後が悪いという報告に基づき[29]，VC変化が，≧＋5％，≧－5％，±5％をそれぞれ改善，悪化，不変とした。3カ月後に改善・不変を示す群は1年後も改善・不変を維持し，悪化群では1年後も悪化を示し，3カ月後の変化が予後予測因子になると結論した[30]。IPFにおいて改善と定義される，VC≧＋10％の増加[31]を得ることは困難であり，5％でも十分に臨床的意義があることを示した重要な報告と考えられる。

非盲検第Ⅱ相臨床試験（米国）[32]

自覚症状，呼吸機能が有意に悪化しており，推定生存期間18カ月以下の重症IPF患者54例を対象に25カ月間3,600mg/日投与した。46例中38例は，プレドニゾロン（prednisolone：PSL）を中止，8例は減量でき，悪化していた呼吸機能は有意に安定した。％DLCO＞30％の症例で，生存期間が延長した結果から，DLCOが下がる前の早期の段階で治療を開始することが望ましいと考えられた。酸素療法は32例に導入されていたが，労作時SpO2と酸素投与量は安定しており，3例は酸素療法を中止できた。1年生存率は78％，2年生存率は63％と良好な結果であった。

無作為化二重盲検比較試験（第Ⅲ相臨床試験：CAPACITY1, 2, 米国）[33]～[35]

対象は，臨床症状が3カ月安定し，％FVC≧50％，％DLCO≧35％，6MWTで6l/分以下の酸素吸入下で，歩行距離≧150m，SpO2≧83％という条件を満たす軽症，中等症のIPF患者である。高用量群（2,403mg/日），低用量群（1,197mg/日），プラセボ群の3群に分け，72週間投薬した。CAPCITY2では，主要評価項目の％FVC（－8.0％ vs. －12.4％，p＝0.001），副次評価項目のPFS〔hazard ratio（HR）0.64，95％信頼区間（95％CI）0.44-0.95，p＝0.023〕の有意差を認めたが，CAPACITY1では認めなかった。ただし，CAPACITY1の対象は，診断されて1年未満の症例が多く，プラセボ群に閉塞性障害の合併例が多かったために，プラセボ群のFVC低下の割合が減少し，有意差が出なかった可能性が示唆されている。西岡[36]が指摘しているように，48週の時点ではCAPCITY1でも％FVCの有意差を認めており，進行性のIPFにおいて，観察期間が長くなるほど薬効が薄れる可能性を考慮して結果を解釈する必要がある（表1）。なお，6MWTについては，CAPACITY1のみで有意に低下が抑制された。増悪までの期間，％DLCO，最低SpO2，呼吸困難については両試験において有意差を認めなかった。

コクラン・レビュー[4]

CAPACITY1，2試験，本邦の第Ⅲ相試験のメタ解析（n＝1,046）を施行したところ，ピル

表1 本邦と米国の第Ⅲ相試験の比較

	本邦第Ⅲ相試験 (n=267)	CAPCAITY1 (n=344)	CAPCITY2 (n=435)
主要評価項目	VC変化	FVC変化	FVC変化
投与期間（週）	52	72	72
プラセボ群における 肺活量の相対的減少（％）	57.8	10 (48週：29)	32 (48週：46)
p値	0.042	0.501 (48週：0.005)	0.001 (48週：<0.001)
プラセボ群における 肺活量増加例（％）	6.8	22	14

CAPACITY1のみ肺活量変化の有意差が出なかった。観察期間は本邦が52週に対し、米国では72週と長く、CAPACITY1において、72週では有意差が出なかった（p=0.501）が、48週では有意差が出ている（p=0.005）。観察期間が長くなるほど、進行性のIPFにおいては、薬効が薄れる可能性があり、観察期間などの試験デザインが有効性を評価するため妥当であるか注意を払う必要である。また、ピルフェニドン群と比較した際のプラセボ群における肺活量の相対的減少率が、CAPACITY1では10％と少なく、さらにはFVCが自然増加した例が22％と多く、プラセボ群が比較的安定していたために有意差が出なかったと考えられている。
（西岡康彦．特発性肺線維症に対するアプローチ：細胞分子病態からみたピレスパの作用と臨床における使い方．シオノギWebカンファランスより改変引用）

フェニドンがプラセボと比較し、増悪のリスクを30％軽減することが示され、PFSを有意に改善した唯一有効性のある薬剤であると結論した（HR 0.70, 95％CI 0.56-0.88, p=0.002）。また、VCの変化量に関して本邦第Ⅱ、Ⅲ相試験のメタ解析を施行し、VC低下の有意な抑制が認められた（平均差0.08l, 95％CI 0.03-0.13）。メタ解析の重要性は、異なるサンプル、プロトコールで行った試験が、程度の差はあるにせよ、同一の方向に振れていることを意味しており、「再現性：reproducibility」を示しているのである。

ATS/ERS/JRS/ALATガイドライン[31]

このガイドラインでは、IPFに対して推奨できる薬剤はないが、推奨すべきではない程度を強、弱（strong, weak）に分け、弱（weak）であれば、一部の患者で合理的な選択肢になるとした。弱（weak）の薬剤は、N-アセチルシステイン（N-acetylcysteine：NAC）+アザチオプリン（azathioprine）+PSL、NAC、ピルフェニドン、抗凝固療法である[23]。ただし、PANTHER試験の中間解析[37]では、NAC+アザチオプリン+PSL併用群において、プラセボ群を上回る死亡、入院、重篤な有害事象が発生したため、追跡期間32週目で試験は中止されており、投与にあたっては、慎重な検討を要する。また、抗凝固療法については、The Anticoagulant Effectiveness in IPF（ACE-IPF）試験[38]でワルファリン群の死亡率が高く、有効性は認められなかったと報告された。しかし、Kuboらの報告[39]とは、患者対象が異なることに留意が必要である[36]。Kuboらの対象患者は、D-ダイマーが上昇しており、抗凝固療法群でD-ダイマーが有意に低下した。また、急性増悪の死亡群のD-ダイマーが有意に高く（3.3±2.3μg/ml vs. 0.9±0.7μg/ml, p<0.0001）、抗凝固療法群でD-ダイマーと急性増悪の死亡率がともに有意に低下したことから、抗凝固療法は凝固亢進状態にある患者に対して有効である可能性を指摘

した．また，全例が PSL を使用していたことから，抗凝固療法との併用で効果が発揮された可能性も示唆している．ACE-IPF 試験では，D-ダイマーが上昇していない，より重症の患者を対象にしており[36]，PSL 併用はワルファリン群 25％，プラセボ群 32％と少なく，抗凝固療法を無効とした結論には慎重な解釈を要する（表 2）．

ピルフェニドンの副作用

全症例を対象とした特定使用成績調査の中間集計結果によると，副作用発現率は 67.01％（652/973 例）であり，主なものは食欲減退（28.57％），光線過敏性反応（15.01％），悪心（7.81％），倦怠感（6.78％），腹部不快感（5.86％），傾眠（3.7％）であった．臨床検査値の異常変動は，59 例（6.06％）に認められ，主なものは glutamic pyruvic transaminase（γGTP）（2.67％），C-reactive protein（CRP）（1.03％），ALT（1.03％），aspartate aminotransferase: AST（1.03％）の上昇であった[40]．

原疾患の悪化との鑑別は困難であるが，日本呼吸器学会による薬剤性肺障害の診断基準を 5 例が満たした．代表的な 1 例は，全血 DLST 陽性，BAL 中好酸球の増多を呈し，ステロイドにより軽快した．

ラットにおいては，ピルフェニドン 30mg/kg 以上で胃排出能の抑制，100mg/kg 以上で小腸輸送能の抑制が観察され，モサプリド（ガスモチン®）や六君子湯が抑制作用を改善し，消化器症状に対する併用効果が示唆されている[41]．

無作為化非盲検クロスオーバー試験[42]において，平均年齢 55 歳の健常人を対象にピルフェニドン 801mg を 3 回投与したところ，食後投与ではピルフェニドンの吸収が遅延，低下し，空腹時投与では最高血中濃度が 2 倍になった．最高血中濃度（maximum concentration: Cmax）に達するまでの時間は，食後投与で 3〜3.5 時間，空腹時投与で 0.5 時間であった．また，食後投与により，Cmax が大幅に有意に低下した．Cmax と消化器症状が相関することから，食後投与は忍容性を改善させると考えられてい

表 2 抗凝固療法に関する本邦と ACE 試験の比較

		Kubo et al.		ACE-IPF	
		非抗凝固療法群 (n=33)	抗凝固療法群 (n=23)	プラセボ (n=72)	ワルファリン (n=73)
%FVC（%）		71 ± 9.7	71.3 ± 10.6	58.7 ± 16.1	58.9 ± 16.2
%DLCO（%）		63 ± 14	59 ± 15	34.6 ± 13.4	33.8 ± 12.4
%DLCO<35%				56%	49%
D-ダイマー (μg/ml)	治療前	1.9 ± 1.3	2.1 ± 1.6	0.9	0.5
	治療後	2.0 ± 1.5	1.1 ± 1.2		
	急性増悪	(n=21)	(n=11)		
	第 1 日	2.2 ± 1.1	2.1 ± 1.0		
	第 14 日	2.5 ± 2.1	0.8 ± 1.0		

平均±標準偏差
　本邦と比較し，ACE 試験の患者群は，%FVC，%DLCO が低く，より重症で，D-ダイマーが上昇していない患者を対象にしている違いがわかる．Kubo らは，D-ダイマーが上昇している患者を対象にしており，抗凝固療法後，急性増悪例においても D-ダイマーは有意に低下した．
（西岡康彦．特発性肺線維症に対するアプローチ：細胞分子病態からみたピレスパの作用と臨床における使い方．シオノギ Web カンファランスより改変引用）

る。食後投与による血中濃度－時間曲線下面積（area under the blood concentration-time curve：AUC），吸収への影響は，有意とはいえずかであり，投与法は食後が推奨されると結論した[17)42)]。なお，制酸薬のAUCに対する影響は認められず，ピルフェニドンと制酸薬の併用には問題がないことも示唆されている。

まとめ

ピルフェニドンは，非進行期の症例において有効性が期待されており，層別解析でより高い有効性が証明された重症度Ⅲ度は医療費の助成対象であり，積極的に投与を試みる必要がある。しかし，Ⅰ，Ⅱ度の軽症例は，助成対象外であり，経済的な負担が大きく，光線過敏対策を早期から患者に強いることの負担も懸念される。本疾患の予後を考慮すると，無治療となるプラセボ群を対照とする臨床試験は，重症例では倫理上受け入れ難いが，軽症例では可能と考えられる。現在，さらなる検討が求められているOSやQOLについて，軽症例を対象とした臨床試験が実現できれば，軽症でも治療できる患者を増やすことができると考えられる。一方，進行例でも改善例はあり[43)44)]，米国の非盲検第Ⅱ相臨床試験をはじめ，有意に改善しなくても，悪化していた呼吸機能やPaO_2の安定化が得られた報告がある[32)45)]。呼吸機能やPaO_2は予後予測因子であり，それらの安定化は予後の改善に通じる可能性があり，安定化も予後不良な本疾患においては最善の結果といえる[4)]。重症例は助成対象のため，臨床現場でデータの集積が可能である。日本からの目下のデータの発信が，より広い承認に向けて望まれている[4)]。

忍容性については，すべての臨床試験で確認されている。消化器症状に関しては，中止により比較的早期に回復する例，消化管運動機能改善薬の併用で継続可能となる例がある。食欲低下が用量でなく重症度に相関したという報告もあり[46)]，副作用の観点からも早期導入が望ましいかもしれない。副作用を懸念して投薬の機会を逸しないよう，すべての患者に安全性と，副作用の対策法があることを伝えておく必要がある。

膠原病肺，アスベストーシス，慢性過敏性肺炎などIPF以外の間質性肺炎にも有効な可能性があり，特に強皮症の線維化には主にTGF-βが関与しており[47)]，有効性が期待される[43)～45)]。

ピルフェニドンは，効果の発現が緩徐で，漸次進行性でも進行速度が抑制される可能性があり[32)43)～45)]，長期に呼吸機能や画像変化を丁寧に観察することが大切である。IPFは進行性の疾患であり，進行速度が抑制されている所見を見逃さないことが重要である。そのためには治療前のVC変化をできるだけ把握しておくことが大切である[36)]。中止すると進行速度が高まる懸念もあることを，念頭に置いておく必要がある。

今後，VCの低下抑制が生命予後の改善につながるか，また，適応の拡大，手術や化学療法後を含めた急性増悪の予防効果についても検討を進め，漸次進行性，IPF以外の間質性肺炎，肺癌合併患者にも治療選択肢が与えられることを願う。IPFはさまざまな進行速度を示すことから，臨床試験の結果を解釈する際に，統計解析の結論のみならず，対象患者の個別動向，観察期間や評価項目等試験デザインもよく吟味することが重要である[36)]。

われわれは，IPFという難病患者に，治療法があることを伝え，有効性と有害事象について適確に説明し，治療を望む患者が抗線維化薬の恩恵にあずかれる機会を作る必要がある。日本の呼吸器科医は，症例を積み重ね，最適な投与時期，responderを見いだし，世界へ発信していく重要な立場にある。

症例 茨城東病院の間質性肺炎 32 例に対するピルフェニドン投与の経験

国立病院機構茨城東病院で，2009 年 2 月より 2011 年 6 月までピルフェニドンを投与した間質性肺炎 32 例を対象に行った検討では，重症度Ⅳ度の 12 例中，4 例の VC が 5％以上改善し，3 例は VC 変化が±5％で安定した。ピルフェニドン投与前後で比較すると，自験例 4 のように（図 3），VC が低下していても，その低下速度が緩やかになる例を 32 例中 24 例（75％）認めた[40]。投与前後において，12 カ月の時点では，VC 変化が平均−10.1±10.7％から＋3.3±18.1％へ有意に改善し（p＜0.01），24 カ月の時点では−12.0±10.5％から−0.6±15.5％へ有意差は出ないものの改善傾向を認めた。進行性の IPF においては，VC 低下が治療前後で抑制されていれば有効と判断していいと考えられる。

症例❶：67 歳男性。胸腔鏡下肺生検により IPF と診断，開始時％VC 47％，重症度Ⅳ度（日本），moderate（海外）で，前治療としてプレドニゾロン 12.5mg 内服中であった。ピルフェニドン投与 1 カ月後，呼吸困難は MRC Grade3 から 2 へ改善し，27 カ月後 CT 所見が改善し，PSL は 7.5mg に減量することができた。VC 変化は，8 カ月後＋330ml（＋21.9％），34 カ月後＋320ml（＋21.2％）と増加し，37 カ月時点で−70ml（−4.64％）と減少傾向を示している。

症例❷：57 歳男性。臨床的に IPF と診断，開始時％VC 57.3％，重症度Ⅰ度，moderate で，労作時呼吸困難は MRC Grade3 で著変ないが，21 カ月後胸部単純 X 線写真上左上下肺野のすりガラス影が改善した。VC 変化は，15 カ月後＋210ml（＋10.2％）増加，25 カ月後＋110ml（＋5.37％）と増加し，28 カ月より減少傾向となり，38 カ月時点では−330ml（−16.1％）であった。

症例❸：72 歳男性。臨床的に IPF と診断，開始時％VC 77.6％，重症度Ⅳ度，severe で，労作時呼吸困難は MRC Grade3 で著変ないが，21 カ月後胸部単純 X 線写真上肺容積が増加した。VC 変化は，12 カ月後＋400ml（＋15.0％），23 カ月後＋220ml（＋8.2％）と増加し，31 カ月より減少傾向となり，33 カ月時点では−100ml（−3.75％）であった。

症例❹：77 歳男性，臨床的に IPF と診断，開始時％VC 57.3％，重症度Ⅱ度，mild で，ピルフェニドン投与後 VC が減少している例であるが（図 3），投与前 29 カ月で−320ml（−11.0％），投与後 36 カ月で−80ml（−3.08％）と，治療前後の ⊿VC を比較すると有効であると考えている。投与前後の期間に差がある場合は，自験例では 1 カ月あたりに換算して比較している。例えば，本例では，治療前−0.38％/月，治療後−0.09％/月となり，低下率は抑えられていると考えられる。

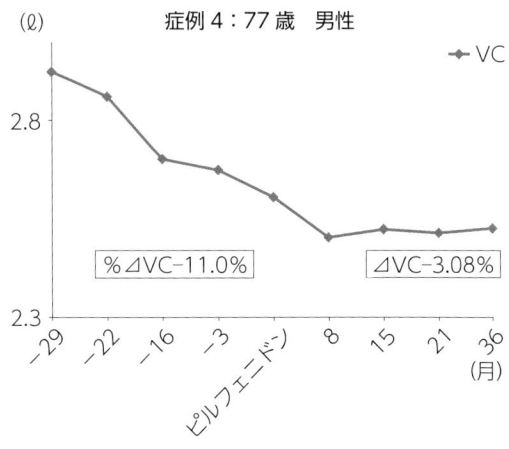

図 3 自験例（症例 4）の呼吸機能の推移
VC は，経時的に低下しているが，ピルフェニドン投与前後で比較すると低下率が抑制されている。

【文献】

1. 工藤翔二．II．特発性肺線維症（IPF）の歴史と今日の課題．杉山幸比古，編．特発性肺線維症（IPF）．大阪：医薬ジャーナル社，2010：35-47．
2. Gross TJ, Hunninghake GW. Idiopathic pulmonary fibrosis. N Engl J Med 2001；345：517-25.
3. Strieter RM, Mehrad B. New mechanisms of pulmonary fibrosis. Chest 2009；136：1364-70.
4. Spagnolo P, Giovane CD, Luppi F, et al. Non-steroid agents for idiopathic pulmonary fibrosis. Cochrane Database Syst Rev 2010；9：CD003134.
5. 山田瑞穂，桑野和善，吉見通洋，ほか．肺線維症における epithelial-mesenchymal transition．分子呼吸器病 2006；10：199-200.
6. 石井芳樹．N-アセチルシステインによる肺線維化の抑制．医学のあゆみ 2006；218：769-72.
7. Mushiroda T, Wattanapokayakit S, Takahashi A, et al. A genome-wide association study identifies as association of a common variant in TERT with susceptibility to idiopathic pulmonary fibrosis. J Med Genet 2008；45：654-6.
8. 奥久司．VIII．IPF の治療の現況 2）ピルフェニドンの作用機序．杉山幸比古，編．特発性肺線維症（IPF）．大阪：医薬ジャーナル社，2010：158-64.
9. Iyer SN, Gurujeyalakshmi G, Giri SN. Effects of pirfenidone on transforming growth factor-β gene expression at the transcriptional level in bleomycin hamster model of lung fibrosis. J Pharmacol Exp Ther 1999；291：367-73.
10. Oku H, Shimizu T, Kawabata T, et al. Antifibrotic action of pirfenidone and prednisolone：different effects of pulmonary cytokines and growth factors in bleomycin-induced murine pulmonary fibrosis. Eur J Pharmacol 2008；590：400-8.
11. Raghu G, Brown KK, Bradford WZ, et al. A placebo-controlled trial of interferon gamma-1b in patients with idiopathic pulmonary fibrsis. N Engl J Med 2004；350：125-33.
12. King TE, Albera C, Bradford ZB, et al. Effect of interferon gamma-1b on survival I patients with idiopathic pulmonary fibrosis (INSPIRE)：a multicenter, randomized, placebo-controlled trial. Lancet 2009；374：222-8.
13. Nakazato H, Oku H, Yamane S, et al. A novel anti-fibrotic agent pirfenidone suppresses tumor necrosis factor-α at the translational level. Eur J Pharmacol 2002；446：177-85.
14. Spond J, Case N, Chapman RW, et al. Inhibition of experimental acute pulmonary inflammation by pirfenidone. Pulm Pharmacol Ther 2003；16：207-14.
15. Hirano A, Kanehiro A, Ono K, et al. Pirfenidone modulates airway responsiveness, inflammation, and remodeling after repeated challenge. Am J Repir Cell Mol Biol 2006；35：366-77.
16. Liu H, Drew P, Gaugler AC, et al. Pirfenidone inhibits lung allograft fibrosis through L-arginine-arginase pathway. Am J Tranplant 2005；24：1577-85.
17. Shi S, Wu J, Chen H, et al. Single- and multiple-dose pharmacokinetics of pirfenidone, an antifibrotic agent, in healthy Chinese volunteers. J Clin Pharmacolo 2007；47：1268-76.
18. Sharma K, Ix JH, Mathew AV, et al. Pirfenidone for diabetic nephropathy. J Am Soc Nephrol 2011；22：1144-51.
19. Shimizu T, Kuroda T, Hata S, et al. Pirfenidone improves renal function and fibrosis in the post-obstructed kidney. Kidney Int 1998；54：99-109.
20. Solis-Herruzo JA, Brenner DA, Chojikier M. Tumor necrosis factor α inhibits collagen gene transcription and collagen synthesis in cultured human fibroblasts. J Biol Chem 1988；63：5849-5.
21. Shi Q, Liu X, Bai Y, et al. In vitro effects of pirfenidone on cardiac fibroblasts：proliferation, myofibroblast differentiation, migration and cytokine secretion. PLoS ONE 2011；6：e28134.
22. Yamazaki T, Yamashita N, Izumi Y, et al. The antifibrotic agent pirfenidone inhibits angiotensin II-induced cardiac hypertrophy in mice. Hypertens Res 2012；35：34-40.
23. Di Sario A, Bendia E, Macarri G, et al. The anti-fibrotic effect of pirfenidone in rat liver fibrosis in

mediated by downregulation of procollagen alpha-I, TIMP-1 and MMP-2. Dig Liver Dis 2004 ; 36 : 744-51.
24. Borunda JA, Gonzales IL, Preciado DM, et al. A controlled clinical trial with pirfenidone in the treatment of pathological skin scarring caused by burns in pediatric patients. Ann Plast Surg 2012 ; 68 : 22-8.
25. Azuma A, Nukiwa T, Tsuboi E, et al. Double-blind, placebo-controlled trial of pirfenidone in patients with idiopathic pulmonary fibrosis. Am J Rspir Crit Care Med 2005 ; 171 : 1040-7.
26. Taniguchi H, Ebina M, Kondoh Y, et al. Pirfenidone in idiopathic pulmonary fibrosis. Eur Respir J 2010 ; 35 : 821-9.
27. 塩野義製薬（株）社内資料．海老名雅仁．国内第Ⅲ相臨床試験層別解析によるピルフェニドンの効果 有効性を見極めるための新たな指標．American Thoracic Society 2010 International Conference New Orleans, Louisiana, May 14-19, 2010.
28. Azuma A. ERS/JRS joint symposium : current topics of treatment for idiopathic pulmonary fibrosis. Session 214 : What phenotype IPF（idiopathic pulmonary fibrosis）getting benefit of pirfenidone in Japan. European Respiratory Society Annual Congress, Barcelona, Spain, September, 2010 : 17-22.
29. Zappala CJ, Latsi PI, Colby TV, et al. Marginal decline in forced vital capacity is associated with a poor outcome in idiopathic pulmonary fibrosis. Eur Respir J 2010 ; 35 : 830-50.
30. Taniguchi H, Kondoh Y, Ebina M, et al ; Pirfenidone Clinical Study Group in Japan. The clinical significance of 5 % change in vital capacity in patients with idiopathic pulmonary fibrosis : extended analysis of the pirfenidone trial. Respir Res 2011 ; 12 : 93.
31. Raghu G, Collard HR, Egan JJ, et al. An official ATS/ERS/JRS/ALAT statement : idiopathic pulmonary fibrosis : evidenced-based guidelines for diagnosis and management. Am J Respir Crit Care Med 2011 ; 183 : 788-824.
32. Raghu G, Johnson WC, Lockhart D, et al. Treatment of idiopathic pulmonary fibrosis with a new antifibrotic agent, pirfenidone-results of prospective, open-label phase II study. Am J Respir Crit Care Med 1999 ; 159 : 1061-9.
33. InterMune 社 release（http://www.intermune.com/wt/home），〔http://media.coorporaaate-ir.net/media_files/irol/10/100067/CAPACITY%20Results%20Con%20Call%20Slides（FINAL).pdf〕
34. Noble PW, Albera C, Bradford WZ, et al. Pirfenidone in patients with idiopathic pulmonary fibrosis（CAPACITY）: two randomised trials. Lancet 2011 ; 377 : 1760-9.
35. Karimi-Shah B. Esbriet（pirfenidone）2403 mg/day to reduce the decline in lung function in patients with idiopathic pulmonary fibrosis（clinical briefing document）. In : Seymour S, editor. FDA briefing information for the March 9, 2010 meeting of the Pulmonary-Allergy Drugs Advisory Committee（PADAC）. NDA 22-535. Washington, DC : US Food and Drug Administration, 2010 : 21-109.（accessed on 2011 May 3.）Available from : http://www.fda.gov/downloads/AdvisoryCommittees/CommitteesMeetingMaterials/Drugs/Pulmonary-AllergyDrugsAdvisoryCommittee/UCM203081. pdf.
36. 西岡安彦．特発性肺線維症に対するアプローチ：細胞分子病態からみたピレスパの作用と臨床における使い方．シオノギ Web カンファランス．
37. Raghu G, Anstrom KJ, King TE, et al. Prednisone, azathioprine, and N-acetylcysteine for pulmonary fibrosis. N Engl J Med 2012 ; 366 : 1968-77.
38. Noth I, Anstrom KJ, Calvert SB, et al. A placebo-controlled randomized trial of warfarin in idiopathic pulmonary fibrosis. Am J Repir Crit Care Med 2012 ; 186 : 88-95.
39. Kubo H, Nakayama K, Yanai M, et al. Anticoagulant therapy for idiopathic pulmonary fibrosis. Chest 2005 ; 128 : 1475-82.
40. Rubino CM, Bhavnani SM, Ambrose PG, et al. Effect of food antacids on the pharmacokinetics of pirfenidone in older healthy adults. Pulm Pharmacol Ther 2009 ; 22 : 279-85.

41. 塩野義製薬株式会社安全管理部．ピレスパ錠 200mg 特定使用成績調査：中間集計結果，2012．
42. 伊藤徹治，奥久司，世森重伸，ほか．ピルフェニドンのラットにおける消化器機能抑制作用に対するモサプリド及び六君子湯の改善効果．第 14 回間質性肺炎細胞分子病態研究会平成 23 年 8 月 20 日．
43. 三浦由記子，角田義弥，田中　徹，ほか．pirfenidone の自覚症状に対する効果について．間質性肺疾患研究会，第 83 回間質性肺疾患研究会討議録，平成 23 年 6 月．
44. 三浦由記子，角田義弥，田中　徹，ほか．pirfenidone の自覚症状に対する効果について．厚生省労働科学研究費補助金難治性疾患克服研究事業びまん性肺疾患に関する調査研究班平成 23 年度研究報告書．2011．
45. Nagai S, Hamada K, Shigematsu M, et al. Open-label compassionate use one year-treatment with pirfenidone to patients with chronic pulmonary fibrosis. Intern Med 2002；41：1118-23.
46. 遠藤高広，小倉高志，馬場智尚，ほか．実際に使用した Pirfenidone の有用性と安全性の検討．日呼吸会誌 2010；48：110.
47. Bournia VK, Vlachoyiannopoulos PG, Selmi C, et al. Recent advances in the treatment of systemic sclerosis. Clin Rev Allergy Immunol 2009；36：176-200.

第III章 薬物療法の実際

1 安定期
2)各論:ⓒステロイド／免疫抑制薬

宮崎 泰成, 稲瀬 直彦

IPFの治療におけるステロイド・免疫抑制薬

間質性肺炎の治療には，肺間質の病変の改善あるいは進行を遅らせるために，抗炎症作用あるいは抗線維化作用のある薬剤が使用されるが，その病理組織パターンにより臨床経過や治療反応性は異なることがわかっている（図1）[1]。この中で，特発性肺線維症（idiopathic pulmonary fibrosis：IPF）は臨床経過は慢性で治療反応性は乏しいとされている。したがって，現時点ではステロイドや免疫抑制薬の有効性は限られているため，治療を始めるときは十分な説明をする必要がある[1]。ステロイド（predonisolone：PSL）や免疫抑制薬シクロスポリン（cyclosporine：CYA），シクロホスファミド（cyclophosphamide：CPA），アザチオプリン（azathioprine：AZA）のIPFに対する有効性に関しては，以下の3つの疑問点がある。

① IPFの病態において，炎症がどの程度関与しているか？
② IPFの進行を抑制するか？
③ 免疫を抑制することによる合併症が，本症の予後を悪化させないか？

❶ IPFの病態において，炎症がどの程度関与しているか？

部分的には関与している可能性はある。

さまざまな研究よりIPFでは，炎症および創傷治癒に関わる多くの経路の異常がわかっている[2]。外科的肺生検の病理組織学的検討から，IPFの肺病変においては多中心性に顕微鏡的な肺胞上皮傷害や線維芽細胞巣の形成を伴う活性化があり，それに対する異常な創傷治癒が生じ，これらの結果線維化が起きているとの仮説が主流である[3]。上皮傷害を引き起こす原因は今のところわかっていないが，この上皮傷害に引き続いて，血管からの浸出物や炎症細胞が傷害された肺胞に集まる。この上皮傷害の結果いくつかの炎症性あるいは向線維性メディエータ（TNF-α，TGF-β，endothelin-1，MMPsやTF）が放出される[4)5)]。したがって，上皮傷害

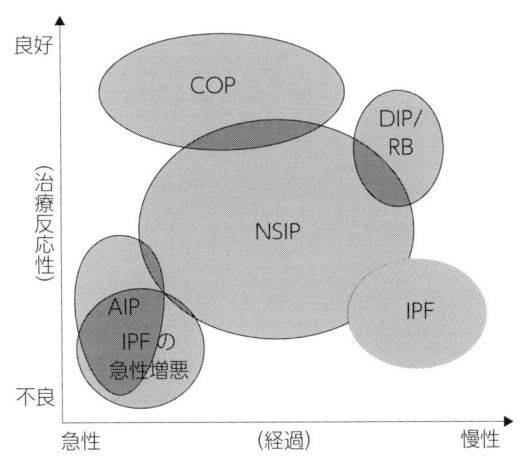

図1 臨床病理学的疾患名と治療反応性
（日本呼吸器学会びまん性肺疾患診断・治療ガイドライン作成委員会，編. 特発性間質性肺炎診断と治療の手引き改訂第2版. 東京：南江堂，2011：38より引用）

の原因やそれに引き続く肺胞での変化には一部炎症が関与している可能性がある。

❷ IPFの進行を抑制するか？

シクロスポリン試験（後述）では，PSL＋CYA，PSL＋CPAの治療群では，年間のFVC低下は約80mlであり，抑制している可能性がある[6]。

❸免疫を抑制することによる合併症が，本症の予後を悪化させないか？

臨床試験の結果を解析していく必要がある（後述）。

米国で行われたPANTHER試験の中間解析では，PSL＋AZA＋N-アセチルシステイン（NAC）群がプラセボ群と比較し，死亡数が有意に多かったためこの群の試験は中止となった。18週以内の死亡がほとんどで，急性増悪を含む呼吸器疾患関連の死亡であった。かなり早期の死亡が多く，若干違和感を感じる結果である。慎重なステロイドの減量のプロトコール，感染予防（ST合剤など）などの副作用対策に注意を払う必要がある。

既存の治療薬の歴史

ステロイド

IPFの治療に関しては経験的にステロイド治療を使用することが多かった。1970年代にはステロイドが有効であるとされた時代があり，PSL 60mgないし40mgから開始し漸減するのが基本であった。しかし，PSL減量中に急性増悪を起こすことも知られ日本ではステロイド治療への警戒心が強まるとともに，国際的にも免疫抑制薬併用を含めたステロイド治療の限界が明らかになっている[7]。

ステロイドと免疫抑制薬の併用療法

2000年の米国胸部疾患学会（American Thoracic Society：ATS）と欧州呼吸器学会（European Respiratory Society：ERS）ではIPFの治療としてステロイドと免疫抑制薬（AZAまたはCPA）の併用を推奨していた[8]。しかし，2011年のATS，ERS，日本呼吸器学会（Japanese Respiratory Society：JRS）および中南米胸部学会（Latin American Thoracic Association：ALAT）の共同ステートメントではエビデンスが低いためこの併用療法は推奨されていない[9]。一方，国内外においては，慢性期およびその急性増悪においてCYAの症例報告が散見されており，少数例での検討であるが有用性が示唆されていたため[10)～22)]，2004年に厚生労働省研究班による全国調査が行われた。後向きの研究であったが，ステロイド単独治療は34％の有効率（有効無効は主治医の判断）であるのに対して，CYAとPSL併用療法の有効率は57％と良好な結果であった[23]。この結果を受けて，厚生労働科学研究「特発性間質性肺炎の画期的治療に関する臨床研究」，IPFの慢性進行例に対するCYA＋PSLの治療効果の前向き研究が行われた（シクロスポリン試験）。CYA＋PSL併用療法がIPFの進行を抑制する可能性を示す結果であった（後述）[6]。

ステロイドおよび各免疫抑制薬の作用機序／有害作用／治療効果／副作用対策（特に感染症対策）

この項では，ステロイドおよび各免疫抑制薬の作用機序，有害作用，治療効果，副作用対策について解説する。

ステロイド

❶作用機序

1990年代はじめにステロイドの抗炎症薬としての作用機序が明らかにされた[24)25)]。脂溶性

であるため細胞膜を容易に通過し，細胞質内の糖質ステロイドレセプターと結合して核内に移行する．この複合体がAP-1などの転写因子を干渉して炎症性サイトカインを抑制する．さらに炎症を促進あるいは抑制する遺伝子周辺のヒストンの脱アセチル化あるいはアセチル化により抗炎症作用を持つ．

❷有害作用

易感染性を含めた有害作用は熟知しておく必要がある．長期に使用する場合は平均の量と累積内服期間に比例する．予後に影響する副作用としては，感染症の誘発（結核，真菌症，サイトメガロウイルス感染症，ニューモシスチス肺炎など），消化性潰瘍，糖尿病，骨粗鬆症，精神症状，大腿骨頭壊死，ミオパチー，緑内障，白内障，血栓症や内分泌異常がある．ステロイドが長期化する場合は，ニューモシスチス肺炎の予防でST合剤1錠/日（あるいは2錠/日，週3回），消化性潰瘍の予防でPPIあるいはH₂ブロッカー，また骨粗鬆症の予防のためビスホスホネート製剤の内服を行う[1]．

❸治療効果

この数十年間，ステロイドはIPFの治療薬として経験的に使用されてきたが，その有効性を証明する研究はない．肺機能検査の改善を指標としたステロイド単独の有効率は10～30％であり，その効果は一過性で生存の改善に寄与していなかった[26]．さらにこれらの研究の問題点として，現在のようなIIPsの病理組織パターンによるATS/ERS国際分類[27]が適用される以前のものであり，NSIP（nonspecific interstitial pneumonia）やDIP（desquamative interstitial pneumonia）などの治療反応性のよい間質性肺炎が含まれていたと考えられ，IPFに対する治療効果を検討できていないことが挙げられる．

シクロホスファミド

❶作用機序

ステロイドの併用療法において欧米で使用されていた．CPAはアルキル化薬に分類され，DNA，RNA，蛋白同士の共有結合や架橋結合を促進しDNAの複製や転写を阻害することによって細胞死や細胞内機能を変化させる．免疫抑制作用は，用量と期間に依存する．B細胞とT細胞を減少させる．

❷有害作用

骨髄抑制に伴う易感染性，肝障害，出血性膀胱炎に加えて，いくつかの発癌リスクが上がることが知られている．小規模な研究ではあるが，68％に有害事象を認め，そのうち47％において治療継続が不可能となっていた[28]．

❸治療効果

2003年のコクラン・レビューによると治療薬としてCPAはしばしば使用されるが，有効性を証明する論文はほとんどなく[29]，唯一のcontrolled clinical trialもコントロールの抽出に問題があること，また膠原病肺が20％含まれていることから評価できない[30]．後向き研究ではあるが，CollardらのATS/ERS国際分類に準じた研究では，PSL＋CPA併用治療群と年齢・肺機能を一致させた無治療群では死亡率に有意差を認めず，治療効果に関しては否定的であった．

シクロスポリン／タクロリムス (tacrolimus：FK506)

❶作用機序

1970年に*Tolypocladium inflatum*の培養上清よりCYAは抽出された．当初は抗真菌薬として期待され研究されたが，効果のスペクトラムが狭く抗真菌薬としては使用されなかった．1972年Barelらにより免疫系に作用することが報告され，免疫抑制薬として使用されるよう

になった。FK506 は CYA と同じカルシニューリン阻害薬で T 細胞機能を特異的に抑制する。これら 2 剤はほぼ同じ薬理作用を有する。免疫系への作用は多岐にわたるが，古典的にはヘルパー T 細胞における IL-2 などのサイトカイン発現の転写レベルの抑制が重要な作用である[31]。T 細胞における IL-2 の発現には，T 細胞特異的転写因子（nuclear factor of activated T cells：NF-AT）の脱リン酸化が必要であるが，NF-AT の脱リン酸化を担うカルシニューリンを不活化することにより IL-2 遺伝子転写を阻害する（図 2）[32]。またミトコンドリア移行阻害作用によるチトクローム C の放出阻止と BCL-2 の増加によるアポトーシス抑制作用も明らかになっている。線維芽細胞への作用も注目され AP-1/JunD 活性化を抑制することにより，TGF-β 分泌を抑制し抗線維化作用を有することが近年明らかになっており，これらの効果は PSL，CPA，AZA では認められなかった[33][34]。同様の効果は肝線維芽細胞で認められている[35]。さらに，薬剤抵抗性の回復など免疫系以外の作用も明らかになっている。薬剤抵抗性の機序の一つに関わる multidrug transporter の一つである P 糖蛋白は薬剤の細胞外移行を促進して薬剤の bioavailability を低下させるが，CYA は，この P 糖蛋白の活性を低下させる[36]。

以上のように，カルシニューリン阻害による T 細胞活性化抑制，肺細胞のアポトーシス抑制や P 糖蛋白抑制によるステロイド薬抵抗性の回復，抗線維化作用などが IPF 治療における薬理作用と考えられる。また，ステロイド薬の作用点は主に AP-1 サイトであるが，CYA は NF-AT を中心に作用し作用機序が違うことがわかっている。ステロイド薬抵抗性の回復と作用する転写の相違および抗線維化作用は，PSL＋CYA 併用療法を支持する薬理作用である[37]。

❷有害作用

CYA はカルシニューリンを阻害するため尿細管傷害を来し，しばしば腎毒性が問題となる。そのため間質性肺炎で使用する場合は，100mg/日で開始し，血中濃度を適宜測定しながら，トラフが 100〜150ng/ml となるように投与量を調整する。その他，高血圧，神経障害，代謝障害，感染症などが報告されている。

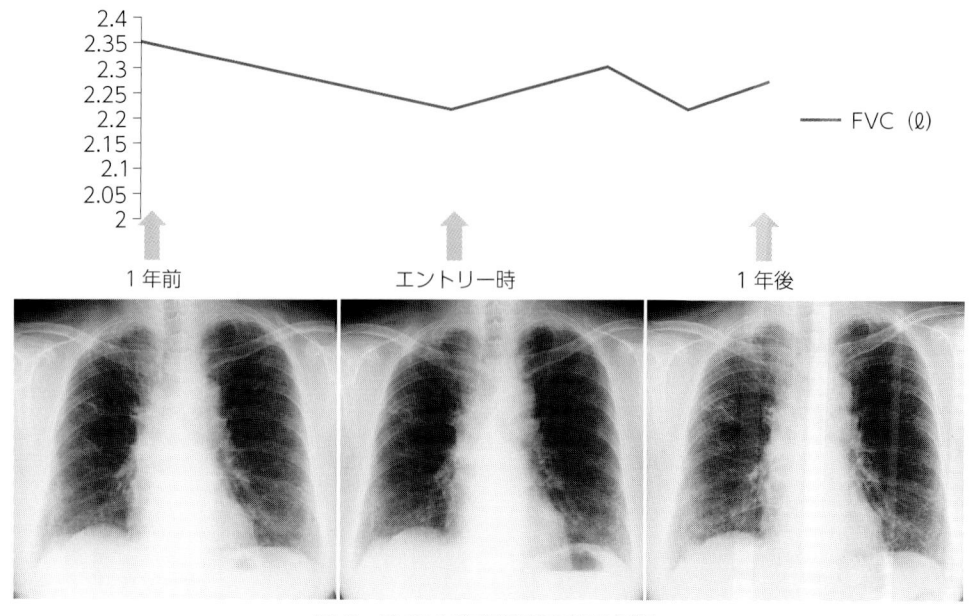

図 2　FVC と胸部 X 線写真の経過

ネオラール®発売以来食事による影響は少ないとされ，添付文書上は食後内服と書かれている。しかし食後内服では指標となる2時間後の血中濃度C2が上昇せず，食前内服に変更する症例をしばしば経験するので，C2のモニターも重要である。

❸治療効果

関節リウマチや皮膚筋炎のステロイド抵抗性間質性肺炎においてCYAが有効であるとの報告が近年多くみられる。特に皮膚筋炎に伴う急速進行性の間質性肺炎はステロイド抵抗性であり短期間に進行して致死的となるが，CYAが有効であったと報告されている[38]。コクラン・レビューによるとCYAはIPFの治療に補助的に使用されるか，肺移植前のステロイド減量のために使用されていた。後向きの症例検討の報告はWahidiらの報告以外は良好な結果となっているが，評価基準は一定でなくエビデンスレベルは低い（表1）。

アザチオプリン

❶作用機序

AZAは代謝拮抗薬で，肝で6-メルカプトプリンに変換され生理活性を有するようになる。細胞周期に特異的に作用し，DNA合成期に作用しプリン合成を阻害する。T細胞の増殖抑制作用がある。

❷有害作用

骨髄抑制，消化器症状，肝障害などがある。

❸治療効果

無治療のIPFを対象にPSL単独（1.5mg/kg/日で開始，漸減）とPSL＋AZA（3mg/kg/日）の二重盲検無作為試験で，併用療法群で有意な生存期間の延長を認めていた[39]。

副作用対策（特に肺感染症対策）

ステロイドや免疫抑制薬の使用は，免疫抑制による易感染性が最も有害作用の中では問題となるため，肺感染症対策を取り上げて解説する。

免疫不全状態の分類と肺炎の特徴：臨床の現場で問題となる免疫不全制状態には，その障害される免疫機構により，好中球減少（機能不全），液性免疫不全，および細胞性免疫不全がある。これら3つの免疫不全の状態による肺炎の特徴を以下に解説する。

❶好中球減少（機能不全）

原因：PSL使用時には，好中球数が正常範囲内であっても，貪食能，殺菌能が障害される。ステロイド誘発性糖尿病でもやはり続発性の好中球機能障害を起こす。

肺感染症の特徴：好中球減少は，その程度および持続時間が肺炎発症のリスクに関連し，長期になるほど真菌，特にアスペルギルス症のリスクが高まる。また好中球減少時には肺炎が発症しても胸部X線像上浸潤影が現れにくいので，肺炎を疑った場合には胸部CTでの確認により早期診断につながる。肺局所での免疫反応が弱く膿性痰が喀出されないため，検体がうまく採取できず原因菌同定がしばしば困難となる。好中球回復時に発熱，喀痰などの症状やX線写真上の浸潤影が明らかになる。

原因微生物：MRSA，クレブシエラ，緑膿菌などを疑う。抗菌薬が無効の場合，真菌感染も鑑別に挙がる。

❷液性免疫不全

原因：PSLやCPA使用時には，リンパ球数が低下し，低γグロブリン血症を呈する。臨床的には，液性免疫のみが障害される状況は少ない。

肺感染症の特徴：抗体のオプソニン作用による貪食能や補体活性化が阻害されるため，莢膜などにより好中球貪食に抵抗性を持つ肺炎球菌などによる肺炎が重篤化する。

原因微生物：肺炎球菌やインフルエンザ菌，クレブシエラなど。

表1 CYAに関する臨床研究（特発性間質性肺炎の慢性期）

研究タイプ	対象（疾患，症例数，平均年齢，男女）	治療	CYA投与量	治療効果	著者，発表年
Open trial, case-controlled	IPF, n=7, 52歳, 9：1	PSL+CPA+CYA PSL+CPA	5mg/kg/日	CYA群；5カ月 コントロール群：2.5カ月	Alton EW, 1989
Retrospective case series	IPF, n=5, 11, 59歳, 4：1	PSL+CYA	7mg/kg/日→3mg/mg/日	3/5例肺機能改善 1/5例肺機能不変（6カ月間観察）	Moolman JA, 1991
Retrospective case series	IPF（移植前）, n=10, N/A, N/A	PSL+CYA	5〜7mg/kg/日	7/10例PSLの減量可 5/10例6分間歩行改善	Venuta F, 1993
Prospective study	IPF（移植後自己肺）, n=5, N/A, N/A	PSL+AZA+CYA	250〜300ng/ml→200〜250ng/ml（トラフ）	3/5例でGGO改善 5/5例で線維化悪化	Wahidi M, 2002
Retrospective case series	IIP, n=17, 61歳, 12：5	PSL+CYA CYA alone	N/A	PSL+CYA群 4/7例有効 CYA群 4/8例有効	大谷義夫, 2000
Retrospective case series	IPF, n=16, 70歳, 16：0	PSL+CYA	N/A	4/15例で改善か不変，ただし，急性増悪例も含まれる	本間 栄, 2003
Retrospective case series	IPF, n=51, N/A, N/A	PSL→PSL+CYA	100〜150ng/ml（トラフ）	PSL有効 19/51例 PSL+CA有効 37/51例	吉澤靖之, 2004
Randamized controlled Trial	IPF, n=50, 65歳, 37：13 (CYA) IPF, n=49, 66歳, 35：14 (CPA)	low dose PSL+CYA low dose PSL+CPA	100〜150ng/ml（トラフ）	試験終了	投稿中

IIP：idiopathic interstitial pneumonia, PSL：predonisolone, CYA：cyclosporon A, CPA：cyclophosphamide, AZA：azathioprine, N/A：not available.

❸細胞性免疫不全

原因：PSLや免疫抑制薬の使用が原因となる。ステロイド薬の副作用である糖尿病も細胞性免疫不全を起こす重要な疾患である。

肺感染症の特徴：PSLや免疫抑制薬使用中では，特にニューモシスチス肺炎が重要。薬剤減量に伴う細胞性免疫の回復過程に急速に肺炎が顕在化し，正しい治療にもかかわらず悪化している印象を受けることがあるので注意が必要である。

原因微生物：ニューモシスチス肺炎，サイトメガロウイルス肺炎，肺クリプトコッカス症，結核，レジオネラ肺炎など。

最新の臨床試験に基づくエビデンス

PSL＋免疫抑制薬を含む最近の3つのランダム化比較試験（randomized controlled trial：RCT）と他試験のプラセボも含めて比較する。

❶ IFIGENIA試験（2005, NEJM）[40]

PSL＋AZAを標準治療と考え，これをプラセボとしてNACを加えたNAC＋PSL＋AZA治療が有効かを判断する試験である。最終的に

57名のNAC＋PSL＋AZA群と51名のPSL＋AZA群の比較。NAC＋PSL＋AZA群ではNACを加えることにより肺活量や拡散能低下を抑制した。

❷ PANTHER試験（2012, NEJM）[41]

IFIGENIAのNAC＋PSL＋AZA併用治療の有効性の検証のために行われた。3群に割り付けを行った。①NAC＋PSL＋AZA，②NAC単剤，③プラセボ。主要評価項目は60週の時点におけるベースラインからの努力肺活量（forced vital capacity：FVC）の変化。約半分のデータが集積されたときに中間解析を施行（平均10カ月）。NAC＋PSL＋AZA群はプラセボ群に比べて死亡率が高く，入院率が高かった。この結果からNAC＋PSL＋AZA群に臨床的有益性はないと判断しデータ安全性モニタリング委員会はNAC＋PSL＋AZA群の中止勧告を行った。

❸ シクロスポリン試験（2011, ATS conference）[6]

CYAと少量PSL併用療法の有効性および安全性をCPAとステロイド併用療法を対照として無作為化並行群間比較試験が全国27の専門施設で行われた。主要評価項目FVCの変化量において，CYA＋ステロイド群とCPA＋ステロイド群で有意差を認めなかったが，両治療とも年間のFVC低下が80ml程度と良好であった。

表2に結果をまとめた。ポイントは，最初の項で疑問点として挙げたPSL＋免疫抑制薬を含む治療が，②IPFの進行を抑制するか？③免疫を抑制することによる合併症が，本症の予後を悪化させないか？　の2点である。

臨床試験の真の主要評価項目は，死亡あるいは延命ではあるが[42]，Collardが報告したように6あるいは12カ月後の10％以上のFVC低下が最も死亡を予測する因子であることが報告され，また最近では相対的経時的なFVCの変化量を主要評価項目とする論文が多い[40)43]。したがって，ベースラインからのFVCの変化量を主要評価項目と考え議論を進める。まずIFIGENIA試験では，PSL＋免疫抑制薬群の年間のFVC低下は0.19l，一方，有効であるとされたNAC＋PSL＋免疫抑制薬群は0.06lで，シクロスポリン試験のPSL＋免疫抑制薬群と遜色ないので，PSL＋CYAあるいはPSL＋CPAはIPFの進行抑制効果をもたらす可能性がある。

もう一点の免疫抑制による合併症の懸念であるが，プラセボと比較する必要がある。PANTHER試験では，プラセボと比較し，NAC＋PSL＋免疫抑制薬群では，死亡が多く中止勧告がなされた。これまでの試験のプラセボ死亡率は年間3.6～16.7％であるので（表2），この試験の60週間でのプラセボ死亡率2.0％はかなり低い可能性があり，シクロスポリン試験の年間死亡率16.3％と18.0％は必ずしも高いとは言えない。しかし，この問題に関しては，合併症による予後の悪化を示唆するPANTHER試験が出ているので慎重に判断していかなければならない。

治療の実際

IPFにおけるステロイドと免疫抑制薬併用療法を記載する。『特発性間質性肺炎診断と治療の手引き改訂第2版』を参照した。現時点ではステロイドや免疫抑制薬の有効性は限られているため，治療を始めるときは十分な説明をする必要がある[1]。また，ここで使用している免疫抑制薬（CPA，CYA，AZA）はいずれもIPFでは保険適用外使用である。

❶ステロイド漸減＋免疫抑制薬療法

PSL 0.5mg/kg/日 4週間＋免疫抑制薬
→ PSLは2～4週ごとに5mg減量＋免疫抑制薬

表2 IFIGENIA, PANTHER, シクロスポリン試験, 他試験のプラセボの比較

	治療群	症例数	治療プロトコール	%FVC（ベースライン）	FVC年間低下量	死亡率
IFIGENIA	NAC+PSL+AZA	80→57	NAC600mgp.o.+PSL0.5mg/kg日→10mg at 6〜12カ月+AZA 2mg/kg/日	64.8±15.4*	0.06ℓ*	9%（12カ月）
	PSL+AZA	75→51	PSL0.5mg/kg/日→10mg 6〜12カ月+AZA2mg/kg/日	66.6±14.4*	0.19ℓ*	11%（12カ月）
PANTHER（中間解析）	NAC+PSL+AZA	77→?	NAC600mgp.o.+PSL0.5mg/kg/日→0.15mg/kg/日 at 6カ月+AZA<150mg	69.3±15.1	0.24ℓ	19.8%（60週間）**
	プラセボ	78→?	プラセボ	72.1±14.4	0.23ℓ	2.0%（60週間）**
シクロスポリン試験	PSL+CYA	50→29	PSL10〜20mg+CYA>100mg	65.4±5.9*	0.08ℓ*	18.0%（12カ月）**
	PSL+CPA	49→29	PSL10〜20mg+CPA>50mg	65.8±6.0*	0.08ℓ*	16.3%（12カ月）**
他臨床試験のプラセボ	IFNγ（Raghu, 2004）	168		64.1±11.3	データなし	16.7%（48週間）**
	Etanercept（Raghu, 2008）	41		63.0±12.7	0.2ℓ	4.9%（48週間）
	Build 1（King, 2008）	83		69.5±12.6	データなし	3.6%（12カ月）
	Build 3（King, 2011）	209		73.1±15.3	0.18ℓ	

*VCのデータ, **カプラン・マイヤー法。

→計3カ月後治療効果判定
→PSL10mg/日あるいは20mg/隔日＋免疫抑制薬

免疫抑制薬は下記のいずれか。

- アザチオプリン2〜3mg/kg/日（最大量150mg/日。50mg/日から開始して必要に応じて1〜2週おきに25mgずつ増量する。副作用には骨髄抑制, 消化器症状, 肝障害がある。肝機能は毎回／毎月チェックする）。
- シクロホスファミド1〜2mg/kg/日（最大量150mg/日。50mg/日から開始して必要に応じて1〜2週おきに25mgずつ増量する）。
- シクロスポリン3mg/kg/日（100mg/日で開始し, 血中濃度を適宜測定しながら, トラフを100〜150ng/mlとなるように調整する）。

❷ステロイド隔日＋免疫抑制薬療法

PSL 20mg/隔日＋免疫抑制薬（上記）
→減量せず継続。
→計3カ月後治療効果判定。
→同量で維持。

症例 ── シクロスポリン試験にエントリーした1例

67歳男性，喫煙歴あり（20本/日，20〜62歳）。

現病歴：X年春頃から労作時呼吸困難が出現。胸部CTで蜂巣肺を認め，同年秋に当科紹介受診。外科的肺生検施行し，UIPの所見。各種検査で原因が特定されずIPFと診断。X+1年2月肺機能低下が進行し，パルス後PSL 30mg/日で治療開始。徐々に減量し，X+3年3月PSL 7mgの時点で咳嗽，労作時呼吸困難，肺機能の低下を認めたため，シクロスポリン併用ステロイド療法臨床試験に参加しCYA群に割付された。PSL 10mg＋CYA 100mg内服で治療が開始となった。

検査所見：動脈ガス分析：room air, pH 7.371, Pa_{O_2} 78.0 Torr, Pa_{CO_2} 41.2 Torr, HCO_3^- 23.3mmol/l。6分間歩行；最低値88％，重症度Ⅲ度，KL-6 724U/ml，SP-D 121ng/ml。

経過（図2，3）：PSL単独療法では，直近の1年間のFVCの低下は130mlであったが，シクロスポリン併用後はFVCは年間50ml増加していた。ステロイド少量＋シクロスポリン併用療法が有効と考えられた症例である。

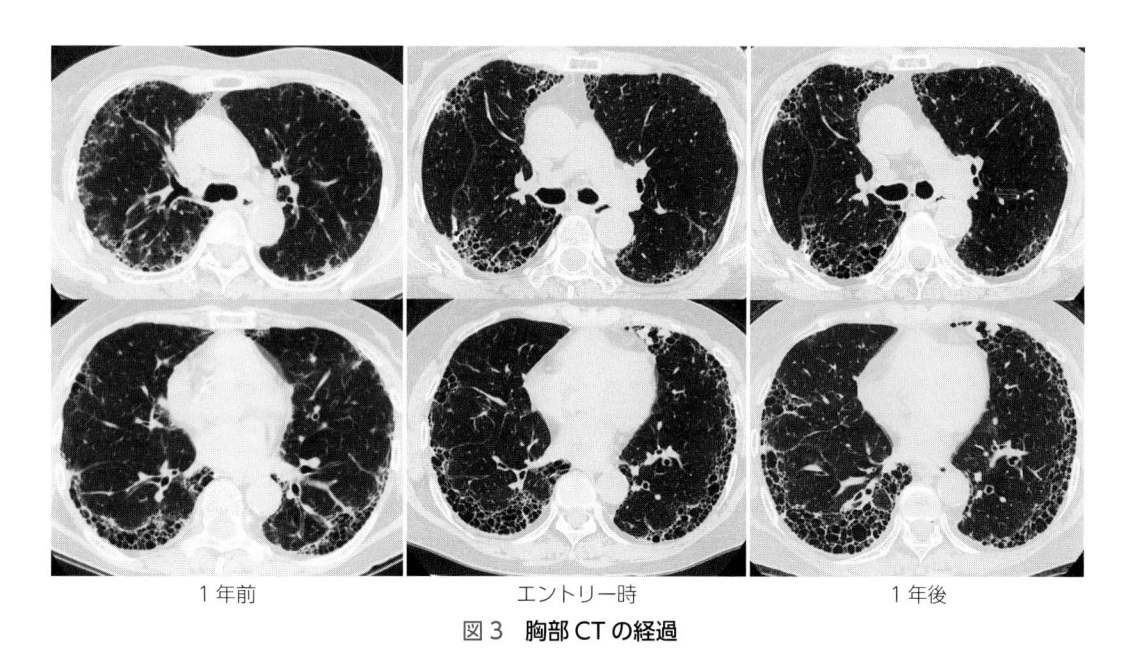

1年前　　エントリー時　　1年後

図3　胸部CTの経過

【文献】

1. 日本呼吸器学会びまん性肺疾患診断・治療ガイドライン作成委員会，編．特発性間質性肺炎診断と治療の手引き改訂第2版．東京：南江堂，2011：38．
2. Gogali A, Wells AU. New pharmacological strategies for the treatment of pulmonary fibrosis. Ther Adv Respir Dis 2010 ; 4 : 353-66.
3. Katzenstein AL, Myers JL. Idiopathic pulmonary fibrosis : clinical relevance of pathologic classification. Am J Respir Crit Care Med 1998 ; 157 : 1301-5.
4. Chambers RC. Procoagulant signalling mechanisms in lung inflammation and fibrosis : novel opportunities for pharmacological intervention? Br J Pharmacol 2008 ; 153 : S367-78.

5. Selman M, Pardo A. Role of epithelial cells in idiopathic pulmonary fibrosis : from innocent targets to serial killers. Proc Am Thorac Soc 2006 ; 3 : 364-72.
6. Miyazaki Y, Azuma A, Inase N, et al. A randomized, double-blind, multi-centered controlled trial of cyclosporine A vs. cyclophosphamide with corticosteroid in patients with idiopathic pulmonary fibrosis in Japan. Am J Respir Crit Care Med 2011 ; 183 : A3812.
7. 工藤翔二．Ⅱ．特発性肺線維症（IPF）の歴史と今日の課題．大阪：医薬ジャーナル，2010．
8. American Thoracic Society. Idiopathic pulmonary fibrosis : diagnosis and treatment. International consensus statement. American Thoracic Society (ATS), and the European Respiratory Society (ERS). Am J Respir Crit Care Med 2000 ; 161 : 646-64.
9. Raghu G, Collard HR, Egan JJ, et al. An official ATS/ERS/JRS/ALAT statement : idiopathic pulmonary fibrosis : evidence-based guidelines for diagnosis and management. Am J Respir Crit Care Med 2011 ; 183 : 788-824.
10. Alton EW, Johnson M, Turner-Warwick M. Advanced cryptogenic fibrosing alveolitis : preliminary report on treatment with cyclosporin A. Respir Med 1989 ; 83 : 277-9.
11. Fukazawa M, Kawano M, Hisano S, et al. Efficacy of cyclosporin A for idiopathic pulmonary fibrosis. Eur J Pediatr 1990 ; 149 : 441-2.
12. Moolman JA, Bardin PG, Rossouw DJ, et al. Cyclosporin as a treatment for interstitial lung disease of unknown aetiology. Thorax 1991 ; 46 : 592-5.
13. Venuta F, Rendina EA, Ciriaco P, et al. Efficacy of cyclosporine to reduce steroids in patients with idiopathic pulmonary fibrosis before lung transplantation. J Heart Lung Transplant 1993 ; 12 : 909-14.
14. Lok SS, Smith E, Doran HM, et al. Idiopathic pulmonary fibrosis and cyclosporine : a lesson from single-lung transplantation. Chest 1998 ; 114 : 1478-81.
15. Wahidi MM, Ravenel J, Palmer SM, et al. Progression of idiopathic pulmonary fibrosis in native lungs after single lung transplantation. Chest 2002 ; 121 : 2072-6.
16. 大谷義夫，澤田めぐみ，海野　剛，ほか．間質性肺炎におけるCyclosporin Aの治療効果の検討．厚生科学研究特定疾患対策研究事業びまん性肺疾患研究班平成11年度研究報告書．2000：100-3.
17. 本間　栄，川畑正照，岸　一馬，ほか．間質性肺炎に対するシクロスポリンA投与の検討．日呼吸会誌 2003；41：427-33.
18. 吉村邦彦，中谷竜王，祥隆　中．特発性間質性肺炎の急性増悪に関する臨床的検討ならびに考察．日胸疾会誌 1984；22：1011-20.
19. 稲瀬直彦，大谷義夫，角　勇樹，ほか．特発性間質性肺炎の急性増悪におけるシクロスポリン使用例の全国調査．厚生科学研究特定疾患対策研究事業びまん性肺疾患研究班平成12年度研究報告書 2001：230-2.
20. Inase N, Sawada M, Ohtani Y, et al. Cyclosporin A followed by the treatment of acute exacerbation of idiopathic pulmonary fibrosis with corticosteroid. Intern Med 2003 ; 42 : 565-70.
21. 岡本竜哉，一安秀範，一門和哉，ほか．特発性肺線維症（IPF）の臨床的検討：急性増悪例の解析．日呼吸会誌 2006；44：359-67.
22. Sakamoto S, Homma S, Miyamoto A, et al. Cyclosporin A in the treatment of acute exacerbation of idiopathic pulmonary fibrosis. Intern Med 2010 ; 49 : 109-15.
23. 吉澤靖之，稲瀬直彦．特発性間質性肺炎群（IIPs）のCyA療法に関する調査．厚生労働科学研究「特発性間質性肺炎の画期的治療法に関する臨床研究」平成16年度研究報告書．2004：91-5.
24. Northrop JP, Crabtree GR, Mattila PS. Negative regulation of interleukin 2 transcription by the glucocorticoid receptor. J Exp Med 1992 ; 175 : 1235-45.
25. Jonat C, Rahmsdorf HJ, Park KK, et al. Antitumor promotion and antiinflammation : down-modulation of AP-1 (Fos/Jun) activity by glucocorticoid hormone. Cell 1990 ; 62 : 1189-204.
26. Richeldi L, Davies HR, Ferrara G, et al. Corticosteroids for idiopathic pulmonary fibrosis. Cochrane

Database Syst Rev 2003 : CD002880.
27. American Thoracic Society/European Respiratory Society International Multidisciplinary Consensus Classification of the Idiopathic Interstitial Pneumonias. Am J Respir Crit Care Med 2002 ; 165 : 277–304.
28. Zisman DA, Lynch JP, 3rd, Toews GB, et al. Cyclophosphamide in the treatment of idiopathic pulmonary fibrosis : a prospective study in patients who failed to respond to corticosteroids. Chest 2000 ; 117 : 1619–26.
29. Davies HR, Richeldi L, Walters EH. Immunomodulatory agents for idiopathic pulmonary fibrosis. Cochrane Database Syst Rev 2003 : CD003134.
30. Johnson MA, Kwan S, Snell NJ, et al. Randomised controlled trial comparing prednisolone alone with cyclophosphamide and low dose prednisolone in combination in cryptogenic fibrosing alveolitis. Thorax 1989 ; 44 : 280–8.
31. Ho S, Clipstone N, Timmermann L, et al. The mechanism of action of cyclosporin A and FK506. Clin Immunol Immunopathol 1996 ; 80 : S40–5.
32. Ruhlmann A, Nordheim A. Effects of the immunosuppressive drugs CsA and FK506 on intracellular signalling and gene regulation. Immunobiology 1997 ; 198 : 192–206.
33. Eickelberg O, Pansky A, Koehler E, et al. Molecular mechanisms of TGF-(beta) antagonism by interferon (gamma) and cyclosporine A in lung fibroblasts. Faseb J 2001 ; 15 : 797–806.
34. Nagano J, Iyonaga K, Kawamura K, et al. Use of tacrolimus, a potent antifibrotic agent, in bleomycin-induced lung fibrosis. Eur Respir J 2006 ; 27 : 460–9.
35. Pissaia A Jr., Aoudjehane L, Ben Othman S, et al. Cyclosporine inhibits profibrotic effects of interleukin-4 and transforming growth factor beta on human intrahepatic fibroblasts cultured in vitro. Transplant Proc 2010 ; 42 : 4343–6.
36. Litman T, Skovsgaard T, Stein WD. Pumping of drugs by P-glycoprotein : a two-step process? J Pharmacol Exp Ther 2003 ; 307 : 846–53.
37. Frassanito MA, Dammacco R, Fusaro T, et al. Combined cyclosporin-A /prednisone therapy of patients with active uveitis suppresses IFN-gamma production and the function of dendritic cells. Clin Exp Immunol 2003 ; 133 : 233–9.
38. Miyake S, Ohtani Y, Sawada M, et al. Usefulness of cyclosporine A on rapidly progressive interstitial pneumonia in dermatomyositis. Sarcoidosis Vasc Diffuse Lung Dis 2002 ; 19 : 128–33.
39. Raghu G, Depaso WJ, Cain K, et al. Azathioprine combined with prednisone in the treatment of idiopathic pulmonary fibrosis : a prospective double-blind, randomized, placebo-controlled clinical trial. Am Rev Respir Dis 1991 ; 144 : 291–6.
40. Demedts M, Behr J, Buhl R, et al. High-dose acetylcysteine in idiopathic pulmonary fibrosis. N Engl J Med 2005 ; 353 : 2229–42.
41. Raghu G, Anstrom KJ, King TE, Jr.,et al. Prednisone, azathioprine, and N-acetylcysteine for pulmonary fibrosis. N Engl J Med 2012 ; 366 : 1968–77.
42. Kottmann RM, Hogan CM, Phipps RP, et al. Determinants of initiation and progression of idiopathic pulmonary fibrosis. Respirology 2009 ; 14 : 917–33.
43. du Bois RM, Nathan SD, Richeldi L, et al. Idiopathic pulmonary fibrosis : lung function is a clinically meaningful endpoint for phase 3 trials. Am J Respir Crit Care Med 2012 ; 186 : 712–5.

第Ⅲ章　薬物療法の実際

2 急性増悪
1）治療総論

小倉 高志

はじめに

特発性肺線維症（idiopathic pulmonary fibrosis：IPF）は慢性かつ進行性の予後不良な疾患であるが，通常その進行は緩徐である。2011年のガイドラインにおいては最近の研究を基に予後因子が明記されている（表1）[1]。特に6カ月あるいは1年の努力肺活量（forced vital capacity：FVC）の低下が予後と相関があることを根拠に，全生存率の代替マーカーとして最近の臨床試験の主要評価項目になっている。

ただ，日本の疫学データとしては一番信頼性があるとされる北海道studyにおいても死亡率の40％を急性増悪が占めていることがわかった[2]。急性増悪が独立した全生存に対する予後因子となっているという報告もある[3]。そのため治験における評価項目としても大事であるが，実地診療におけるIPFの治療と管理においても肺機能低下の抑制のみならず，急性増悪の予防と治療が重要である。本稿では，IPF急性増悪の治療総論（PMXについては他項目で詳述）を解説するが，免疫抑制薬など強力な治療が必要なためIPF急性増悪の診断も重要と考えるため最初に触れたい。

IPFの急性増悪の概念

❶急性増悪の概念は日本で初めて提唱され，現在国際的に共通認識された

IPFは慢性かつ進行性の予後不良な疾患であるが，通常その進行は緩徐である。ただ慢性の

表1　IPFの予後因子

*基礎データの因子	時間的経過の因子
呼吸困難の自覚症状[†]	呼吸困難の増悪[†]
予測D$_{LCO}$が40％未満	FVCの10％以上の低下
6分間歩行時最低Sp$O_2$88％未満	D$_{LCO}$の15％以上の低下
HRCTにおける蜂巣肺の程度[†]	HRCTの線維化のスコア悪化[†]
肺高血圧	

*BaselineのFVCは，予後因子としてはっきり証明されていない。
[†]現時点では，HRCTの定量的な評価の方法は確立していない。
（Raghu G, Collard HR, Egan JJ, et al. An official ATS/ERS/JRS/ALAT statement：idiopathic pulmonary fibrosis：evidence-based guidelines for diagnosis and management. Am J Respir Crit Care Med 2011；183：788-824より引用）

経過中に，時に感染症や心不全などの原因がなく，新たな肺の浸潤影が出現して急速に呼吸不全が進行することがある．この原因不明の病態は，1980年代よりわが国で「急性増悪」として認識されていた[4)5)]．2000年代に行われた多施設における大規模臨床試験の解析のなかで欧米でも注目された[6)7)]．2007年には初めて海外においても，IPF Clinical Research Network（IPF-net）によりIPFの急性増悪の定義が報告された．定義についてはまだ異なるが，少なくともIPFの経過中に急性増悪という原因不明の予後不良の病態を発症する点については，現在国際的に共通認識されており，2011年のガイドラインにも記載されている[1)]．

❷ 早期のIPFが急性増悪して，初診で受診されると急性間質性肺炎（acute interstitial pneumonia：AIP）と鑑別が困難である

現在は，IPFの自然経過としていくつかのタイプがあるとされる[7)]．すなわち緩徐に進行するタイプ，急速に進行するタイプ，急性増悪を発症するタイプがある．急性増悪は，図1に示すようにIPFのどんな時期でも発症する[8)]．特に症状がなく，しかも画像で蜂巣肺がない時期（subclinical IPF）でも発症した場合はAIPと鑑別が困難である[8)9)]．ただ，AIPとIPFの急性増悪は現在のところ治療方法が大きく変わることはない．

❸ 現在は，IPF以外でも急性増悪することが報告されている

非特異性間質性肺炎や膠原病による間質性肺炎など，IPF以外でも急性増悪が出現することが報告されている[10)]．

IPFの急性増悪の臨床診断基準

急性増悪の定義としては2つの基準が用いられている（表2, 3）．一つは2004年のびまん性肺疾患調査研究班の基準案[11)]で，もう一つは2007年の米国のIPF-netにより提唱された基準[12)]である．

後者の基準は，BALや気管痰による侵襲的な検査による感染症の除外を必須としているが，日本ではBALを急性増悪時の重篤な状態で施行してさらに病態を悪化させる可能性があり，実地臨床で急性増悪の診断のために一般にはBALを施行していない施設が多い．

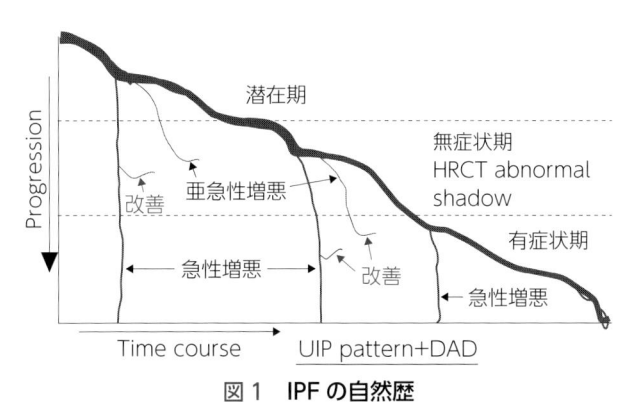

図1　IPFの自然歴
(Katoh T, Ohishi T, Ikuta N, et al. A rapidly progressive case of interstitial pneumonia. Intern Med 1995；34：388-92より引用．埼玉循呼セ・河端美則先生作図)

表2 IPFの急性増悪の定義
厚生労働省の改訂試案

IPFの経過中に,1カ月以内の経過で,
　①呼吸困難の増強,
　②HRCT所見で蜂巣肺所見＋新たに生じたすりガラス陰影・浸潤影,
　③動脈血酸素分圧の有意な低下(同一条件下でPao₂ 10Torr以上),
のすべてがみられる場合を「急性増悪」とする。
明らかな肺感染症,気胸,悪性腫瘍,肺塞栓や心不全を除外する。
参考所見:(1) CRP,LDHの上昇
　　　　　(2) KL-6,SP-A,SP-Dなどの上昇
病理学所見:既存の病変(UIP)＋びまん性肺胞傷害(DAD)

表3 IPFの急性増悪
2007年にIPF-netにより提唱された定義

①以前にあるいは同時にIPFと診断されている
②30日以内で増悪あるいは出現する説明のつかない呼吸困難
③HRCT所見で,UIPに合致する蜂巣肺あるいは網状陰影＋新たに生じたすりガラス陰影・浸潤影
④経気管吸引痰,BALにより呼吸器感染症を否定する
⑤左心不全や肺塞栓,急性肺障害を生じるほかの原因疾患
(敗血症,誤嚥,外傷,再膨張性肺水腫,肺挫傷,脂肪塞栓,吸入による肺障害,心臓肺バイパス,薬剤性肺障害,急性膵炎,輸血,幹細胞移植)が除外できる

5つのすべてがみられる場合を「急性増悪」とする
1つでも欠損している場合は,「急性増悪の疑い」とする

IPFの急性増悪の危険因子,予後

❶ IPFの急性増悪を起こしやすいハイリスクグループを知っておくことは大事である

　急性増悪の頻度は,診断基準や,対象が臨床試験で軽症・中等症に限るのか,実地臨床で重症例も含むのかによりばらつきはある。ただ,通常年間5〜20％の頻度である。主な報告の頻度を図2に示す[3)13)〜17)]。

　急性増悪の病因はいまだ不明であるが,いくつかの仮説が考えられている[12)]。A不顕性のウイルス感染,B誤嚥[18)],C IPF自身の悪化,D急性増悪を起こしやすい遺伝子多型を有する症例があることが挙げられている。

　近藤らの報告[3)]では,初診から6カ月以内のFVCの10％以上の低下が独立したIPFの急性増悪の危険因子であり,移植前の重症例が対象の報告[19)]では,肺高血圧が危険因子であった。これらの危険因子は,表1に示すように2011年のガイドラインにも記載されているIPF自身の予後因子と重なる。特に6カ月以内のFVCの10％以上の低下といった時間的経過で変化する因子は,IPFの活動性を示している可能性がある。IPF自身の活動性の高い症例が急性増悪を起こしやすいということは,急性増悪もIPF自身の悪化の可能性であることを示唆している[12)20)]。実地臨床でも,初診だけでなくいつの時点でも6カ月以内のFVCが10％以上低下する症例を急性増悪を起こしやすいハイリスクグループとして観察することは大事である。もしこの対象の患者に少しでも呼吸困難があれば入院させ経過観察すべきである。

　急性増悪を起こしやすい遺伝子多型が発見されることが期待される[21)]。それらの症例には急

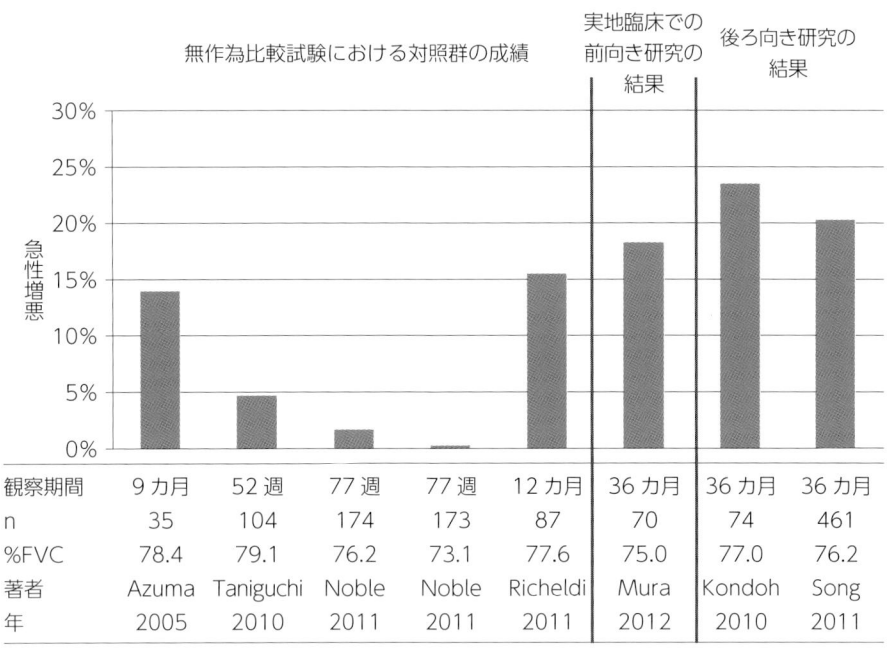

図2 IPFの急性増悪の頻度

観察期間	9カ月	52週	77週	77週	12カ月	36カ月	36カ月	36カ月
n	35	104	174	173	87	70	74	461
%FVC	78.4	79.1	76.2	73.1	77.6	75.0	77.0	76.2
著者	Azuma	Taniguchi	Noble	Noble	Richeldi	Mura	Kondoh	Song
年	2005	2010	2011	2011	2011	2012	2010	2011

性増悪を起こしやすい手技や薬剤の投与を避けることもできるからである。

❷予後

以前の報告でも初回急性増悪での死亡率は約80％，改善例でも平均6カ月で死亡するとされている。日本で行われた厚生労働省調査でのWEB登録の結果では，Kaplan–Meier法による生存曲線は，急性増悪発症時からの全生存期間中央値（median surviral time：MST）は1.67カ月と予後不良であった[22]。ただ，韓国の報告では急性増悪症例の3カ月以内の死亡率は，人工呼吸器が装着した症例では90％であったが，全体としては60％と予後の良い結果を出している[17]。

急性増悪を疑ったときにすべき検査と鑑別診断[11]

IPFの急性増悪の治療と管理で重要なのは，IPFの急性増悪を疑ったときにいかに原因のある治療可能な疾患を除外するかである。

血液検査では，間質性肺炎のマーカーのKL-6，SP-Dの上昇を認めることが多い。血液凝固亢進状態を反映してD-ダイマーの上昇が認められる。ただ，IPFの慢性例では肺血栓塞栓症を合併している例もあるので注意が必要である。

感染症によっても同様の臨床像を呈するので，感染症の除外を慎重に行う必要がある。前治療としてステロイドを投与されている例では特にニューモシスチス肺炎，サイトメガロ肺炎などを除外すべきで，β-D-グルカンや抗原検査をすべきである。症例を選択してしかも状態が許せば気管支肺胞洗浄（bronchoalveolar lavage：BAL）も考慮されるが，実地臨床ではその施行は困難なことが多い。そのため重症例においては，検査結果が出て感染症が否定されるまでは，これらの感染症をカバーする抗菌薬を使用すべきある。

心不全の除外も難しく，時には合併していることもある。心不全の除外のため，循環器専門医にコンサルトし心臓超音波検査を施行する。

収縮不全だけではなく，拡張不全の心不全もあり，左室駆出率（ejection fraction：EF）だけでなく，左室流入血流速波形におけるE/A波と減速時間（deceleration time：DcT）の評価が必要となる．BNP＞100pg/mlでは治療を要する心不全を疑う．

急性増悪の治療

薬物療法

❶『特発性間質性肺炎診断と治療の手引き改訂第2版』の推奨

図3に手引きの推奨する治療法を示す[11]．

a．ステロイド薬

エビデンスのある投与量や方法はなく，ステロイドパルス療法（MPSL 1000mg/日の3日間）を症状の安定化が得られるまで1回/週で繰り返すことが多い．パルス療法の間は，プレドニゾロン（PSL）0.5～1mg/kg/日を継続する．安定化した後もPSLは初期量で1ヵ月は投与して，その後に2週間おきに5～10mgで減量する．減量中の悪化が多いため，20mg/日以下ではさらに少量で減量する（1～2mg/2週間）．

b．免疫抑制薬

治療の手引きにも推奨されており，感染症がある程度否定されたら早期に免疫抑制薬の投与を検討する．シクロホスファミド・パルス療法（IVCY），シクロスポリン[23]が選ばれる．

c．好中球エラスターゼ阻害薬

好中球エラスターゼは，好中球の活性化に伴い放出される蛋白分解酵素であり，肺組織障害や血管透過性亢進を引き起こす．シベレスタットはこの蛋白酵素を阻害し，急性肺障害の進行を抑制する可能性があり，IPFの急性増悪に対して$Pa_{O_2}/F_{I_{O_2}}$の改善効果が認められている[24]．

d．抗凝固薬

低分子ヘパリンの経静脈投与（75 IU/kg/日，1～2週間）が急性増悪症例に有効であったという報告がある[25]．急性増悪では，肺に集積した好中球が血管内皮を障害して，凝固線溶系の

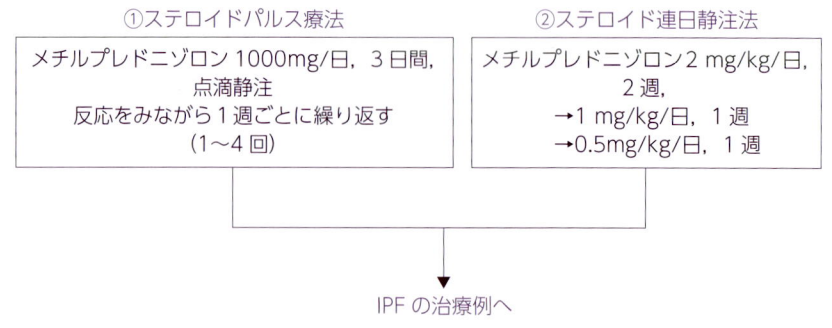

```
①ステロイドパルス療法
メチルプレドニゾロン 1000mg/日，3日間，
点滴静注
反応をみながら1週ごとに繰り返す
（1～4回）

②ステロイド連日静注法
メチルプレドニゾロン 2 mg/kg/日，
2週，
→1 mg/kg/日，1週
→0.5mg/kg/日，1週
```

↓IPFの治療例へ

1) ①の場合，パルス療法非施行日にプレドニゾロン 60mg/日の経口投与を試みてもよい．
2) ①，②の治療ともに免疫抑制薬（#1, #2, #3）をはじめから併用してもよい．
3) 反応性が乏しい場合，シクロホスファミドパルス療法（500mg/日，1～2週ごと静注）を試みてよい．

　　　#1　シクロスポリン 2～3 mg/kg/日～（トラフ値 100～150ng/ml）
　　　#2　アザチオプリン 2～3 mg/kg/日
　　　#3　シクロホスファミド 1～2 mg/kg/日
　　　（#1～#3：保険適用外）

図3　AIPおよびIPFの急性増悪時の治療例
（日本呼吸器学会びまん性肺疾患診断・治療ガイドライン作成委員会，編．特発性間質性肺炎診断と治療の手引き改訂第2版．東京：南江堂，2011より引用）

異常が病態に関与しているといわれており，それに対して効果がある可能性がある．

e．その他の薬について

日和見感染症の頻度が高く，ST合剤の予防投与などの感染対策も忘れずする．

治療に関して，実地医療においては感染症の完全な否定は困難であり，広域の抗菌薬の投与を行う．

❷ IPFの治療に関しての，ATS/ERS/JRS/ALAT Statementの記載

最近上梓されたIPFの治療に関しての，American Thoracic Society, European Respiratory Society, Japanese Respiratory Society, Latin American Thoracic Association（ATS/ERS/JRS/ALAT）ガイドラインでも今までの報告の成績と急性増悪症例の高い死亡率を考慮して，エビデンスはないがステロイドの治療を勧めている（weak recommendation, very low-quality evidnce）[1]．ただ，量などの投与方法には記載がない．免疫抑制薬の使用についても記載はない．

❸ 新しい治療

a．Recombinant thrombomodulin（rhTM）

IPFの急性増悪時に，ステロイドとシクロスポリンの併用に加えて，rhTM併用で3カ月の生存率を改善する報告が出ている．コントロール群（20 cases）の生存率の35％に比較して，rhTM群（20 cases）が70％とかなり改善されたと報告されている[26]．今後期待される治療であり，さらなる検証が必要である．

b．ニンテダニブ（BIBF1120）

薬物治療によりIPFの急性増悪は予防が期待されている．現在の臨床試験では，副次評価項目として急性増悪の頻度の抑制が取り上げられていることが多い．

ピルフェニドンがIPFの急性増悪の発生頻度を減少させたとの報告[13]があるが，その後のわが国の第Ⅲ相プラセボ対照二重盲検比較試験ではプラセボ群との差は認められなかった[14]．

ニンテダニブ（nintedanib，臨床開発名BIBF1120）は，血管新生に必要なVEGFR, PDGFRとFGFRなどの複数のチロシンキナーゼを同時に阻害する，低分子のキナーゼ受容体阻害薬である．ATS/ERS基準を用いて診断されたIPFの患者432例を対象に，12カ月間の無作為化，二重盲検，プラセボ比較試験が行われた[15]．図4に副次評価項目として取り上げられた急性増悪の頻度を示すが，プラセボ投与群に比べ，150 mg 1日2回投与群では急性増悪が少なかった（p=0.0150）．

❹ 本邦と海外での現状

2011年に厚生労働省びまん班においてIPFの急性増悪の1次アンケート調査（本邦332施設で回答あり）が行われた[27]．急性増悪時のプロトコールがありの施設は10施設（8％）のみであった．ステロイド投与は全施設で投与が行われており，ステロイドパルス療法施行施設は315施設（94.9％）であった．前述の手引きに推奨されている免疫抑制薬の併用については243施設（73.2％）で施行されていた．薬剤としては，本邦から有効例の報告[23]の多いシクロスポリンが最も多く197施設（59.3％）であった．シクロホスファミド（CPA）138施設（41.6％）で，CPAの間欠的パルス療法（IVCY）は208施設（62.7％）で施行されていた．その他の薬物療

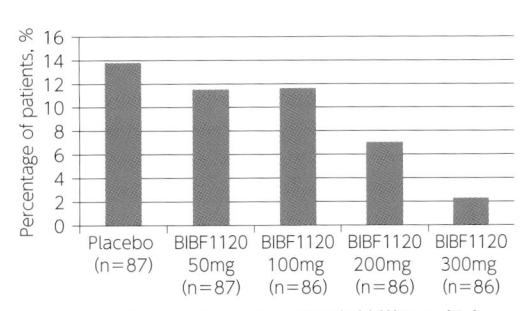

図4 BIBF1120によるIPF急性増悪の頻度
高用量でIPF急性増悪の頻度が抑制されている．
(Richeldi L, Costabel U, Seiman M, et al. Efficacy of a tyrosine kinase inhibitor in idiopathic pulmonary fibrosis. N Engl J Med 2011；365：1079-87より引用)

法としてはシベレスタット 251 施設（75.6％），抗凝固療法施行施設は 100 施設（30.1％）であり，その薬剤としては低分子ヘパリン 69 施設（20.8％），トロンボモデュリン 25 施設（7.5％）で施行されていた。なお広域抗菌薬は 287 施設（86.4％）で併用されていた。

2012 年に行われた 2 次アンケート調査（247 施設で回答あり）では，具体的な治療の方法や薬剤の投与量について検討された[28]。ステロイドパルス療法は，ソルメドロール 1g/日で週 1 回行われていることが多く，複数回施行されている施設も多かった。免疫抑制薬の投与は，ステロイドパルスと同時あるいは終了後に投与している施設が約 1/3 であり，半分の施設はステロイド不応時に免疫抑制薬を投与している現状であった。

❺当院でのプロトコール

図 5 に当センターにおける原則として施行している IPF の急性増悪に対する治療プロトコールを示す。ステロイドに加えて，早期に 2 種類の免疫抑制薬を加えている。エンドトキシン吸着（PMX）療法も，ステロイドパルス療法開始後早期に施行している。補助療法として，好中球エラスターゼ阻害薬と抗菌薬を併用している。

われわれは，心不全や感染症などがある程度除外できたら免疫抑制薬を含め集学的治療を早期に開始した方が治療成績を向上できると考えている。現在はエビデンスがなく，今後同じプロトコールで前向きに検討していくことを計画している。また，全例にこの集学的治療を行うかについては問題もあり，予後の悪い例を予測して強力な治療をしなければいけない症例を選択するべきかもしれないので，急性増悪時の予後予測因子の検討も重要と考える[29)30)]。

非薬物療法

❶『特発性間質性肺炎診断と治療の手引き改訂第 2 版』の推奨[11]

a．エンドトキシン吸着（PMX）療法

当院でのプロトコールの中に入っているが，次項で詳述される。

b．呼吸管理

IPF の急性増悪の呼吸管理は急性呼吸窮迫症候群（acute respiratory distress syndrome：ARDS）と類似しているといわれ，挿管下の人工呼吸管理では 1 回換気量を 6〜8ml/kg，プラトー圧は 35cmH$_2$O 以下，PEEP は心拍量・血圧の低下がなければ 10〜15cmH$_2$O と十分の圧をかける。

急性肺損傷（acute lung injury：ALI）の基準（Pa$_{O_2}$/F$_{I_{O_2}}$≦300）を満たす IPF の急性増悪に対しては，早期からの非侵襲的陽圧換気療法（noninvasive positive pressure ventilation：

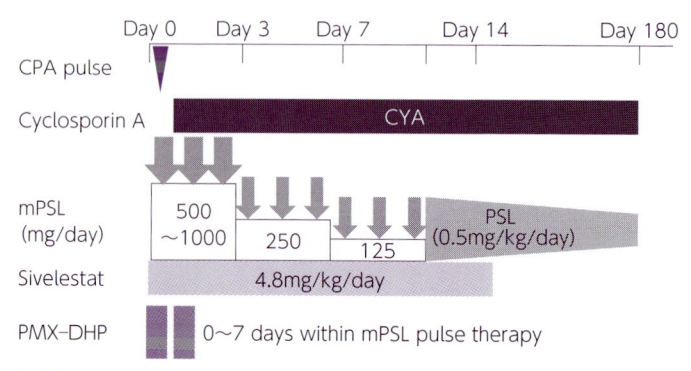

図 5 当センターにおける AIP・IPF の急性増悪に対する治療プロトコール

NPPV）が有用という報告[20]がある．現時点では，根拠は不十分であるが，これらの症例はステロイドなどにより免疫抑制状態になるため，挿管回避が感染を減らす可能性あること，前述の好中球エラスターゼ阻害薬の使用が保険では人工呼吸管理が条件になっていることなどより，NPPVの早期導入は可能性のある治療である．

症例 ……………………………………………………………………………… 60歳代，男性

主　訴：乾性咳嗽，労作時呼吸困難．
既往歴：50歳代，狭心症．
家族歴：特記すべきことなし．
喫煙歴：40pack-years
生活歴：飲酒歴なし．ペット飼育歴なし（特記すべき鳥との接触歴なし）．
現病歴：初診1年半前から胸部単純X線写真で間質性陰影を指摘され，他院でX線写真とCTでフォローされていた．当院初診の9カ月前から労作時の呼吸困難を自覚され（MRC Grade3），乾性咳嗽も悪化するため当院を受診した．初診時の精査で原因が不明で，HRCT画像で胸膜下優位の網状陰影と蜂巣肺を認めてUIPパターンと判断した．病型分類のための侵襲的な検査をする必要はなく，臨床的にIPFと診断した．重症度IV度で，在宅酸素療法が導入された．初診3カ月後に悪寒，微熱が出現し，安静時の呼吸困難も出現したため救急受診された．
身体所見：SpO_2 88％（室内気），胸部聴診上，両側背部に捻髪音を聴取された．ばち指あり．皮膚硬化，皮疹，浮腫認めず．関節腫脹なし．

検査所見：低酸素血症と線維化マーカー（KL-6，SP-D）の上昇．
画像所見：胸部単純X線写真（図6），胸部CT検査（図7）を示す．
臨床経過（図8）：PaO_2が10 Torr以上低下していることと，蜂巣肺にすりガラス状陰影と浸潤影が出てきたこと，1カ月以内に起こった呼吸困難から，IPFの急性増悪と考え，入院時からステロイドパルス療法と好中球エラスターゼ阻害薬の投与を開始したが，翌日さらに呼吸状態が悪化し，気管内挿管人工呼吸管理となった．第2病日，さらに呼吸不全がひどいために，エンドキサンパルス療法，エンドトキシン吸着療法（PMX）を施行した．その直前・直後の単純写真から，両肺野の浸潤影の改善を認めた．その後にプレドニゾロン・シクロスポリン内服により，徐々に呼吸状態が改善して退院も可能になり，外来で経過観察となった．人工呼吸器を着けた急性増悪症例では，亡くなる症例が多かったが，本症例は集学的治療で著明に改善を認めた．

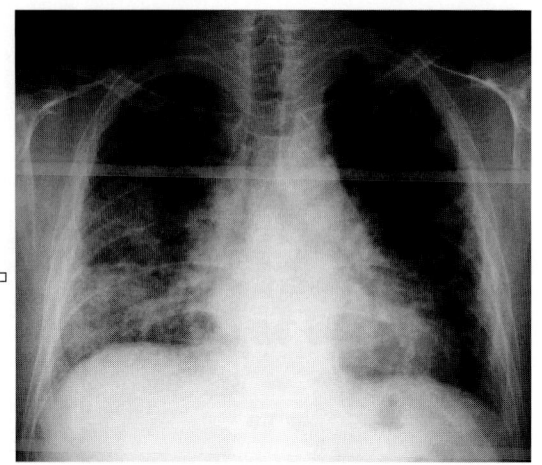

症例
IPF
stage IV
在宅酸素療法中

図6 IPFの急性増悪発症時の胸部単純X線写真
両肺の容積減少と，上肺から下肺にかけて網状影を認める。新たに出現したすりガラス状陰影，浸潤影が右中下肺優位に目立つ。

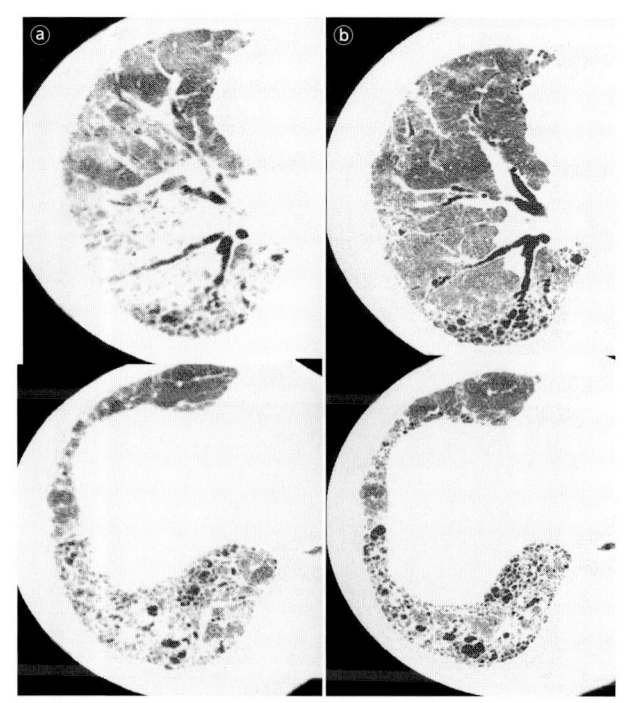

図7 IPFの急性増悪症例の（図6と同じ症例）の治療前後のCTの経過
a. 急性増悪したIPFの胸部HRCT像（右肺）治療前：背側に蜂巣肺を認め，びまん性にすりガラス状陰影と一部の浸潤影が広がる。
b. 治療1カ月後のCT：すりガラス状陰影と浸潤影が改善しているが，背側に蜂巣肺は残存する。

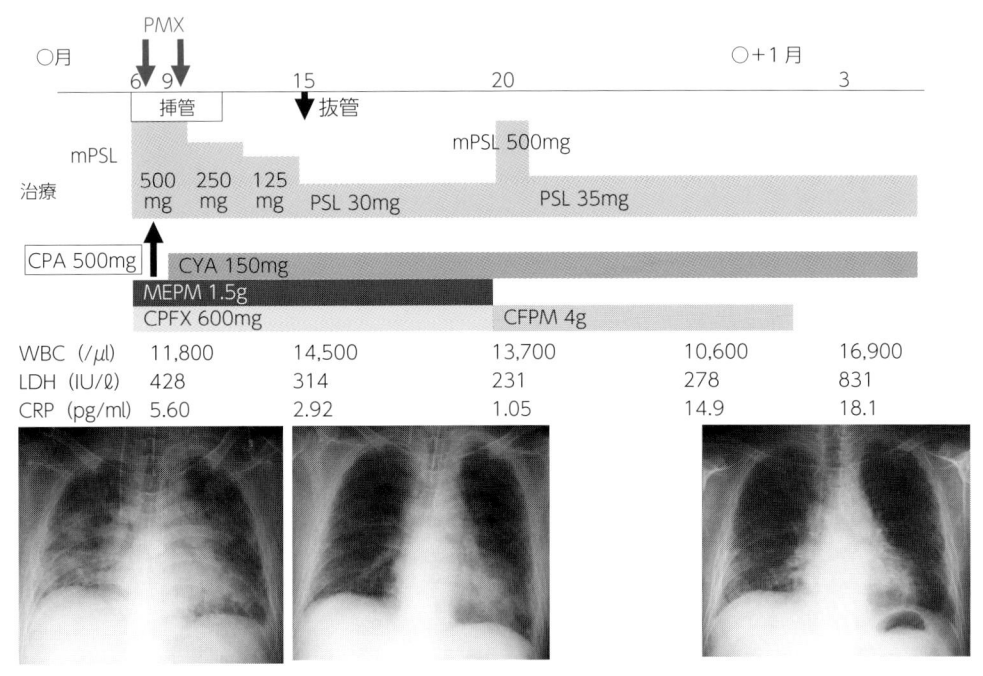

図 8 IPF の急性増悪症例の臨床経過表

【文 献】

1. Raghu G, Collard HR, Egan JJ, et al. An official ATS/ERS/JRS/ALAT statement : idiopathic pulmonary fibrosis : evidence-based guidelines for diagnosis and management. Am J Respir Crit Care Med 2011 ; 183 : 788–824.
2. 千葉弘文,夏井坂元基,高橋弘毅,ほか.北海道 study:はじめて明らかになった特発性肺線維症の疫学.LUNG perspective 2012 ; 20 : 243-5.
3. Kondoh Y, Taniguchi H, Katsuta T, et al. Risk foctor of acute exacerbation of idiopathic pulmonary fibrosis. Sarcoidosis Vasc Diffuse Lung Dis 2010 ; 27 : 103–10.
4. Kondo A, Saiki S. Acute exacerbation in idiopathic interstitial pneumonia. In : Harasaka M, Fukuchi Y, Morinari H, editors. Interstitial pneumonia of unknown etiology. Tokyo : University of Tokyo Press, 1989 : 33–42.
5. Kondoh Y, Taniguchi H, Kawabata Y, et al. Acute exacerbation in idiopathic pulmonary fibrosis. Analysis of clinical and pathologic findings in three cases. Chest 1993 ; 103 : 1808–12.
6. Martinez FJ, Safrin S, Weycker D, et al. The clinical course of patients with idiopathic pulmonary fibrosis. Ann Intern Med 2005 ; 142 : 963–67.
7. Ley B, Collard HR, King TE Jr. Clinical course and prediction of survival in idiopathic pulmonary fibrosis. Am J Respir Crit Care Med 2011 ; 183 : 431–40.
8. Katoh T, Ohishi T, Ikuta N, et al. A rapidly progressive case of interstitial pneumonia. Intern Med 1995 ; 34 : 388–92.
9. Sakamoto K, Taniguchi H, Kondoh Y, et al. Acute exacerbation of idiopathic pulmonary fibrosis as the initial presentation of the disease. Eur Respir Rev 2009 ; 18 : 129–32.
10. Park IN, Kim DS, Shim TS, et al. Acute exacerbation of interstitial pneumonia other than idiopathic pulmonary fibrosis. Chest 2007 ; 132 : 214–20.

11. 日本呼吸器学会びまん性肺疾患診断・治療ガイドライン作成委員会，編．特発性間質性肺炎診断と治療の手引き改訂第2版．東京：南江堂，2011.
12. Collard HR, Moore BB, Flaherty KR, et al. Idiopathic pulmonary fibrosis clinical research network investigators. Acute exacerbation in idiopathic pulmonary fibrosis. Am J Respir Crit Care Med 2007；176：636-43.
13. Azuma A, Nukiwa T, Tsuboi E, et al. Double-blind, placebo-controlled trial of pirfenidone in patients with idiopathic pulmonary fibrosis. Am J Respir Crit Care Med 2005；171：1040-7.
14. Taniguchi H, Ebina M, Kondoh Y, et al. Pirfenidone in idiopathic pulmonary fibrosis. Eur Respir J 2010；35：821-9.
15. Richeldi L, Costabel U, Seiman M, et al. Efficacy of a tyrosine kinase inhibitor in idiopathic pulmonary fibrosis. N Engl J Med 2011；365：1079-87.
16. Mura M, Porretta MA, Bargagli E, et al. Predicting survival in newly diagnosed idiopathic pulmonary fibrosis：a 3-year prospective study. Eur Respirt 2012；40：101-9.
17. Song JW, Hong SB, Lim CM, et al. Acute exacerbation of idiopathic pulmonary fibrosis：incidence, risk factors and outcome. Eur Respir J 2011；37：356-63.
18. Lee JS, Song JW, Wolters PJ, et al. Bronchoalveolar lavage pepsin in acute exacerbation of idiopathic pulmonary fibrosis. Eur Respir J 2012；39：352-8.
19. Judge EP, Fabre A, Adamali HI, et al. Acute exacerbations and pulmonary hypertension in advanced idiopathic pulmonary fibrosis. Eur Respir J 2012；40：93-100.
20. 近藤康博．特発性肺線維症急性増悪：日本の理解，世界の現状．LUNG perspective 2012；20：259-63.
21. 萩原弘一．特発性肺線維症急性増悪および薬剤性肺障害に関与する日本人特異的遺伝子素因に関する研究．厚生科学特定疾患対策研究事業びまん性肺疾患研究班平成23年度報告書．2012：255-9.
22. 田口善夫，海老名雅仁．WEB登録によるIPF急性増悪症例のレトロスペクティブ調査の解析結果報告．厚生科学特定疾患対策研究事業びまん性肺疾患研究班平成18年度報告書．2006：39-45.
23. Sakamoto S, Homma S, Miyamoto A, et al. Cyclosporin A in the treatment of acute exacerbation of idiopathic pulmonary fibrosis. Intern Med 2010；49：109-15.
24. 中村万里，小倉高志，宮沢直幹，ほか．高度呼吸不全を呈した特発性肺線維症急性増悪におけるシベレスタットナトリウム使用成績と予後因子の検討．日呼吸会誌2007；45：455-9.
25. Kubo H, Nakaywma K, Yanai M, et al. Anticoagulant therapy for idiopathic pulmonary fibrosis. Chest 2005；128：1475-82.
26. Taniguchi H, Kataoka K, Kondo Y, et al. Recombinant thrombomodulin improves survival in acute exacerbation of idiopathic pulmonary fibrosis. ERS抄録，2012.
27. 田口善夫，橋本成修，杉山幸比古，ほか．急性増悪部会報告：急性増悪治療に関する一次アンケート調査．厚生科学特定疾患対策研究事業びまん性肺疾患研究班平成23年度報告書．2012：67-69.
28. 田口善夫，橋本成修，石井芳樹，ほか．急性増悪部会報告：急性増悪治療に関する二次アンケート調査．厚生科学特定疾患対策研究事業びまん性肺疾患研究班平成24年度報告書．2013：93.
29. Fujimoto K, Taniguchi H, Johkoh T, et al. Acute exacerbation of idiopathic pulmonary fibrosis：high-resolution CT scores predict mortality. Eur Radiol 2012；22：83-92.
30. 吉田昌弘，小倉高志，池田　慧．特発性肺線維症　急性増悪の治療転帰の解析．厚生科学特定疾患対策研究事業びまん性肺疾患研究班平成23年度報告書．2012：157-9.

第Ⅲ章　薬物療法の実際

2　急性増悪
2）PMX療法

迎　寛

はじめに

　肺は外界と接するガス交換の場であるために，病原微生物や異物が侵入しやすく，またサイトカインストームなどの影響を受けやすいために，急激な臓器障害を生じやすい。特にびまん性肺胞傷害（diffuse alveolar damage：DAD）は現在のところ確立された治療法はなく，極めて予後不良な病態である。しかし，近年，特発性肺線維症（idiopathic pulmonary fibrosis：IPF）の急性増悪においてポリミキシンB固相化線維カラムを用いた血液浄化療法（polymyxin B-immobilized fiber column：PMX療法）の有効性を示す報告がなされ，注目されてきている。本項ではIPFの急性増悪を含めた急速進行性の間質性肺炎に対するPMX療法の有効性や問題点に関して解説し，有効であった1症例を提示する。

PMX療法とは

　PMX療法とはエンドトキシンを吸着するポリミキシンが固相化された線維カラムを用いた血液浄化療法であり，主にグラム陰性桿菌による敗血症性ショックに対する治療に用いられてきた。しかし，実際はグラム陽性菌による敗血症などに対する有効性も認められることから，エンドトキシン吸着以外のメカニズムが関与している可能性が推測されている。現在では，PMX療法の敗血症性ショックに対する有用性はほぼ明らかとされている。Cruzら[1]は腹腔内感染により緊急手術が行われた重症敗血症あるいは敗血症性ショック64例で前向き多施設無作為比較対照試験を行い，PMX併用群で平均血圧の有意な上昇とともに，酸素化能（Pa_{O_2}/F_{IO_2}：PF比）の改善を確認している。28日後死亡率も従来治療群（53％）に比べ，PMX併用群（32％）が有意に低下していた。敗血症の場合，酸素化能の低下は急性肺損傷（acute lung injury：ALI）／急性呼吸窮迫症候群（acute respiratory distress syndrome：ARDS）の合併に起因することが多いため，PMX療法はALI/ARDS自体に対して有効である可能性が指摘されてきた。

間質性肺炎に対するPMX療法

　IPFなどの慢性型間質性肺炎の急性増悪，急性間質性肺炎（acute interstitial pneumonia：AIP），膠原病肺や重症薬剤性肺障害の一部などではDADの病態を呈し，極めて予後不良である[2]。間質性肺炎の急性増悪に対する治療では従来からステロイドパルス療法，免疫抑制薬，好中球エラスターゼ阻害薬などが用いられてきたが，その有効性には限界があり，新たなる治療法の確立が望まれている。敗血症に合併

するALI/ARDSの基本病理像はDADであるためにこれらのDADを呈する間質性肺炎においてもPMX療法が有効である可能性が考えられる。

IPFにおける急性増悪に対するPMX療法の効果はSeoら[3]により初めて報告された。彼らはステロイドパルス療法が無効と判断されたIPF急性増悪症例6例に対してPMX療法を施行し、うち4例で酸素化能の改善により人工呼吸器からの離脱が可能であったと報告している[3]。以後、本邦の多くの施設において慢性間質性肺炎の急性増悪や急速進行性の間質性肺炎に対するPMX療法が施行され、その有効性が報告されている。Enomotoら[4]はPMX療法を施行した5例の間質性肺炎の急性増悪症例で、酸素化能や画像所見の改善を認めている。また、われわれもステロイドパルス療法無効の間質性肺炎の急性増悪症例などに対してPMX療法を行い、33例の集積報告を行った[5]。症例の内訳はIPFやIPF以外の特発性間質性肺炎（idiopathic interstitial pneumonias：IIPs）の急性増悪が11例、AIP（疑いも含む）6例、膠原病関連8例、薬剤性4例、塵肺や慢性過敏性肺炎の急性増悪4例であった。PMX療法は延べ73回施行され、入院から平均5日、ステロイドパルスから平均3日での導入であった。施行回数は平均2回、施行時間は平均4時間であった。PMX療法後72時間、1週間後と経時的にPF比の有意な改善を認め、全身性炎症反応症候群（systemic inflammatory reaction syndrome：SIRS）陽性項目数も1週間後に有意な改善を認めた。PMX療法後30日の生存率は63.6%（21/33）、90日後は49.4%（16/33）であった。また、17例の死亡例中13例で人工呼吸器管理が行われたが、そのうち5例ではPMX療法後にいったん人工呼吸器からの離脱が可能であった。有害事象は軽度の白血球数と血小板数の低下を認めたのみであった。加え て、2012年には国内でのIPF急性増悪に対するPMX療法の有用性が多施設、後ろ向き研究によって示された[6]。18施設から急速進行性間質性肺炎に対してPMX療法を行った160例が集積され、P/F比がPMX療法（平均2回、1回6時間）前の148.9±87.2から後に175.1±92.5 Torrへ増加し（うちIPF急性増悪73例では173.9±105.4から195.2±106.8 Torrへ増加）、有意な酸素化の改善が認められた。また、IPF急性増悪症例での30日および90日の生存率はそれぞれ70.1%と34.4%で、これまでの文献と比較して良好な結果となっている。

PMX療法の施行方法に関してはまだ確立されたものはないが、Konoら[7]は12時間治療を行った群は6時間以下の群よりも生存率が有意に高かったと報告しており、少なくとも2時間以上の長時間使用が有効ではないかと推測している。また、可能な限り早期からの開始が推奨されている。

PMX療法がなぜ有効なのか？

Nakamuraら[8]は敗血症314例のうち206例に対してPMX療法を施行し、PMX併用群で治療2週間目の生存率がPMX未施行群に比べ有意に良好であったことを報告しているが、生存者ではPMX療法後でエンドトキシンに加え、interleukin（IL）-6やtumor necrosis factor（TNF）-αなどの炎症性メディエータの血清値が有意に低下していたことを示した。また、ARDS患者では血清matrix metalloproteinase（MMP）-9やtissue inhibitor of matrix metalloproteinase（TIMP）-1が高値を示すが、PMX療法後にこれらが有意に改善したとの報告もある[9]。Kushiら[10]もALI/ARDS症例に対してPMX療法を行い、血清IL-8や好中球エラスターゼの有意な低下を報告している。われわれの検討[6]では有意な血清monocyte chemotactic protein（MCP)-1の低下が確認された。また，Oishiら[11]はPMX後に血清中のIL-12とvascular endothelial growth factor（VEGF）が特に低下しており，またPMX線維の溶解液からはこれらに加え，IL-8やtransforming growth factor（TGF)-βなどが検出されたとしている。これらの報告からは，PMX療法がさまざまなメディエータを低下させることにより酸素化能を改善していることが推測される。また，Abeら[12]は間質性肺炎の急性増悪症例で実際に使用されたPMXカラムを解体し，線維に吸着された細胞成分について検討を行っている。電子顕微鏡などによる解析では，CD14，CD62L，CD114などを高発現した活性化好中球が多数観察された。また，血清MMP-9値の低下も示し，PMXが活性化した好中球を吸着することで酸素化能が改善するのではないかと推測している。

おわりに

最近の研究結果によりPMX療法の有効性とそのメカニズムが少しずつ明らかとされてきているが，至適施行法やその作用機序はいまだ不明な点が多く，今後のさらなる検討が待たれる。間質性肺炎に対するPMX療法は現在，高度医療評価が行われた後，治験に移る計画もあるようであり，今後前向きでの有効性の検証も進むことと思われる。

症例 ────────────── 61歳，女性

14年前から乾性咳嗽が出現し，12年前からは健診時の胸部X線写真で異常陰影を指摘されていたが放置していた。8年前に咳嗽の増加から近医での胸腔鏡下肺生検も含めた精査でIPFの診断に至るが，自覚症状の変化は少なく経過観察されていた。2年前より労作時の呼吸困難が徐々に進行し，4カ月前からプレドニゾロンおよびシクロホスファミドの内服療法が開始となった。前日に庭の手入れを精力的に行い，疲労を強く自覚していたが，その翌日に強い咳嗽とともに呼吸困難の急激な増強があったため救急車で当院に来院し，入院となった。

検査所見：血液検査では末梢血白血球16,500/μl，赤血球426×10^4/μl，ヘモグロビン13.2g/dl，血小板24.2×10^4/μl，AST 23 IU/l，ALT 16 IU/l，LDH 321 IU/l，BUN 17.0mg/dl，クレアチニン0.57mg/dl，CK 51 IU/l，CRP 0.14 mg/dl，KL-6 789 U/ml，SP-A 91.4ng/ml，SP-D 101ng/ml，抗GBM抗体（−），PR3-ANCA（−）MPO-ANCA（−）。血

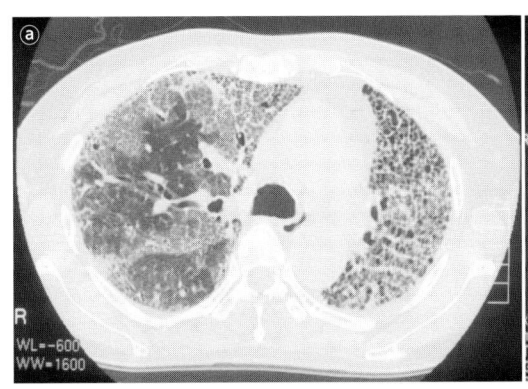

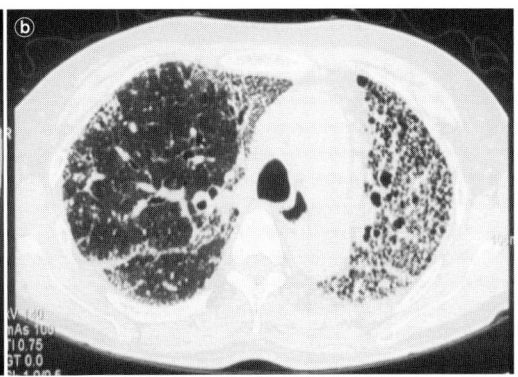

図1　61歳女性，IPF急性増悪症例の胸部CT
a. 入院時，b. 入院4カ月前

液ガス（O_2 10lマスク）はpH7.427，Pa_{CO_2} 35.4 Torr，Pa_{O_2} 78.4 Torr，HCO_3^- 23.0mEq/lであった．胸部X線やCT所見では，もともとの線維化像に加え，両側びまん性に新たなすりガラス陰影を認めた（図1に今回入院時a．および入院4か月前b．の胸部CTを示す）．気管支肺胞洗浄液（bronchoalveolar lavage fluid：BALF）は血性であり，回収率53％，細胞数$11.8×10^5$/ml，肺胞マクロファージ10.9％，好中球85.7％，リンパ球3.0％　CD4/8＝0.22であった．

経過：急激に生じた呼吸不全の増悪に対して，ステロイドパルス療法，シプロフロキサシン（ciprofloxacin：CPFX）点滴および好中球エラスターゼ阻害薬を開始した（図2）．酸素化はいったん改善したものの再増悪し，第5病日に胸部CTを再検したところ，入院時に新たに認められたすりガラス状陰影は拡大・増強するとともに内部の牽引性気管支拡張が進行している所見であった．入院日に実施したBALFからは感染症を示唆する所見はなく，経過からIPFの急性増悪と判断した．同日からシクロスポリンの内服を開始し，第6，7病日にはPMXを用いた血液浄化療法を各4時間実施した．その後，酸素化は改善，全身状態も安定し，在宅酸素療法が必要ではあったが退院することができた．

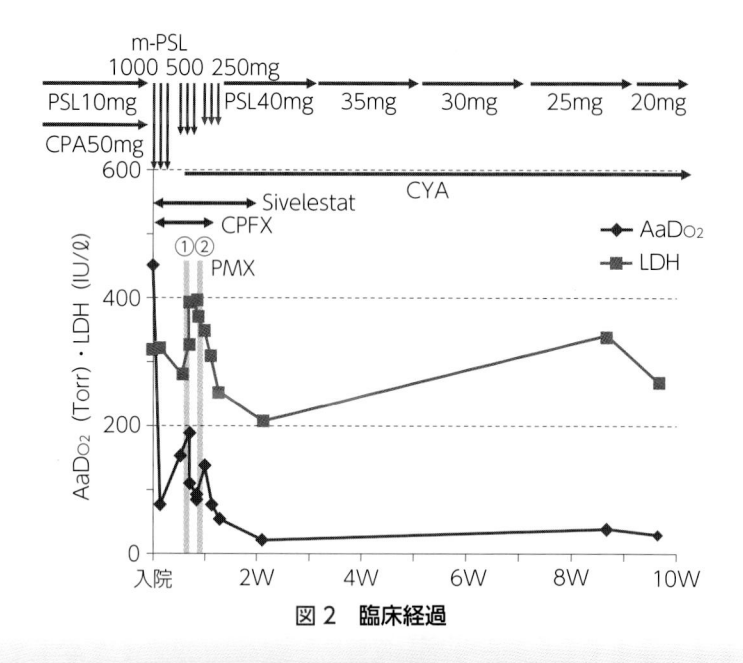

図2　臨床経過

【文　献】

1. Cruz DN, Antonelli M, Fumagalli R, et al. Early use of polymyxin B hemoperfusion in abdominal septic shock. JAMA 2009；301：2445-52.
2. 日本呼吸器学会びまん性肺疾患診断・治療ガイドライン作成委員会，編．特発性間質性肺炎診断と治療の手引き改訂第2版．東京：南江堂，2011.
3. Seo Y, Abe S, Kurahara M, et al. Beneficial effect of polymyxin B-immobilized fiber column (PMX) hemoperfusion treatment on acute exacerbation of idiopathic pulmonary fibrosis. Intern Med 2006；45：1033-8.

4. Enomoto N, Suda T, Uto T, et al. Possible therapeutic effect of direct haemoperfusion with a polymyxin B immobilized fibre column (PMX-DHP) on pulmonary oxygenation in acute exacerbations of interstitial pneumonia. Respirology 2008 ; 13 : 452-60.
5. Hara S, Ishimoto H, Sakamoto N, et al. Direct hemoperfusion using immobilized polymyxin B in patients with rapidly progressive interstitial pneumonias : a retrospective study. Respiration 2011 ; 81 : 107-17.
6. Abe S, Azuma A, Mukae H, et al. Polymyxin B-immobilized fiber column (PMX) treatment for idiopathic pulmonary fibrosis with acute exacerbation : a multicenter retrospective analysis. Intern Med 2012 ; 51 : 1487-91.
7. Kono M, Suda T, Enomoto N, et al. Evaluation of different perfusion durations in direct hemoperfusion with polymyxin B-immobilized fiber column therapy for acute exacerbation of interstitial pneumonia. Blood Purif 2011 ; 32 : 75-81.
8. Nakamura T, Matsuda T, Suzuki Y, et al. Polymyxin B-immobilized fiber hemoperfusion in patients with sepsis. Dialysis Transplant 2003 ; 32 : 602-7.
9. Nakamura T, Kawagoe Y, Matsuda T, et al. Effect of polymyxin B-immobilized fiber on blood metalloproteinase-9 and tissue inhibitor of metalloproteinase-1 levels in acute respiratory distress syndrome patients. Blood Purif 2004 ; 22 : 256-60.
10. Kushi H, Miki T, Okamoto K, et al. Early hemoperfusion with an immobilized polymyxin B fiber column eliminates humoral mediators and improves pulmonary oxygenation. Crit Care 2005 ; 9 : R653-61.
11. Oishi K, Mimura-Kimura Y, Miyasho T, et al. Association between cytokine removal by polymyxin B hemoperfusion and improved pulmonary oxygenation in patients with acute exacerbation of idiopathic pulmonary fibrosis. Cytokine 2013 ; 61 : 84-9.
12. Abe S, Seo Y, Hayashi H, et al. Neutrophil adsorption by polymyxin B-immobilized fiber column (PMX) for acute exacerbation in patients with interstitial pneumonia : a pilot study. Blood Purif 2010 ; 29 : 1-6.

第III章 薬物療法の実際

3 特殊病態の治療
1) 合併肺癌の手術

岡本 龍郎, 高山 浩一, 前原 喜彦, 中西 洋一

はじめに

肺癌の外科治療において, 特発性間質性肺炎 (idiopathic interstitial pneumonias: IIPs) はしばしば遭遇する併存症の一つである。IIPs は肺切除に重要な呼吸機能を低下させるうえに, 術後急性増悪による手術関連死亡の原因となり得る非常に重要な疾患である。昨年の第29回日本呼吸器外科学会において,「間質性肺炎合併肺癌切除患者における術後急性増悪に関する多施設共同後向きコホート研究」の結果発表があり, 大規模な患者データより解析された術後急性増悪の頻度やリスク因子などが報告された。これにより, 間質性肺炎合併肺癌患者に対する外科治療の方向性に大きな一歩が加えられた。本稿では, 最近の報告を基に, 間質性肺炎 (interstitial pneumonia: IP, IIPs 以外の間質性肺炎を含む) 合併肺癌の手術および周術期管理法に関してレビューする。

肺癌と IIPs

疫学的には, 特発性肺線維症 (idiopathic pulmonary fibrosis: IPF) 患者の肺癌発症リスクは健常人の約7.3〜14.1倍と報告されている。また, IIPs 診断時の肺癌有病率は約10〜30%, IIPs 患者における経過中の肺癌発症率は6〜15%といわれ, IIPs と肺癌発生との関連が推測されている[1]。タバコを含む環境因子曝露が, 間質性肺炎と肺癌の共通のリスク因子と考えられている。さらに, 間質性肺炎合併肺癌は線維化の優位な下葉・末梢に多いこと, 間質性肺炎と肺癌には線維芽細胞の増生を特徴とすることなどの共通点がある。これらのことより, 特に IPF において, 肺胞や間質の慢性炎症と線維化の過程から増殖機転が働き, 発癌に至る機構が予想されているが, IPF が肺癌発生の原因となるか否かは明らかでない[2]。

基礎研究においては, 肺の線維化部位で epithelial-mesenchymal transition (EMT) が起きており, EMT が癌の発生に関わっている可能性が示唆されている[3]。また, IPF と肺癌に共通して global hypo-methylation が認められることや[4], テロメラーゼ (telomerase) の変異が関与することなどが報告されているが[5], これらの事象と肺癌発生との直接の因果関係は解明されていない。

IP 合併肺癌患者における肺切除術

肺癌の手術療法における IP の影響には, 主に次の3点が考えられる。①術前低肺機能による手術適応および術式選択への影響, ②急性増悪を含む周術期合併症と手術関連死亡のリスクの増加, ③術後の長期予後への影響, である。

術前低肺機能の影響

IP患者では多くの場合，拘束性障害を認めるため肺活量（vital capacity：VC）が低下するが，1秒率（FEV_1/FVC）は保たれていることが多い。多くの施設で予測残存肺機能の指標として使われている1秒量（FEV_1）は，軽度のIPでは保たれるが，IPの進行とともに低下する。表1に，IP合併肺癌患者における術前の肺機能障害の状況（IP非合併肺癌患者との比較）を示す[6)~13)]。これらのレトロスペクティブ研究では，手術が行われた患者のみを対象にしているため，IP非合併患者との間に有意差を認めなかったとの報告もあるが，全般的にみると何らかの検査値低下を認めることが多い。IPでは肺拡散能の低下も特徴的であり，D_{LCO}値の低下はIPF自然経過における重要な予後不良因子と報告されている。また，肺拡散能は術後肺機能予測においても重要な因子であり，予測残存%D_{LCO}は欧米を中心に手術適応の指標として用いられている[14)]。さらに%D_{LCO}低下は術後肺合併症，術後急性呼吸窮迫症候群（acute respiratory distress syndrome：ARDS）のリスク因子の一つでもあり，1秒量が比較的保たれている患者においても十分な注意が必要である。

IP合併患者の術式選択に関しては一定の見解はないが，片肺全摘は予後不良であり勧められないとする報告が多い。肺葉切除に関しても，部分切除に比べて術後死亡のリスクが上がるとの報告があるが[7)]，一方で術式により明らかなリスクの差はないとの報告もある。日本呼吸器外科学会による多施設共同後向きコホート研究の報告においては，肺葉切除・区域切除は部分切除に比べ術後急性増悪のリスクが高い（HR＝3.4，p＝0.002）と報告された[15)]。しかしながら長期の生存解析においては肺葉切除群が部分切除に比べ予後良好であり（5年生存率44% vs. 31%），肺癌の根治性が長期予後に関係していると考察された。実際，IP合併肺癌においては，腫瘍が間質影の中に存在することが多いため腫瘍の辺縁が明確でなく，切除マージンの不十分な切除では腫瘍を取り残す危険性がある。

実際の肺切除に際しては，予測残存肺機能の計算により切除後の肺機能低下を予測し，手術適応や肺切除量を決める。IPF患者におけるVCの年間平均低下量は約130~210ml[16)]と報告されており，活動性の高いIPF患者にはできるだけ肺機能を温存する必要がある。このように，IP合併肺癌患者の手術では，急性増悪および長期的進行のリスクを十分に考慮しつ

表1 IP合併肺癌患者の術前肺機能障害の有無

著者	年	%VC	%FEV_1	FEV_1%	%D_{LCO}	P_{O_2}	P_{CO_2}
Kawasakiら	2002	NS	NS	NS	—	↓	NS
Kumarら	2003	NS	NS	NS	—	NS	—
Chiyoら	2003	↓	↓	↓	—	NS	NS
Kushibeら	2007	NS	NS	—	—	—	—
Watanabeら	2008	NS	—	NS	↓	—	—
Sakamotoら	2011	NS	—	—	—	NS	—
Saitoら	2011	NS	NS	NS	—	NS	↓
Sugiuraら	2012	NS	—	↓	—	—	—

↓：低下あり，NS：有意な低下なし，—：記載なし

つ，また一方で，肺癌の根治性がなるべく担保される術式選択を目指すといった，相反する要求が課せられることになる。

周術期合併症と手術関連死亡のリスク

通常の肺切除術においては，種々の合併症の中で肺合併症の頻度が最も高く，その発生頻度は20～30％と報告されている。IP合併肺癌患者では，術後合併症および術後死亡が非合併肺癌患者に比べ増えることが報告されている[7]。特に，術前より肺機能低下を認めることが多いため，術後肺合併症のリスクは高く，重症化しやすいと考えられる。IP合併患者では，気道・肺胞の浄化能が低下しており，無気肺や細菌性肺炎を起こしやすい状況であるため，周術期の呼吸訓練や早期離床などを励行し，できるだけ肺合併症の発生を予防する必要がある。

通常の肺切除術における手術関連死亡の原因のうち半数はARDSであり，最も重要な術後合併症の一つである。IP合併肺癌患者においては，術後の急性増悪がまさにARDSと同様の病態であると考えられる。術後の急性増悪に関しては，主に本邦から研究結果が報告されており（表2）[6～13)17)～24]，これらを総合すると，発生頻度はIP合併肺癌の10～30％である。日本呼吸器外科学会の多施設共同研究では，術後急性増悪の頻度は9.4％と報告された。さらに，急性増悪後早期の死亡率は，報告例のまとめでは30～80％であり，多施設共同研究では46.1％と報告された。IPの急性増悪は，ひとたび発症すると非常にクリティカルな合併症であることがわかる。

急性増悪の予測因子に関しては，いくつかの因子が関連を示すことが示唆されてきたが，症例数が少なく明らかなものはなかった。多施設共同研究で，多変量解析の結果が報告され，1葉・区域切除，2葉切除・全摘がそれぞれ3，5倍のリスク，男性が4倍，KL-6≧1,000が2倍，術前ステロイド投与が2.5倍，％VCと蜂窩肺の存在がそれぞれ1.3，1.6倍のリスクとされた。このなかで興味深いのは，術前ステロイド投与である。日本では，多くの施設で術後急性増悪の予防目的でステロイド投与が行われてきたという現実があり，以前は肯定的な報告が多かった。しかしながら，逆にステロイド投与例に急性増悪が多かったとする報告もあり，今回の多施設共同研究においても否定的な結果であった。今後，ステロイドの予防投与の是非に関しては，前向き試験での検証が望まれるが，現時点では有用と判断するエビデンスはない。

術後の長期予後

IP合併は肺癌患者における予後不良因子となることが報告されている（表3）。全病期の予後解析ではIP非合併例が5年生存率62～64％であったのに対し，IP合併例は35～43％であり有意に予後不良であった。また，I期のみの報告でも，IP非合併例が80％以上であったのに対し，IP合併例は54～61％と予後不良であった。これらの報告では，肺癌死以外の呼吸器関連死の割合がIP合併例で15～25％と高く，予後にIPの経過が大きく関係していることが考察された。さらに日本呼吸器外科学会の多施設共同研究においては，IP合併肺癌症例の急性増悪発症群は5年生存率16％であり，非発症群44％に比べ統計学的有意に長期予後不良であることが報告された。

周術期管理の実際

術前呼吸機能評価

本邦においては肺切除術における耐術肺機能の判断指標に，予測残存1秒量を用いる施設

表2 肺癌患者におけるIP合併数と急性増悪

著者 (発表者)	年	間質性肺炎診断	全症例数	IP合併数	AE発生数	%	AE死亡率(%)	AE関連因子
Kawasakiら	2002	IPF (clinical or histological)	711	53	NA	NA	NA	
Aubryら	2002	IPF (histological UIP)	NA	24	3	12.5	100	
Kumarら	2003	IP (histological UIP＋NSIP by IIP-ICS' 01)	988	24	5	20.8	80	% D$_{LCO}$, CPI
Chiyoら	2003	IP (clinical or histological)	931	36	9	25	33.3	
Koizumiら	2004	IP (clicnical by IPF-ICS' 99 and histological UIP＋NSIP)	1103	47	7	14.9	28.6	H-J, CRP, LDH,
Okamotoら	2004	IIP (clinical)	101	20	4	20	75	扁平上皮癌, % D$_{LCO}$
Kushibeら	2007	IPF (by IPF-ICS' 99)	1063	33	NA	27.3	NA	% FVC, FEV$_1$
Watanabeら	2008	IPF (clinical or histological)	870	56	4	7.1	100	
Shintaniら	2010	IP (histological UIP)	1256	40	6	15	83.3	% VC, LDH
Sakamotoら	2011	IIP (NA)	NA	48	2	4.2	100	
Suzukiら	2011	IPF (clinical or histological by IIP-ICS' 01)	547	28	9	32.1	11.1	線維化像 (HRCT)
Saitoら (stageIA)	2011	IPF (clinical or histological by IIP-ICS' 01)	350	28	3	10.7	33.3	
Iyodaら	2011	IIP (clinical and histological by IIP-ICS' 01)	NA	22	5	22.7	NA	年齢, 臨床病期, 術後ステロイド
Yanoら	2012	IP (clinical UIP, NSIP pattern by HRCT)	480	62	6	9.7	33.3	KL-6
Sugiuraら	2012	IIP (histological by IIP-ICS' 01, IPF-guidelines' 10)	992	249	12	4.8	45	画像上蜂巣肺
Mizunoら	2012	IPF (clinical by IIP-ICS' 01)	1444	52	7	13.5	85.7	術中輸液バランス, CRP (AEリスク因子)
伊達	2012	IIP (clinical or histological)	NA	1896	178	9.4	46.1	術式, 性別, KL-6, 術前ステロイド, % VC, 画像上蜂巣肺 (AEリスク因子)

IPF：特発性肺線維症, IP：間質性肺炎, IIP：特発性間質性肺炎, UIP：usual interstitial pneumonia, NSIP：nonspecific interstitial pneumonia, ICS：international consensus statement, NA：not available, AE：急性増悪。

表3 IP合併肺癌患者の予後の比較

著者（発表者）	年	5年生存率		p
		IPあり	IPなし	
Kawasakiら	2002	43	64.2	<0.01
Chiyoら	2003	35.6	62.5	<0.0001
Watanabeら（stage I）	2008	61.6	83	0.02
Saitoら（stage IA）	2011	54.2	88.3	<0.0001
Yanoら	2012	55.7	81.3	<0.0001
伊達	2012	42	NA	NA

IP：間質性肺炎，NA：not available。

が多い。当院も同様で，区域法もしくは亜区域法を用いて，体表面積あたりの予測残存1秒量が600ml/m²以上であれば通常は手術可能と判断している。American College of Chest Physicians（ACCP）のガイドラインではさらに細かく分類されており，予測FEV₁または予測D_LCO＜40％の場合は，標準切除では術死を含む術後合併症のリスクが高いため，縮小手術を考慮すべきと記されている[14]。前述のようにIP合併肺癌症例においては，D_LCOの低下を認めることが多いため，FEV₁，D_LCO，さらに血液ガス分析や6分間歩行試験などの心肺機能評価法を行い，手術適応および術式選択を慎重に行う必要がある。

また，IP急性増悪と関連する因子としては，Hugh-Jones分類，CRP，LDH，KL-6，％VC，％D_LCO，蜂窩肺の存在などが指摘されており，多変量解析により独立したリスク因子として報告されたのは，術中輸液バランス，CRP[21]，術式，性別，KL-6，術前ステロイド，％VC，画像上蜂巣肺[15]であった。

肺合併症予防策

IP合併患者は肺切除術における肺合併症のリスクが高い。肺切除後の肺合併症は無気肺や肺炎などが多いが，術前より肺機能低下を認める患者にひとたび合併症が起きると，低酸素血症を来し重症化しやすい。したがって，周術期を通じて肺合併症を予防することが重要である。

禁煙：喫煙はIPFのリスク因子であるとともに，喫煙者では非喫煙者に比べ術後肺合併症が有意に多いことが報告されている。しかしながら，手術前8週以内の直前禁煙では術後肺合併症の発生率を減らすことはできないことがわかっている[25]。とはいえ，術後長期のIPの経過において禁煙は予後を左右する重要な因子であり，術前からの禁煙を勧めることが肝要と思われる。

術前呼吸筋トレーニング：インセンティブ・スパイロメトリーや深呼吸訓練を用いた呼吸筋トレーニングは冠動脈バイパス術患者（非IP患者）において有意に肺合併症を減少させたとの報告がある（重症肺合併症のHR 0.52，肺炎のHR 0.40）[26]。IPF患者での呼吸リハビリテーションは長期のquality of life（QOL）を改善させることが示されている[27]。これらのことより，周術期の呼吸筋トレーニングや呼吸リハビリは，肺へのシェアストレスなどをかけない方法で行えれば有用と思われる。超音波ネブライザーによる気道浄化法や喀痰排出促進を目的とした粘液溶解療法などは肺合併症の発生を予防するとのエビデンスはないが，早期離床や呼吸リハビリによる物理的な喀痰排出促進は肺合併

症予防に有用と思われる。

IP急性増悪予防策

❶術中管理

IPの急性増悪は，ARDSと同様の病態と考えられる。肺癌の肺切除術における術後急性肺損傷（acute lung injury：ALI）/ARDS発症の術中リスク因子として，手術中の気道内圧および輸液過多が報告されている。肺癌合併IPF患者の肺手術においても，術中輸液バランスが術後IPF急性増悪の独立したリスク因子であったとの報告があり，周術期の輸液に関しては過多にならないよう十分な注意が必要である[21]。当院では，手術中の実際のin/out量に加え，約5ml/kg/時の不感蒸泄を考慮して術後の輸液量を決めているが，状態が許せば比較的ドライバランスでの管理を心がけている。術中の気道内圧や高濃度酸素が，本当に術後のIP急性増悪のリスクになるかどうかは，いまだ議論の余地があるが，ARDS患者においては肺保護戦略が重要な呼吸管理法であり，IP患者の麻酔管理においても同様の戦略が重要と考えられる。

❷予防的薬物投与

現在まで，予防投与が術後のIP急性増悪を減らすことを示したエビデンスはない。しかしながら，本邦では数種類の薬剤が探索的に用いられているのが現状である。日本呼吸器外科学会の多施設共同研究の報告では，約30％の症例に何らかの予防投与がなされており，ステロイドが最多（56％）で，シベレスタット（40％），ウリナスタチン（15％）の順であった。

a．ステロイド

American Thoracic Society, European Respiratory Society, Japanese Respiratory Society, Latin American Thoracic Association（ATS/ERS/JRS/ALAT）のIPFに関するinternational consensus statementにおいて，アザチオプリンと高濃度アセチルシステイン（N-acetyl-cysteine：NAC）との3剤併用が部分的に推奨されているが[28]，IP急性増悪における有効性は明らかでない。本邦においては，急性増悪時の治療としてメチルプレドニゾロン1,000mg/日を用いた3日間のパルス療法が行われることが多く，実際，急性増悪の進行がある程度抑制されることも経験する。これをもとに，周術期にステロイドを急性増悪の予防投与薬として用いる施設がある。予防投与に関して現在までにいくつかの和文報告があるが，わずかな前向き試験を除きほとんどが少数例の後方視的な研究であり，ステロイド予防的投与の有効性は明らかではない。日本呼吸器外科学会の多施設共同研究の報告では，術前ステロイド投与は，逆にIP急性増悪の独立したリスク因子と報告され，ステロイド投与後のリバウンドにより急性増悪が惹起される可能性が危惧された。また最近，IPF Clinical Research Networkによる臨床試験では，IPFに対する3剤併用（プレドニゾロン＋アザチオプリン＋NAC）群に死亡と入院が多く認められたためこの治療への割付が中止になったことが報告された[29]。この報告を含め，現時点ではステロイドの予防投与は推奨されないであろう。

b．シベレスタット（エラスポール™）

シベレスタットは，肺胞傷害物質である好中球エラスターゼを特異的に阻害する薬剤であり，全身性炎症反応症候群（systemic inflammatory response syndrome：SIRS）に伴うALI/ARDSにおいて呼吸機能を改善すること，人工呼吸器装着期間を短縮することなどが報告されている[30]。最近の市販後前向きコホート研究においても，ALI/ARDSにおける人工呼吸器装着期間を短縮することが示され，180日生存率もシベレスタット投与群で良好であった[31]。周術期のALI/ARDSに対する予防的投与に関しては，食道や心手術での臨床研究はあるものの，肺癌の肺切除術において前向き臨床

研究の報告はない。IP急性増悪に関しては，増悪患者への投与でP_{aO_2}/F_{IO_2}比の改善効果を認めたとの報告があるが，生存率などへの直接的効果は認めておらず，また急性増悪の予防に関する研究はない。とはいえ，急性増悪の予防として実際に用いられている状況を鑑みると，好中球エラスターゼを阻害することでサイトカインストームという急性増悪発症の引き金を引かせないよう期待されているのであろう。

c. ウリナスタチン（ミラクリッド™）

好中球エラスターゼをはじめ，各種プロテアーゼ阻害活性を有する薬剤であり，IPの改善効果などは報告されていないが，シベレスタットと同様の効果を期待し使用する施設があると思われる。最近，日本の施設から術直後から8時間おき3日間投与の安全性をみるfeasibility studyが報告されており，今後もさらなる研究が予定されている[32]。

d. ピルフェニドン（ピレスパ™）

TGF-βが関与する膠原線維合成や線維芽細胞増生を抑制することにより，抗線維化活性を示す薬剤と考えられている。また，抗線維化作用に加え抗炎症作用や抗酸化作用をもつことがin vitroおよび動物モデルにおいて示されている。日本で行われたIPFに対する無作為化第Ⅱ相試験では，ピルフェニドン投与群に比べコントロール群にIPF急性増悪が多かったため中間解析の時点で試験が中止された。評価項目のVC低下抑制効果があるとされ，これをもとに再度日本で行われた多施設無作為化第Ⅲ相試験で，1年後のVC低下を44％抑制することが示された[33]。さらに欧米で2つの第Ⅲ相試験（CAPACITY004試験および006試験）が行われ，004試験では72週後でのVC低下抑制効果が確認された[34]。006試験では主要評価項目のVC低下抑制は得られなかったものの，その傾向は認められ，副次評価項目である6分間歩行距離低下の抑制効果を認めた。急性増悪に関しては，その発症率に明らかな差は認めず，現在のところピルフェニドンの急性増悪抑制効果は不明のままである。しかしながら，単剤でのIPF進行抑制効果が有望視されており，ピルフェニドンのIPF合併肺癌術後の急性増悪抑制効果を検討するための，多施設第Ⅱ相試験が西日本がん研究機構（West Japan Oncology Group：WJOG）で開始されている。

e. N-アセチルシステイン（NAC）

抗酸化作用をもつグルタチオンの前駆体であるとともに，活性酸素のスカベンジャーとして働くと考えられている。また，TGF-βの線維化促進作用を抑制することも報告されている。欧州で行われたIPFに対する無作為化第Ⅲ相試験（IFIGENIA）では，プレドニゾロン，アザチオプリンとNAC経口投与との併用療法が，プレドニゾロンとアザチオプリン2剤のみの治療に比較して有意にFVC低下を抑制したことが報告された[35]。その後のIPF Clinical Research Networkによる臨床試験では，上記の3剤併用群，NAC単独群，プラセボ群の3群割付で試験が開始されたが，中間解析の時点で3剤併用群に死亡と入院が多く認められたため，3剤併用群のみが中止となった[29]。この試験はNACとプラセボ群の2群で継続されており，この試験の結果が出ればNAC単独治療のIPF進行抑制効果が検証される可能性がある。日本ではIPFに対するNAC吸入療法が少数例ではあるが報告されており，早期IPFの進行防止に対する治療として期待されているが，現時点では急性増悪に対する効果は依然不明であり，今後の研究がまたれる。

f. マクロライド系抗菌薬

抗炎症作用を有することより，急性増悪の予防投与目的に周術期に用いる施設もあるが，IPF治療や急性増悪防止効果に関する臨床研究の報告はない。

まとめ

　IP 合併肺癌の手術に関する質の高いエビデンスは少ないため，実地臨床においては，個々の患者に対し多方向からの検討を行い，慎重に治療法を選んでいく必要がある．中等症以上の IP 患者においては肺癌に対する治療法が限られてくるため，患者が治療の機会を逸することがないように特に注意が必要である．周術期の IP 急性増悪の予防に関しては，現在のところ明らかに有効な方法は見いだされていないが，ひとたび発症すると致死的な合併症であることを考えると，あらゆる手を尽くしたくなるのが多くの臨床家の立場であろう．今後は有効な予防法を検証するための前向き多施設共同研究の成果がまたれる．

【文　献】

1. Raghu G, Nyberg F, Morgan G. The epidemiology of interstitial lung disease and its association with lung cancer. Br J Cancer 2004 ; 91 : S3–10.
2. Archontogeorgis K, Steiropoulos P, Tzouvelekis A, et al. Lung cancer and interstitial lung diseases : a systematic review. Pulm Med 2012 ; 2012 : 315918.
3. Radisky DC, Kenny PA, Bissell MJ. Fibrosis and cancer : do myofibroblasts come also from epithelial cells via EMT? J Cell Biochem 2007 ; 101 : 830–9.
4. Rabinovich EI, Kapetanaki MG, Steinfeld I, et al. Global methylation patterns in idiopathic pulmonary fibrosis. PLoS One 2012 ; 7 : e33770.
5. Tsakiri KD, Cronkhite JT, Kuan PJ, et al. Adult-onset pulmonary fibrosis caused by mutations in telomerase. Proc Natl Acad Sci U S A 2007 ; 104 : 7552–7.
6. Kawasaki H, Nagai K, Yoshida J, et al. Postoperative morbidity, mortality, and survival in lung cancer associated with idiopathic pulmonary fibrosis. J Surg Oncol 2002 ; 81 : 33–7.
7. Kumar P, Goldstraw P, Yamada K, et al. Pulmonary fibrosis and lung cancer : risk and benefit analysis of pulmonary resection. J Thorac Cardiovasc Surg 2003 ; 125 : 1321–7.
8. Chiyo M, Sekine Y, Iwata T, et al. Impact of interstitial lung disease on surgical morbidity and mortality for lung cancer : analyses of short-term and long-term outcomes. J Thorac Cardiovasc Surg 2003 ; 126 : 1141–6.
9. Kushibe K, Kawaguchi T, Takahama M, et al. Operative indications for lung cancer with idiopathic pulmonary fibrosis. Thorac Cardiovasc Surg 2007 ; 55 : 505–8.
10. Watanabe A, Higami T, Ohori S, et al. Is lung cancer resection indicated in patients with idiopathic pulmonary fibrosis? J Thorac Cardiovasc Surg 2008 ; 136 : 1357–63.
11. Sakamoto S, Homma S, Mun M, et al. Acute exacerbation of idiopathic interstitial pneumonia following lung surgery in 3 of 68 consecutive patients : a retrospective study. Intern Med 2011 ; 50 : 77–85.
12. Saito Y, Kawai Y, Takahashi N, et al. Survival after surgery for pathologic stage IA non-small cell lung cancer associated with idiopathic pulmonary fibrosis. Ann Thorac Surg 2011 ; 92 : 1812–7.
13. Sugiura H, Takeda A, Hoshi T, et al. Acute exacerbation of usual interstitial pneumonia after resection of lung cancer. Ann Thorac Surg 2012 ; 93 : 937–43.
14. Colice GL, Shafazand S, Griffin JP, et al. ; American College of Chest Physicians. Physiologic evaluation of the patient with lung cancer being considered for resectional surgery : ACCP evidenced-based clinical practice guidelines (2nd edition). Chest 2007 ; 132 : 161S–77S.
15. 伊達洋至．間質性肺炎合併肺癌切除患者における術後急性増悪に関連する因子の探索：多施設共同後向きコホート研究の成果．第 29 回日本呼吸器外科学会総会，学術委員会報告（2012 年 5 月 18 日，秋田）．
16. Ley B, Collard HR, King TE Jr. Clinical course and prediction of survival in idiopathic pulmonary fibrosis. Am J Respir Crit Care Med 2011 ; 183 : 431–40.

17. Aubry MC, Myers JL, Douglas WW, et al. Primary pulmonary carcinoma in patients with idiopathic pulmonary fibrosis. Mayo Clin Proc 2002 ; 77 : 763-70.
18. Koizumi K, Hirata T, Hirai K, et al. Surgical treatment of lung cancer combined with interstitial pneumonia : the effect of surgical approach on postoperative acute exacerbation. Ann Thorac Cardiovasc Surg 2004 ; 10 : 340-6.
19. Okamoto T, Gotoh M, Masuya D, et al. Clinical analysis of interstitial pneumonia after surgery for lung cancer. Jpn J Thorac Cardiovasc Surg 2004 ; 52 : 323-9.
20. Shintani Y, Ohta M, Iwasaki T, et al. Predictive factors for postoperative acute exacerbation of interstitial pneumonia combined with lung cancer. Gen Thorac Cardiovasc Surg 2010 ; 58 : 182-5.
21. Mizuno Y, Iwata H, Shirahashi K, et al. The importance of intraoperative fluid balance for the prevention of postoperative acute exacerbation of idiopathic pulmonary fibrosis after pulmonary resection for primary lung cancer. Eur J Cardiothorac Surg 2012 ; 41 : e161-5.
22. Suzuki H, Sekine Y, Yoshida S, et al. Risk of acute exacerbation of interstitial pneumonia after pulmonary resection for lung cancer in patients with idiopathic pulmonary fibrosis based on preoperative high-resolution computed tomography. Surg Today 2011 ; 41 : 914-21.
23. Iyoda A, Jiang SX, Amano H, et al. Prediction of postoperative exacerbation of interstitial pneumonia in patients with lung cancer and interstitial lung disease. Exp Ther Med 2011 ; 2 : 1073-6.
24. Yano M, Sasaki H, Moriyama S, et al. Post-operative acute exacerbation of pulmonary fibrosis in lung cancer patients undergoing lung resection. Interact Cardiovasc Thorac Surg 2012 ; 14 : 146-50.
25. Myers K, Hajek P, Hinds C, et al. Stopping smoking shortly before surgery and postoperative complications : a systematic review and meta-analysis. Arch Intern Med 2011 ; 171 : 983-9.
26. Hulzebos EH, Helders PJ, Favié NJ, et al. Preoperative intensive inspiratory muscle training to prevent postoperative pulmonary complications in high-risk patients undergoing CABG surgery : a randomized clinical trial. JAMA 2006 ; 296 : 1851-7.
27. Ferreira A, Garvey C, Connors GL, et al. Pulmonary rehabilitation in interstitial lung disease : benefits and predictors of response. Chest 200 ; 135 : 442-7.
28. Raghu G, Collard HR, Egan JJ, et al. ; ATS/ERS/JRS/ALAT Committee on Idiopathic Pulmonary Fibrosis. An official ATS/ERS/JRS/ALAT statement : idiopathic pulmonary fibrosis : evidence-based guidelines for diagnosis and management. Am J Respir Crit Care Med 2011 ; 183 : 788-824.
29. Idiopathic Pulmonary Fibrosis Clinical Research Network, Raghu G, Anstrom KJ, King TE, et al. Prednisone, azathioprine, and N-acetylcysteine for pulmonary fibrosis. N Engl J Med 2012 ; 366 : 1968-77.
30. Tamakuma S, Ogawa M, Aikawa N, et al. Relationship between neutrophil elastase and acute lung injury in humans. Pulm Pharmacol Ther 2004 ; 17 : 271-9.
31. Aikawa N, Ishizaka A, Hirasawa H, et al. Reevaluation of the efficacy and safety of the neutrophil elastase inhibitor, Sivelestat, for the treatment of acute lung injury associated with systemic inflammatory response syndrome ; a phase IV study. Pulm Pharmacol Ther 2011 ; 24 : 549-54.
32. Yamauchi Y, Izumi Y, Inoue M, et al. Safety of postoperative administration of human urinary trypsin inhibitor in lung cancer patients with idiopathic pulmonary fibrosis. PLoS One 2011 ; 6 : e29053.
33. Taniguchi H, Ebina M, Kondoh Y, et al. Pirfenidone Clinical Study Group in Japan. Pirfenidone in idiopathic pulmonary fibrosis. Eur Respir J 2010 ; 35 : 821-9.
34. Noble PW, Albera C, Bradford WZ, et al.; CAPACITY Study Group. Pirfenidone in patients with idiopathic pulmonary fibrosis (CAPACITY): two randomised trials. Lancet 2011 ; 377 : 1760-9.

35. Demedts M, Behr J, Buhl R, et al.; IFIGENIA Study Group. High-dose acetylcysteine in idiopathic pulmonary fibrosis. N Engl J Med 2005 ; 353 : 2229–42.

第Ⅲ章 薬物療法の実際

3 特殊病態の治療
2）合併肺癌の化学療法

峯岸 裕司，弦間 昭彦

はじめに

　特発性間質性肺炎（idiopathic interstitral pneumonias：IIPs）には高頻度に肺癌が合併し，特に特発性肺線維症（idiopathic pulmonary fibrois：IPF）での相対リスクは7～14倍であり，独立した肺癌のリスク因子とされている。加えて，画像診断においてもCTの解像度が飛躍的に向上した結果，肺癌に合併する間質性陰影の検出頻度も増加しており，間質性肺炎は，肺癌の診療上，避けては通れない重要な合併症の一つとなっている。

　間質性肺炎合併肺癌では，各種抗癌治療を契機として既存の間質性肺炎の急性増悪（薬剤性肺障害）が高頻度に経験されるが，間質性肺炎急性増悪に対しての標準的治療は確立されておらず，極めて予後不良である。実際，間質性肺炎急性増悪は化学療法における治療関連死および外科治療における手術関連・在院死の大部分を占め，臨床上，深刻な問題として認識されており，間質性肺炎の存在そのものが肺癌治療の実質上の制限因子となっている。このため，既存肺に間質性陰影を有する肺癌症例は，有しない症例とは明確に区別して治療戦略がとられるべきである。

　外科療法，放射線療法の適応とならない進行肺癌の標準治療は化学療法であり，1990年代からの第3世代抗悪性腫瘍薬の登場以降，目覚ましい進歩を遂げて，その予後は改善傾向にあり，また，治療選択肢も増えている。一方で，多くの抗悪性腫瘍薬で間質性肺炎の合併は禁忌または慎重投与とされ，事実上の使用制限が存在している。また，臨床試験においては，間質性陰影の存在が除外基準に含まれており，一般臨床でも間質性肺炎合併肺癌に対する化学療法は避けられる傾向にあった。しかしながら，ほかに有効な治療方法のない進行肺癌患者に対して間質性肺炎の存在のみを理由に化学療法適応から除外することが必ずしも適切とは言えず，特定の化学療法や適切な患者選択によって急性増悪のリスクを軽減できる可能性も見いだされている。本稿では間質性肺炎合併肺癌に対する化学療法の動向を実際の臨床経験を交えて概説する。

化学療法に関わる急性増悪のリスク

　間質性肺炎合併進行肺癌における化学療法に起因した急性増悪の累積発症率は9～29％と報告されている。発症率に大きな差が認められる要因として，対象を特発性に限定するか，間質性病変を認めるものすべてを含めるかなどに相違があり，急性増悪の発症リスクが異なるさまざまな間質性肺疾患が含まれることが大きく影響していると考えられる。また，自然経過での

急性増悪と化学療法関連の急性増悪（びまん性肺胞傷害型の薬剤性肺障害）は病理学的にも鑑別は不能であり，化学療法との関連性をどのように定義するかにより発症率には大きな違いが生じる．IPF では，自然経過での急性増悪発症率は 5～19%/年，IPF 以外の IIPs および膠原病肺についても急性増悪の発症は確認されており，発症率は 1.3～4.0% と報告されている．よって，間質性肺炎合併肺癌においては抗癌治療を行わなくても急性増悪のリスクを避けることはできず，真の治療関連急性増悪は，見かけの急性増悪から自然経過での急性増悪を差し引いたものと考えるべきである．

　全身状態良好な進行期肺癌に対する標準治療は，プラチナ製剤を含む多剤併用化学療法であるが，その効果は不十分であり根治を望むことは難しい．間質性肺炎合併肺癌に対する抗腫瘍効果は間質性肺炎非合併肺癌と同等であると推察されるが，前述のごとく致死的な合併症の頻度が高いため，そのリスクを担保できるだけの予後改善効果が得られるかについては意見の分かれるところである．小細胞肺癌は無治療での予後が極めて不良であるが，化学療法への反応性は高いという特徴を有しているため，急性増悪のリスクがあっても治療による恩恵を十分に受けられる可能性が高く，積極的治療が望まれる．しかしながら，非小細胞肺癌では化学療法の効果が小細胞肺癌より劣るため，化学療法によりリスクを上回る恩恵が得られるかは，今後，十分な検証が必要である．

初回化学療法レジメンの選択

　近年，間質性肺炎合併肺癌に対する化学療法についての報告が増える傾向にあるが，そのほとんどが単一施設からの後方視的検討であり，間質性肺炎の病型も必ずしも特発性に限定されておらず，雑多な間質性肺疾患が含まれる報告も少なくない．

　びまん性肺疾患に関する調査研究班の『特発性間質性肺炎合併肺癌に対する化学療法の現況と治療関連急性増悪に関する実態調査』[1]では，初回の化学療法の選択状況と治療関連急性増悪の有無について調査が実施され，全国 19 施設より 396 症例について回答が得られた（表1）．IIPs 合併進行肺癌の初回化学療法における急性増悪の発症率は全体で 13.1%，化学療法の選択状況では，カルボプラチン＋パクリタキセル療法（CP 療法）が 140 例（35.3%）とプラチナ製剤＋エトポシド療法 120 例（30.3%）が多数を占め，次いでビノレルビン単剤療法が 30 例であった．急性増悪の発症頻度は，CP 療法が 8.6%，カルボプラチン＋エトポシド療法（CE 療法）が 3.7%，シスプラチン＋エトポシド療法が 10.5% であった．非小細胞肺癌に対する CP 療法および小細胞癌に対するプラチナ製剤

表1　IIPs 合併肺癌の初回化学療法に関する全国実態調査

レジメン	N	AE	%
CBDCA＋PTX	140	12	8.6
CBDCA＋ETP	82	3	3.7
CDDP＋ETP	38	4	10.5
VNR alone	30	8	26.7
CDDP＋UFT	17	5	29.4
CBDCA＋VNR	10	0	0
CDDP＋VNR	9	2	22.2
DOC alone	7	1	14.3
CBDCA＋DOC	6	4	66.7
CDDP＋DOC	6	1	1.7
Gefitinib	6	5	83.3
Others	51	10	19.6
Total	396	52	13.1

CBDCA：carboplatin，CDDP：cisplatin，PTX：paclitaxel，ETP：etoposide，VNR：vinorelbine，DOC：docetaxel．
（弦間昭彦，峯岸裕司．特発性間質性肺炎合併肺癌に対する化学療法の現況と治療関連急性増悪に関する実態調査．びまん性肺疾患に関する調査研究班平成 21 年度研究報告書．2010：105-7 より改変引用）

＋エトポシド療法は，すでに全国的に浸透しており，さらには両治療法が安全性についても優れている可能性が示された．本調査は，間質性肺疾患および急性増悪の診断・治療経験が豊富である施設に限定して実施されており，症例数も約400例と規模も大きいため，IIPs合併肺癌に対する初回化学療法に関連した急性増悪の実際の発症頻度を十分に反映しているものと考える．

著者らは，少数例ではあるが小細胞肺癌に対するCE療法および非小細胞肺癌に対するCP療法の安全性を検証する前向き認容性試験を実施した[2)3)]．対象はIIPsを合併した化学療法未施行進行期小細胞肺癌（17例）／非小細胞肺癌（18例）であり，治療関連性を化学療法最終投与日より10週間以内の発症と定義した．治療関連急性増悪の発症は，小細胞肺癌／非小細胞肺癌1例ずつ計2例（5.7％）であり，全経過中での急性増悪発症は10例（累積発症率29％）であった．2次化学療法による急性増悪が5例，化学療法と無関係と判断された急性増悪が3例に認められた．奏効率は，CP療法が61％，CE療法が88％，無増悪生存期間（progression free survival：PFS）と全生存期間中央値（median survival time：MST）はそれぞれ5.3カ月および10.6カ月，5.5カ月および8.7カ月であった．両療法ともにPFSは間質性肺炎非合併進行肺癌のこれまでの成績と同等であったが，MSTは劣る傾向であった．この原因として，全経過中7例（20％）が急性増悪で死亡していること，2次化学療法の実施率が低い（13/35例）ことが考えられた．2次化学療法が実施された患者全体では38％（5/13例）と高率に急性増悪が発症していた．

これまでの報告においてもCP療法およびCE療法は一貫してほかの化学療法に比べ，安全性が高い傾向が示されており，また，治療効果についてもおのおの非小細胞肺癌，小細胞肺癌の標準的治療であり，過去の使用実績からも非小細胞肺癌に対するCP療法と小細胞肺癌に対するCE療法が現状における間質性肺炎合併進行肺癌に対する（標準的）初回化学療法と考えられる．

われわれの施設における両レジメンの具体的な投与量・スケジュールを表2に示す．

セカンドラインおよび術後化学療法

進行肺癌に対する初回治療以外の化学療法に

表2 初回化学療法の投与例

CP療法（4週間隔）	1コース			…	2コース		
	Day1	Day8	Day15	…	Day29	Day36	Day43
CBDCA AUC5	○				○		
PTX 100mg/m²	○	○	○		○	○	○
DEX 6.6mg	○	○	○		○	○	○
CE療法（3〜4週間隔）	1コース			…	2コース		
	Day1	Day2	Day3	…	Day22〜29		
CBDCA AUC5	○				○		
ETOP 100mg/m²	○	○	○		○	○	○
DEX (mg)	6.6	3.3	3.3		6.6	3.3	3.3

AUC：area under curve，CBDCA：カルボプラチン，PTX：パクリタキセル，ETOP：エトポシド，DEX：デキサメサゾン．

ついては，さらに症例が限定されるためエビデンスを確立することは困難と言える。2次化学療法に主眼を置いて解析がなされている報告はなく，過去の報告においても2次化学療法の実施率は低く，経験上，避けられる傾向がある。小細胞肺癌ではsensitive relapseであれば，CE療法の再開で比較的安全に，かつ有効性も期待できる。一方，非小細胞肺癌では，標準的2次化学療法薬であるドセタキセルは，Kenmotsuらの報告によると37例中8例（21.6％）と高率に急性肺障害を認めており，安全性が高いとは言えない[4]。今後，期待される薬剤の一つとしてペメトレキセドが挙げられるが報告数が少ないため，安全性の評価は十分とは言えない。市販後使用成績調査の中間解析では肺障害の発症が2.5％にあり，かつ肺障害発症の17例中5例において既存肺に間質性陰影が存在したと報告されており，慎重な検討が必要である。よって，非小細胞肺癌では薬剤の選択に余地がないうえに有効性も高くはなく，急性増悪のリスクが上回ると考えられるため，現段階では2次化学療法は推奨するだけの根拠が認められない。

しかしながら，患者自身がリスク／ベネフィットを十分に理解のうえで2次化学療法を強く望まれた場合，当院では，CE療法の効果が期待できない小細胞肺癌患者にはCP療法，抗腫瘍効果のあった非小細胞肺癌患者にはCP療法の再投与を提案している。

非小細胞肺癌の術後化学療法については，予後改善効果が認められたANITA試験，JBR.10試験の5年生存率の改善率はそれぞれ8.6％，15％であり，5つの第Ⅲ相試験のメタアナリシス（lung adjuvant cisplatin evaluation：LACE）での改善率は5.4％，シスプラチン＋ビノレルビン併用療法に限定したメタアナリシスでは8.9％の改善率である。一方で，標準的術後化学療法であるシスプラチン＋ビノレルビン併用療法での急性増悪発症率は，先の全国調査で22.2％と報告されており，致死率が約半数としても化学療法関連の死亡リスクが5年生存率の改善率を上回る可能性が高く，現時点では間質性肺炎合併肺癌の術後化学療法は実施されるべきではないと考える。

適切な患者選択

Kenmotsuらは，胸部CT上，何らかの間質性陰影を有し，かつ化学療法が施行された肺癌患者109例を対象に治療関連急性増悪についてレトロスペクティブに検討している[4]。急性増悪が累積で24例（22％）に認められ，うち初回治療による発症が小細胞癌で63％，非小細胞癌で31％と報告している。また，パクリタキセルを含む化学療法では急性増悪発症率が2.2％（1/45例）とされ，パクリタキセルを含む化学療法での安全性が示唆されているが，エトポシドを含む化学療法では16.1％（5/31例）と高率に急性増悪が認められている。本検討では，急性肺障害の危険因子についても検討がなされており，多変量解析においてCTパターンがUIP（usual interstitial pneumonia）〔オッズ比（OR）6.98，95％信頼区間（CI）2.04-33.8〕および70歳未満の若年者（OR 2.75，95％ CI 1.03-7.93）が有意な危険因子として報告されている。著者らも前述の前向き試験において急性増悪危険因子について検討しており，男性，69歳以上の高齢者，IPFでリスクの上昇傾向が認められたが統計学的に有意差は認められなかった。本検討では，間質性肺炎重症度の指標とされる％肺活量，動脈血酸素分圧や活動性の指標とされるKL-6，LDH，CRPについてもリスクの上昇を認めなかった。外科症例では，手術前画像では明らかでなく，手術標本で初めて指摘される程度のごく軽度のUIPであっても急性増悪の危険が高いことが報告されており，

間質性肺炎の重症度と急性増悪のリスクは必ずしも相関しない可能性が考えられる。病理学的・臨床的IPFは，肺癌非合併例と同様に有力な急性増悪の予測因子である可能性はあるが，その検証はいまだ不十分である。現状では急性増悪の予測因子として信頼できるものは存在せず，間質性陰影がごく軽度であっても急性増悪のリスクを念頭に治療にあたる必要がある。

当院では間質性肺炎合併進行肺癌の場合，抗悪性腫瘍薬の慎重な投与が望まれることから，ただちに化学療法を開始するのではなく，胸部CTなどで一定の期間，経時変化を観察し，間質性病変の安定を確認してから化学療法を導入することも多い。あくまで経験的であるが，経過観察中にすりガラス影の出現・拡大や線維化病巣の進行が明らかな場合は，急性増悪の危険が高いと考える。

おわりに

間質性肺炎合併肺癌患者の化学療法は，非常にハイリスクな治療であるため，治療適応については慎重に検討されなければならず，間質性肺炎の診断，リスクの評価と急性増悪時に速やかに対応できる態勢の整った施設で治療が実施されるべきである。

本病態のように治療リスクについて，heterogenityが強いことが予想される合併疾患を持つ症例を対象とした場合，比較試験は結果の評価が難しく，何より致死的な合併症のリスクを承諾したうえで積極的治療を強く望まれている患者に対して無治療対照群を設定することは倫理的，また症例集積の点でも問題であり，無作為化比較試験を実施することは今後も現実的ではない。それゆえに各施設での経験をデータとして蓄積し，安全性の高い化学療法の選定と急性増悪の危険因子を特定することが今後も継続して必要と考えられる。

症例 .... 55歳，男性

既往歴：45歳時，間質性肺炎の診断。2年間経過観察後，自己判断で受診中断。

喫煙歴：20本／日（20〜54歳）。

経過（図）：54歳時，労作時呼吸困難を自覚し，間質性肺炎精査目的で当科初診。精査でIPFに加えて右下葉S^6原発肺腺癌，対側縦隔リンパ節転移 cT1bN3M0，stage ⅢB と診断された。本人の希望で経過観察するも腫瘍の増大傾向を認め，初診より8カ月後，カルボプラチン＋分割パクリタキセル療法が導入された。計4コース実施され，急性増悪は認められず，最良効果はPR，無増悪生存期間7カ月超，治療開始より13カ月現在，生存中である。

診療のポイント：8カ月の経過観察中，胸部CTで間質性陰影の明らかな増悪は認められず，IPFの活動性は低く，治療関連急性増悪のリスクは比較的低いと判断し治療に踏み切った。間質性肺炎合併肺癌においては，間質性陰影の経時変化を確認し，病勢を評価してから治療リスクを判断することが有用かもしれない。

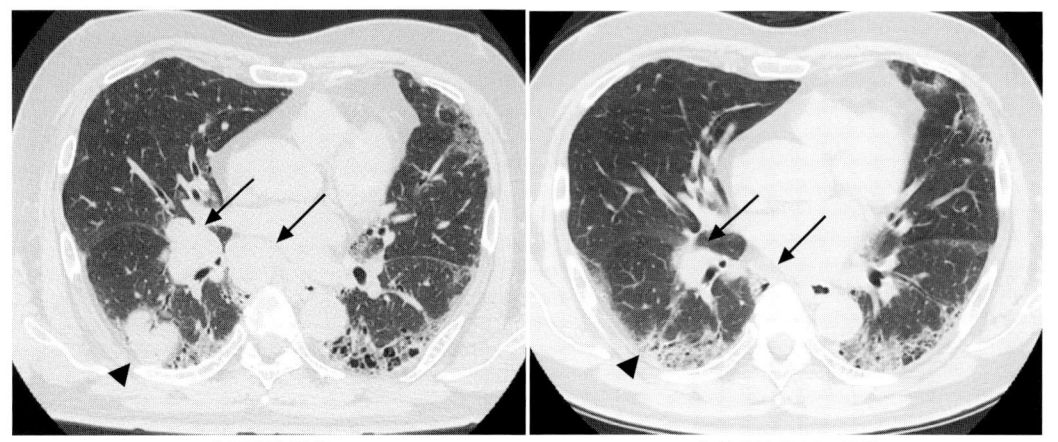

図　IPF合併肺癌の治療経過
右S⁶原発巣は，ほぼ消失（→），右肺門および気管分岐下リンパ節も著明に縮小（▶）している。

【文　献】

1. 弦間昭彦，峯岸裕司．特発性間質性肺炎合併肺癌に対する化学療法の現況と治療関連急性増悪に関する実態調査．びまん性肺疾患に関する調査研究班平成21年度研究報告書．2010：105-7.
2. Minegishi Y, Sudoh J, Kuribayasi H, et al. The safety and efficacy of weekly paclitaxel in combination with carboplatin for advanced non-small cell lung cancer with idiopathic interstitial pneumonias. Lung Cancer 2011 ; 71 : 70-4.
3. Minegishi Y, Kuribayasi H, Kitamura K, et al. The feasibility study of Carboplatin plus Etoposide for advanced small-cell lung cancer with idiopathic interstitial pneumonias. J Thorac Oncol 2011 ; 6 : 801-7.
4. Kenmotsu K, Naito T, Kimura M, et al. The risk of cytotoxic chemotherapy-related exacerbation of interstitial lung disease with lung cancer. J Thorac Oncol 2011 ; 6 : 1242-6.

第III章 薬物療法の実際

3 特殊病態の治療
3)合併肺高血圧症

長井 苑子

はじめに

　肺高血圧はその背景に種々の病態があることは，最近の肺高血圧分類（ダナポイント，2008）（表1）からも理解される[1]。肺動脈性肺高血圧症は，特発性の肺高血圧として，病態，病理，診断，治療にわたって，5年前に比べると大きな進歩がみられている領域である。

　これに比べて，肺高血圧分類の3群には，肺疾患に併存する肺高血圧の一群が含まれている。間質性肺疾患，慢性閉塞性肺疾患など慢性経過で低酸素血症を呈する疾患である。

　これらをひとくくりにして肺高血圧の病態を論じることはできない。ここでは，特発性間質性肺炎に併存する肺高血圧の治療と管理について焦点をあてる。

間質性肺炎と肺高血圧の併存

　間質性肺炎は，肺胞間質領域の線維化により正常なガス交換機能が障害され，急性あるいは慢性の経過で呼吸不全が起こる疾患である。間質性肺炎の背景因子には，膠原病性，薬物性，職業性，一部の特殊な感染性，家族性因子などがあるが，これらを除外鑑別してはじめて，原因不明，すなわち，特発性間質性肺炎と診断される。

　特発性間質性肺炎の臨床経過には，急性，亜急性，慢性，および慢性経過の急性増悪がある。さらに，臨床画像病理的な鑑別診断からは，比較的頻度の高い間質性肺炎として，特発性肺線維症，非特異性間質性肺炎，剥離性間質性肺炎，呼吸細気管支炎を伴う間質性肺疾患，特発性器質化肺炎，急性間質性肺炎の6つが主要な特発性間質性肺炎として分類され，頻度の低いものは別に記載分類されているのが2012年時点での合意である（表2）。これらの特発性間質性肺炎で，経過中に肺高血圧が併存するのは，主に，慢性経過の間質性肺炎である。特発性肺線維症，および非特異性間質性肺炎で，少なからぬ頻度で併存している可能性がある。特に，非特異性間質性肺炎は特発性の頻度が低く，その90％近くに，何らかの形で膠原病の背景があると理解されてきている[2]。

慢性型間質性肺炎に併存する肺高血圧の病態

　慢性型間質性肺炎（特発性肺線維症，および非特異性間質性肺炎）に併存する肺高血圧の病態を考えてみると，単一の病態ではない。肺胞構造の線維化による改変により正常肺胞構造が消失して換気血流不均等分布が起こることが，特発性肺線維症での低酸素血症の病態とされている。この低酸素血症により肺動脈の攣縮が起こり動脈圧が上昇することも病態の一つとして

考慮されている。さらには，特発性肺線維症では，虚脱し改変された肺胞の近傍に残存している正常とみられる血管系に何らかの病態で肺高血圧を起こす機転があり得るとも想定されているが，実証されている段階ではない。いずれにしても，臨床的には，間質性肺炎の進行とともに，肺高血圧が併存してくる場合が多いので，在宅酸素療法が必要となるような症例では，肺高血圧の併存の有無を評価して，間質性肺炎の治療と，肺高血圧の治療とを考えることが，治療管理上重要なポイントとなる。しかし，特発性肺線維症では，線維化が高度でも肺高血圧が併存していない場合もある。

間質性肺炎に並存する肺高血圧の定義

間質性肺炎に並存する肺高血圧とは，肺高血圧が右心カテーテル法，あるいはドプラー心エコー法によって確認されること，加えて，この肺高血圧の背景因子として，肺高血圧分類に記載されているほかの原因を特定できないことの2つを満たすことである。

右心カテーテル法による肺高血圧の確認がゴールド・スタンダードであり，平均肺動脈圧が安静時25mmHg以上ある場合をいう。

心エコーによる場合には，安静時推定収縮期肺動脈圧が，40mmHg以上とする場合が多い。労作負荷エコーにおいては，安静時のそれの15mmHg以上の上昇がみられる。

実際に，自験成績としてドプラー心エコーを用いたスクリーニングにおいては表3に示すように，間質性肺炎例では，10～21％くらいの頻度で肺高血圧（推定収縮期肺動脈圧45mmHg以上）が検出されている。

表1 肺高血圧症の最新分類（ダナポイント，2008）

1. 肺動脈性肺高血圧症（PAH）
   - 1.1. 特発性肺動脈性肺高血圧症（IPAH）
   - 1.2. 遺伝性肺動脈性肺高血圧症（HPAH）
     - 1.2.1. BMPR2
     - 1.2.2. ALK1，endoglin（遺伝性出血性毛細血管拡張症合併あるいは非合併）
     - 1.2.3. 不明
   - 1.3. 薬物および毒物誘発性
   - 1.4. 他の疾患に関連するもの
     - 1.4.1. 結合組織病
     - 1.4.2. HIV感染症
     - 1.4.3. 門脈圧亢進症
     - 1.4.4. 先天性心疾患
     - 1.4.5. 住血吸虫症
     - 1.4.6. 慢性溶血性貧血
   - 1.5. 新生児遷延性肺高血圧症

1'. 肺静脈閉塞性疾患（PVOD）および／または肺毛細血管腫症（PCH）

2. 左心疾患による肺高血圧症
   - 2.1. 収縮障害
   - 2.2. 拡張障害
   - 2.3. 弁膜症

3. 肺疾患および／または低酸素による肺高血圧症
   - 3.1. 慢性閉塞性肺疾患
   - 3.2. 間質性肺疾患
   - 3.3. 拘束型閉塞型の混合型を示すその他の呼吸器疾患
   - 3.4. 睡眠呼吸障害
   - 3.5. 肺胞低換気症
   - 3.6. 高地への慢性曝露
   - 3.7. 成長障害

4. 慢性血栓塞栓性肺高血圧症（CTEPH）

5. 原因不明の複合的要因による肺高血圧症
   - 5.1. 血液疾患：骨髄増殖性疾患，脾摘
   - 5.2. 全身疾患：サルコイドーシス，肺ランゲルハンス細胞組織球症，リンパ脈管筋腫症，神経線維腫症，血管炎
   - 5.3. 代謝疾患：糖尿病，ゴーシェ病，甲状腺疾患
   - 5.4. その他：腫瘍塞栓，線維性縦隔洞炎，透析中の慢性腎不全

(Simonneau G, Robbins IM, Beghetti M, et al. Updated clinical classification of pulmonary hypertension. J Am Coll Cardiol 2009；54：S43-54 より引用)

表2 Revised ATS/ERS IIP Classification (2011)

Major IIP	Rare IIP
IPF/UIP	Idiopathic LIP
Idiopathic NSIP	Idiopathic pleuroparenchymal fibroelastosis
RB-ILD/RB	Rare histologic pattern
DIP	Acute fibrinous & organizing pneumonia
COP/OP	Bronchiolocentric patterns of IP
AIP/DAD	Unclassifiable IIP

(Travis W, et al. in press)

表3 間質性肺疾患992例中の肺高血圧の頻度（ドプラー心エコーによるスクリーニング）

疾患	sPAP≧35mmHg	sPAP≧45mmHg
サルコイドーシス	60/548 (10.9%)	13/548 (2.3%)
特発性間質性肺炎	73/173 (42.2%)	29/173 (16.8%)
膠原病性間質性肺炎	51/126 (40.5%)	9/126 (7.1%)
ほか	19/145 (13.1%)	2/145 (1.3%)

男性：369，女性：623。肺高血圧なし：789/992 (79.5%)，あり：203/992 (20.5%)。

(中央診療所専門外来)

間質性肺炎症例で，肺高血圧が並存していることの診断ポイント

間質性肺炎症例で，間質性肺炎の病勢が安定しているにもかかわらず労作時息切れが増強している場合には，肺高血圧の並存の可能性を考慮すべきである。

肺高血圧の並存を鑑別する臨床上のポイントは，①間質性肺炎の病勢が安定しているにもかかわらず労作時息切れが増強している場合，②脈拍の増加，③肺機能のなかでも%D_{LCO}の低下，④胸部単純X線写真上の右心陰影，肺血管陰影の増強，⑤6分間歩行試験での酸素飽和度の低下，脈拍の回復の遅さ，⑥レイノー現象の存在，⑦血中ヒト脳性ナトリウム利尿ペプチド前駆体N端フラグメント（NT-proBNP増加などである。

間質性肺炎に並存する肺高血圧の鑑別診断に有用であるとされる代替指標としての報告は，%D_{LCO}（図1）[3]，血中NT-proBNP[4]，6分間歩行における脈拍の回復度合い[5]，などがある。

血中マーカーの比較が，間質性肺炎の進展よりも肺高血圧の寄与を示唆している場合もある。すなわち，肺サーファクタントプロテインD（surfactant protein D：SPD）が安定しており，NTP-proBNPが増加している場合などである。

労作時息切れが，下肢の浮腫や脈拍の増加と関連する場合にも，肺高血圧の寄与の可能性が考慮されるべきであろう。

基本的には，画像上線維化の進展がみられれば，肺高血圧は併存する可能性が大きいと理解されるが，特発性肺線維症の場合には，必ずしも並行していない。

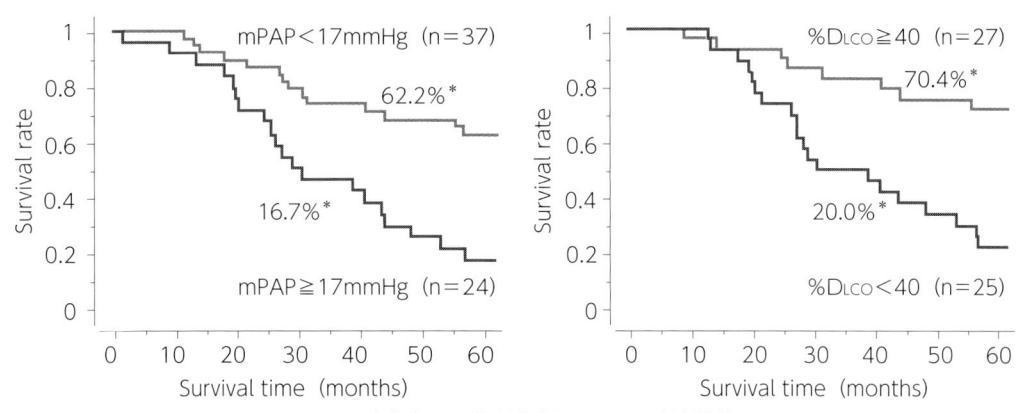

図1 肺高血圧の代替指標としての肺拡散能
78 IPF 症例，*5年生存率，mPAP：平均肺動脈圧。
(Hamada K, Nagai S, et al Significance of pulmonary arterial pressure and diffusion capacity of the lung as prognosticator in patients with idiopathic pulmonary fibrosis. Chest 2007 ; 131 : 650–6 より引用)

HRCT所見上の線維化の程度と，肺高血圧の存在とは直接に関連していないとの報告もある[6]。線維化が高度であるにもかかわらず肺高血圧がないか軽い場合のあることが，特発性肺線維症で経験される。一方，膠原病肺のように，線維化が軽度で肺機能障害も軽度であるにもかかわらず肺高血圧がある場合は，「out of proportion」とされる。いずれもその病態についてのさらなる検討が必要である。すなわち，特発性肺動脈性肺高血圧と，それぞれ，病態的にどこがどのように違うのかを明らかにしていくことが，間質性肺炎に並存する肺高血圧の治療については重要であるが，なかなかむつかしい課題である。

間質性肺炎に併存する肺高血圧の治療の必要性

肺高血圧は，すでに述べたように慢性経過の線維化型間質性肺炎には少なからぬ頻度で併存する。初期の場合には，症状が軽度で非特異的（間質性肺炎による症状と変わらない）であるために，見逃される場合や，間質性肺炎の悪化と評価されてしまう場合がある。

肺高血圧が進展すると予後不良因子であり，間質性肺炎の急性悪化の一部である可能性もある。できるだけ，早期に肺高血圧の併存を鑑別して，より特異的な治療管理方法を導入することが必要である。もちろん，特異的な治療方法が確立されているのではなく，現状では，肺動脈性肺高血圧の標的治療薬（肺血管拡張薬）を，肺動脈性肺高血圧の治療指針に準じて利用している（表4）[6]。この方法が確実であるかどうかは，今後の検証が必要ではあるが，間質性肺炎の治療のみに頼って併存する肺高血圧治療を行うことは，ステロイドや免疫抑制薬の増量による副作用の発現増加にもつながり，かえって，予後不良にしている可能性もあるために，間質性肺炎とそれに併存する肺高血圧の鑑別は重要な課題である。

間質性肺炎と併存する肺高血圧の治療について，間質性肺炎の治療によって，併存する肺高血圧にも効果があるかどうかを積極的に指示する報告は乏しい。さらに，併存する肺高血圧の治療をすると，間質性肺炎の予後が改善されるかどうかについては，現在のところ明確な報告はないが，臨床症例で急性悪化を防ぐ管理方法として，最低量のステロイドを対症療法として使い，在宅酸素療法を行うことで，特発性肺線維症の急性増悪の頻度が有意に減少したという

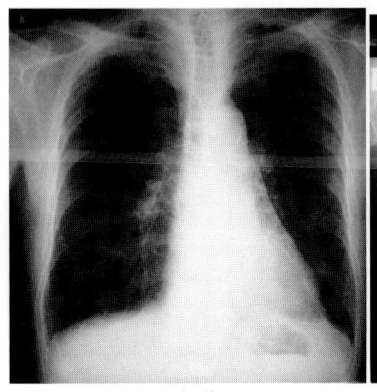

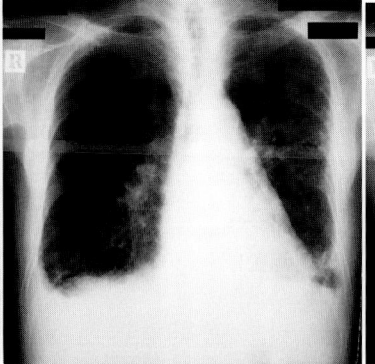

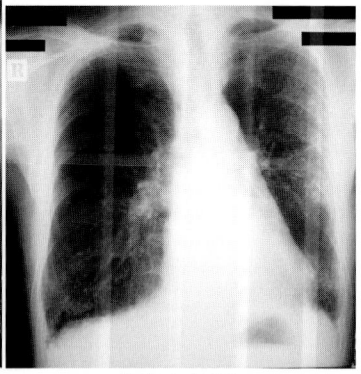

図2 間質性肺炎に併存する肺高血圧の治療効果
66歳，男性，喫煙者。病悩期間8年，ばち指なし，レイノーあり。

われわれの成績がある[7]。しかし，最近の，肺血管拡張薬の抗線維化作用を期待しての臨床治験成績からは，これらの肺高血圧に使う薬剤が特発性肺線維症の臨床経過に有効であったという結果は得られなかった[8]。

現在のところ間質性肺炎に併存する肺高血圧に対し，実地臨床で可能な治療方法（表4）と，治療効果を評価する指標（表5）をまとめておく。欧米では，在宅酸素療法，呼吸リハビリテーションが，間質性肺炎（特発性肺線維症），肺高血圧に対して評価されている治療法である[9]。

表4 間質性肺炎に併存する肺高血圧の治療

- カルシウム拮抗薬
- 利尿薬
- エンドテリン受容体拮抗薬：ボセンタン，アンブリセンタン
- ホスホデイエステラーゼ阻害薬：シルデナフィル，タダラフィル
- プロスタサイクリン誘導体：エポプロステロール，ベラプロスト
- 在宅酸素療法
- 呼吸リハビリテーション
- 肺移植

表5 肺高血圧の治療効果の指標

呼吸困難スコア
胸部単純X線写真，胸部CT写真
6分間歩行検査：距離，最低酸素飽和度，最大脈拍
負荷循環動態検査
運動負荷心臓超音波
循環動態：PAP，PVR
肺機能検査（% FVC，% D_{LCO}）
血液マーカー（NT-proBNP）
臨床的悪化までの時間
生存期間
死亡率

症例

66歳, 男性, 喫煙歴 (30本/日×40年)

2004年7月より労作時息切れが増加してきたことを自覚し, 受診。すでに8年前から間質性肺炎の可能性を胸部写真上指摘されていたが, 放置していた。しかし, 当所初診時での胸部写真では間質性肺炎を示唆する陰影は軽度に両側肺底部にあるのみであり, %FVC 88.9%, FEV_1 1.84l, FEV_1% 59.2%, %D_{LCO} 64.9%, Pa_{O_2} 74.8Torr, Pa_{CO_2} 33.1Torr(室内気)であった。しかし, 労作時息切れはHugh-Jones分類Ⅲ度と強く, 乾性咳も継続して出ていた。心臓超音波検査では, 左室駆出率(ejection fraction:EF) 58.3%, 心拍数75/分, 逆流2度, 推定肺動脈圧(systolic pulmonary arterial pressure:sPAP) 64.9mmHgと, 安静時でも肺高血圧所見であった。6分間歩行試験367m, 酸素飽和度最低値87%, 脈拍最大値105/分。血中NT-proBNP 1,328ng/ml。在宅酸素療法を導入したが, 本人があまり吸入努力をしなかったので, すぐに, 肺血管拡張薬導入を考慮した。レイノーもあるとのことでボセンタン(bosentan)を第1候補とした。

ボセンタン125mg/日投与開始して1カ月目には, sPAP 57.8mmHgまで改善し, 自覚症状は明らかに改善された。投与後4カ月目には, 労作時息切れHugh-Jones分類Ⅱ度, 咳はほぼ消失。心エコー上, EF 69.9%, 心拍数89/分, 逆流2度, sPAP 51.2mmHgと改善が見られた。Pa_{O_2} 84.8Torr, Pa_{CO_2} 33.2Torr。

図2では, 胸部X線写真上, 治療開始時には, 胸水もあったが, 4カ月目では消失していた。図3の心エコー所見では, 治療後明らかな逆流の減少が見られた。

この症例では, 間質性肺炎は進展した時期ではないが明らかにあり, 経過で出てきた肺高血圧は, 併存例と考えられる。

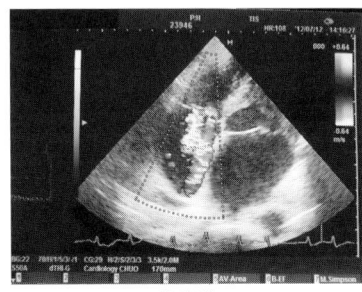

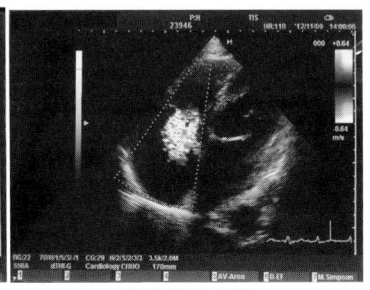

治療前	治療後4カ月
労作時息切れⅢ度, 咳	労作時息切れ改善(Ⅱ度→Ⅰ度), 咳改善

図3 間質性肺炎に併存する肺高血圧の治療効果
66歳, 男性, 喫煙者。病悩期間8年, ばち指なし, レイノーあり。

【文献】

1. Simonneau G, Robbins IM, Beghetti M, et al. Updated clinical classification of pulmonary hypertension. J Am Coll Cardiol 2009;54:S43-54.
2. Kinder BW, Collard HR, Koth L, et al. Idiopathic nonspecific interstitial pneumonia:lung manifestation of undifferentiated connective tissue disease? Am J Respir Crit Care Med 2007;176:691-7.

3. Hamada K, Nagai S, Tanaka S, et al. Significance of pulmonary arterial pressure and diffusion capacity of the lung as prognosticator in patients with idiopathic pulmonary fibrosis. Chest 2007 ; 131 : 650-6.
4. Mauritz GJ, Rizopoulos D, Groepenhoff H, et al. Usefulness of serial N-terminal pro-B-type natriuretic peptide measurements for determining prognosis in patients with pulmonary arterial hypertension. Am J Cardiol 2011 ; 108 : 1645-50.
5. Swigris JJ, Olson AL, Shlobin OA, et al. Heart rate recovery after six-minute walk test predicts pulmonary hypertension in patients with idiopathic pulmonary fibrosis. Respirology 2011 ; 16 : 439-45.
6. Hoeper MM, Andreas S, Bastian A, et al. Pulmonary hypertension due to chronic lung disease : updated Recommendations of the Cologne Consensus Conference 2011. Int J Cardiol 2011 ; 154 : S45-53.
7. 長井苑子. 間質性肺疾患の外来診療. 東京：医学書院, 2010.
8. King TE Jr, Brown KK, Raghu G, et al. BUILD-3 : a randomized, controlled trial of bosentan in idiopathic pulmonary fibrosis. Am J Respir Crit Care Med 2011 ; 184 : 92-9.
9. Huppmann P, Sczepanski B, Boensch M. Effects of in-patient pulmonary rehabilitation in patients with interstitial lung disease. Eur Respir J 2012（Epub ahead of print）.

3 特殊病態の治療
4) 合併気胸の治療

谷野 功典，棟方 充

はじめに

特発性肺線維症（idiopathic pulmonary fibrosis：IPF）をはじめとした間質性肺炎では，原病の進行とともに肺構造の破壊が進行し，しばしば気胸を合併することがある。間質性肺炎に続発する気胸は難治性であることが多く，治療法が確立していないのが現状である。本項では，続発性気胸の治療の現状について述べ，間質性肺炎に続発する気胸への治療法を考察する。

気胸の分類

自然気胸は，基礎疾患のない健常者に起きる特発性自然気胸（primary spontaneous pneumothorax：PSP）と，慢性閉塞性肺疾患（chronic obstructive pulmonary disease：COPD）や間質性肺炎などの基礎疾患をもつ患者にみられる続発性自然気胸（secondary spontaneous pneumothorax：SSP）に分類される（表1）。PSPとSSPを合わせた英国での入院頻度は10万人あたり男性が16.7人，女性が5.8人で1991〜1995年においては1年あたりの致死率は100万人あたり男性1.26人，女性0.62人と報告されている[1]。SSPは，基礎疾患の存在によりPSPよりも自覚症状が強く予後不良であり，治療に難渋する。PSPは，初発から4年以内に54％が再発するとされ，喫煙，高身長と60歳以上の高年齢が危険因子とされ[2][3]，高年齢と肺線維症や肺気腫の存在が，SSPの再発危険因子と報告されている[2][3]。

臨床症状と診断

PSPの主要な臨床症状は胸痛と呼吸困難であるが，自覚症状がほとんどない場合も多く，気胸診断時に症状発生から数日経っていることも多い。一方，SSPでは併存肺疾患のために呼吸予備能が低く，ほとんどの患者は気胸の程度よりも重度の呼吸困難を自覚することが特徴である[4][5]。気胸の診断には，吸気時の胸部単純X線写真正面像が基本であるが，気腫性変化の存在や気胸の程度が軽いために判断が難しい場合にはCTが撮影される[6][7]。CTでは同時に気腫性変化や線維化などの存在を評価することができる点でも有用である。気胸の程度は一般的に胸部単純X線写真正面像で評価され，2003年の英国胸部疾患学会のガイドライン[8]では，肺門の位置での胸壁から虚脱肺までの距離（図1）を使用し，2cmが肺容積約50％の虚脱に相当することから2cm以下を軽度（small）の気胸，2cmより大きい場合を重度（large）の気胸と分類している。一方，米国のガイドライン[9]では，胸郭の最高位から虚脱肺の肺尖部までの距離を指標としている[10]が，肺の虚脱が

表1 続発性自然気胸の原因

- 気道疾患
  - 慢性閉塞性肺疾患（COPD）
  - 嚢胞性線維症（cystic fibrosis）
  - 重症の気管支喘息
- 感染性肺疾患
  - ニューモシスチス肺炎
  - 結核
  - 壊死性肺炎
- 間質性肺疾患
  - サルコイドーシス
  - 特発性肺線維症（IPF）
  - 肺ランゲルハンス細胞組織球症
  - リンパ脈管筋腫症（lymphangioleiomyomatosis：LAM）
- 膠原病
  - 関節リウマチ
  - 強直性脊椎炎
  - 多発性筋炎・皮膚筋炎
  - 強皮症
  - マルファン症候群
  - エーラスダンロス症候群
- 肺癌

(Tschopp JM, Rami-Porta R, Noppen M, et al. Management of spontaneous pneumothorax : state of the art. Eur Respir J 2006 ; 28 : 637-50 より改変引用)

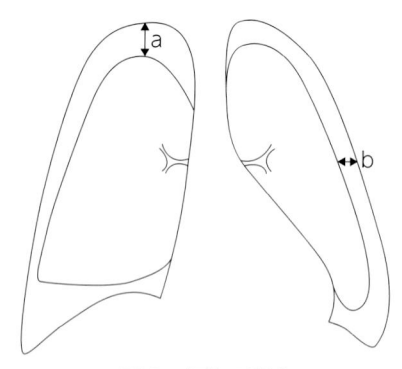

図1 気胸の程度
a. 胸郭の最高位から虚脱肺の肺尖部までの距離（米国ガイドライン）。
b. 肺門の位置での胸壁から虚脱肺までの距離（英国ガイドライン）。
(MacDuff A, Arnold A, Harvey J, et al. Management of spontaneous pneumothorax : British Thoracic Society Pleural Disease Guideline 2010. Thorax 2010 ; 65 : 18-31 より引用)

均一であるとは限らず，評価が難しいことも多い。

続発性自然気胸の内科的治療

PSPでは自覚症状のない場合，外来における慎重な経過観察・保存的治療で十分な場合も多く，むしろ胸腔ドレナージをした場合，経過観察単独よりも再発率が高いとも報告されている[11]。しかし，SSPでは併存肺疾患のために自覚症状が強く，しばしば生命が脅かされる状況になること，PSPよりもエアリークのコントロールが難しいこと[12)13)]から，基本的に入院治療が必要である[10)]。気胸治療の目的は，胸腔からの脱気と気胸再発の防止であり，前述のように無症状の軽症PSPでは積極的な治療を行わないことも検討されるが，SSPでは迅速な対応が必要である。酸素吸入は，胸腔からの空気の吸収促進作用も期待できる[14)15)]が，高二酸化炭素血症の有無には注意が必要である[16)]。胸腔ドレナージに関するこれまでの無作為化比較対照試験において，PSPでは通常の胸腔ドレナージチューブ挿入よりも吸引単独による治療の有効性が示されており[17)〜19)]，治療法の第1選択として吸引が試みられることもあるが，SSPではPSPよりも吸引の有効性は低い[10)]ため，実際の臨床ではSSPに対しては胸腔ドレナージが第1選択と考えられる。胸腔ドレナージには大量のエアリークがなければ，通常16-22Frのチューブを使用するが[9)]，状況によってはさらに細径チューブの使用も有用であるかもしれない[20)]。SSPは，治療後7日までに61％，14日後までに79％でエアリークが消失すると報告されているが，内科的治療に抵抗性で外科的手術を考慮しなくてはならないことも多い（表2）。しかしSSPでは，併存する肺疾患が重症であることも多く，また患者自身が手術を希

表2　気胸に対する治療法選択

保存的	中間	侵襲的
経過観察	胸膜癒着術	胸膜切除術
保存的治療	胸膜焼灼術	囊胞切除術
吸引	胸膜擦過	VATS
チューブによるドレナージ		開胸術
胸腔鏡		

(Tschopp JM, Rami-Porta R, Noppen M, et al. Management of spontaneous pneumothorax : state of the art. Eur Respir J 2006 ; 28 : 637-50 より改変引用)

望されない場合もあり，そのようなときには胸膜癒着術が試みられる。この方法は，胸膜癒着剤の胸腔内注入による壁側胸膜と臓側胸膜の癒着により気胸の増悪と再発の予防を目的をしており，テトラサイクリン系抗菌薬などが用いられる。テトラサイクリンを使用した胸膜癒着の成功率は，胸腔ドレナージ単独よりは有効であるが胸腔鏡治療よりは劣ると報告されている[21)22)]。現在，本邦ではテトラサイクリン系抗菌薬のミノサイクリン（minocycline，ミノマイシン®）やOK-432（ピシバニール®）が胸膜癒着剤として使用されているが，動物実験においてはタルクがテトラサイクリン系抗菌薬より胸膜癒着に有効であったこと[23)]から欧米ではタルクも使用されている[10)24)~27)]。タルクは，生理食塩水で希釈したタルク懸濁液（slurry）を胸腔ドレナージチューブから注入する方法が簡便で一般的であるが，ほかの胸膜癒着剤同様，注入後の胸腔内の不均一な分布による局所的な癒着が問題になる。標準的な方法が確立していないため，胸膜の均一な癒着には注入後の体位変換が有効であるとの意見[28)]もあるが，注入後のクランプの必要性と同様，確立していない[24)]。また，胸腔鏡下のタルク粉末散布（poudrage）を重症COPDに続発したSSPに安全に行うことができたとも報告されている[29)30)]。タルクの発癌性がこれまで問題になっていたが，乾燥滅菌したアスベストを含まないタルクを使用することで心配はないが，注入後の急性呼吸窮迫症候群（acute respiratory distress syndrome：ARDS）の発症が報告されており注意が必要である[31)]。自己血の胸腔内注入による胸膜癒着は血液凝固によるエアリーク部位の直接的な被覆作用と胸膜癒着作用があり，その有用性が報告されている[32)~34)]。

続発性自然気胸の外科的治療

PSPは，ブラの破裂とそこからのエアリークが原因であると考えられてきた。しかし，再発PSP例の胸腔鏡での胸膜の観察ではブレブ・ブラが認められなかったとの報告[35)]や，ブラ切除術単独ではブラ切除術後に胸膜癒着を追加した場合よりも再発率が高いとの複数の報告[36)~38)]より，単独のブレブ・ブラの破裂が原因とは断定できなかった。その後，画像診断の進歩により気胸治癒後のPSPにおいてCTで病側にびまん性のブレブが確認された[39)40)]。このような変化を気腫様変化（emphysema-like changes：ELCs）と呼んでいるが，PSPの既往のある男性にはCTで81％にELCsが認められるのに対し，PSPの既往のない対照群では20％しかみられないことから，ELCsがPSPの原因と考えられた[41)]。一方，Noppenら[42)]は再発したPSPにおいて臓側胸膜にエアリークもELCsも認められなかったと報告し，蛍光胸腔鏡による検討では胸膜下に広範囲に渡って蛍光の増強がみられたことから同部位の肺実質の異常がPSPの原因である可能性を示唆している。このようにPSPの病態は単純ではなく，SSPにおいても同様と考えられる。自然気胸に対する外科的な治療の目的は，持続するエアリークの外科的な修復と気胸再発の抑制であり，臓側胸膜に確認できるブラ・ブレブとELCsを切除し，再発抑制のために胸膜癒着療法を追加す

る。これまでの検討では，内科的な胸膜癒着術に対して外科的な胸膜癒着術では気胸の再発率が低いことから[43)～46)]，PSPの再発時には基本的に外科的治療が行われる。また，SSPでは初回治療として胸膜癒着が行われなかった場合，40～50％に重篤な気胸が再発する[47)]とされていることから積極的な治療の必要性が示唆される。しかし，SSPでは併存肺疾患により全身状態が不良なため外科的治療を選択できないこともあり，適応については慎重に判断しなくてはならない。外科的治療を決断する時期については明確な見解はないが，内科的な胸膜癒着療法開始から外科的手術までの期間が長かった場合，ビデオ下胸腔鏡手術（video-assisted thoracoscopic surgery：VATS）の成功率が低いとされ[48)]，48時間後もエアリークが持続している場合には胸部外科医にコンサルトすること[10)49)]や3日以内に手術を行うことが推奨されている[50)51)]。VATSは侵襲性が低いが，これまで行われていた開胸術と胸膜切除術が術後再発率約1％であるのに対し，VATSと胸膜切除術では約5％と再発率が高いと言われている。しかし，SSPのように高齢者が多く，併存肺疾患で全身状態が良好ではない場合にはVATSが良い適応となる[52)]。VATS施行時の胸膜癒着にはタルク粉末の有効性が報告されてきており，5gのタルクを使用したVATSでは成功率87％と良好な成績が報告されている[53)]。図2に2010年の英国胸部疾患学会ガイドラインから自然気胸マネージメントのフローチャートを示す[10)]。

特発性間質性肺炎と気胸

特発性間質性肺炎の約半分から2/3を占める[54)55)]IPFは，平均生存期間が診断後2～3年とされる原因不明の難治性呼吸器疾患である[55)～57)]。多くのIPF患者は徐々に肺の線維化が進行し肺機能が低下していくが，経過中に肺癌の合併，急性増悪の発症など種々の経過をとる。気胸もIPF患者において3.6～11.4％に発生すると報告され[6)58)～60)]，その詳細な機序については不明なものの，線維化による肺胞の破壊と気腔の囊胞性拡張と横隔膜運動による胸腔内の強い陰圧でブラが破裂し気胸が発生するとも考えられている[61)]。前述のSSPに関する治療方法の報告の多くは，COPDに続発したSSPが対象であり間質性肺炎に続発したSSPを対象とした報告は限られている。しかし，SSPにおいて肺線維症の存在は再発の危険因子であり[2)]，初回治療として胸膜癒着が行われなかったSSPでは40～50％に重篤な気胸が再発する[47)]ことから，特発性間質性肺炎の気胸発症時には迅速で適切な対応が必要である。Iwasakiら[62)]は，56例のIPFのCT画像を初診から死亡時まで検討したところ，17名で気胸が確認され，気胸発症群は非発症群と比較して肺活量が低く，死亡時までのフォロー期間が短かったことからSSPは重症のIPFに発症すると考察している。IPFなどの間質性肺炎では，線維化により肺コンプライアンスが低下しており，肺が再膨張しにくく治療に難渋し遷延化することが考えられ，実際，沼田ら[63)]は間質性肺炎に続発したSSPの50％が治癒せずに死亡したと報告している。間質性肺炎に対する外科的治療では，Nakajima[64)]らが72名のCOPDと14名の間質性肺炎患者に対するVATSの検討で間質性肺炎例の方が，術中の開胸術変更例が多く，間質性肺炎では術後に2例で急性増悪，1例で膿胸と敗血症を発症し死亡したことから予後不良であったと報告している。同様の検討[65)66)]でも間質性肺炎に続発するSSPの手術後に急性増悪の発症が報告され，外科的治療は有効ではあるものの急性増悪発症に十分な注意が必要であるとしている。このように外科的治療が難しい場合も多く内科的治療が選択される

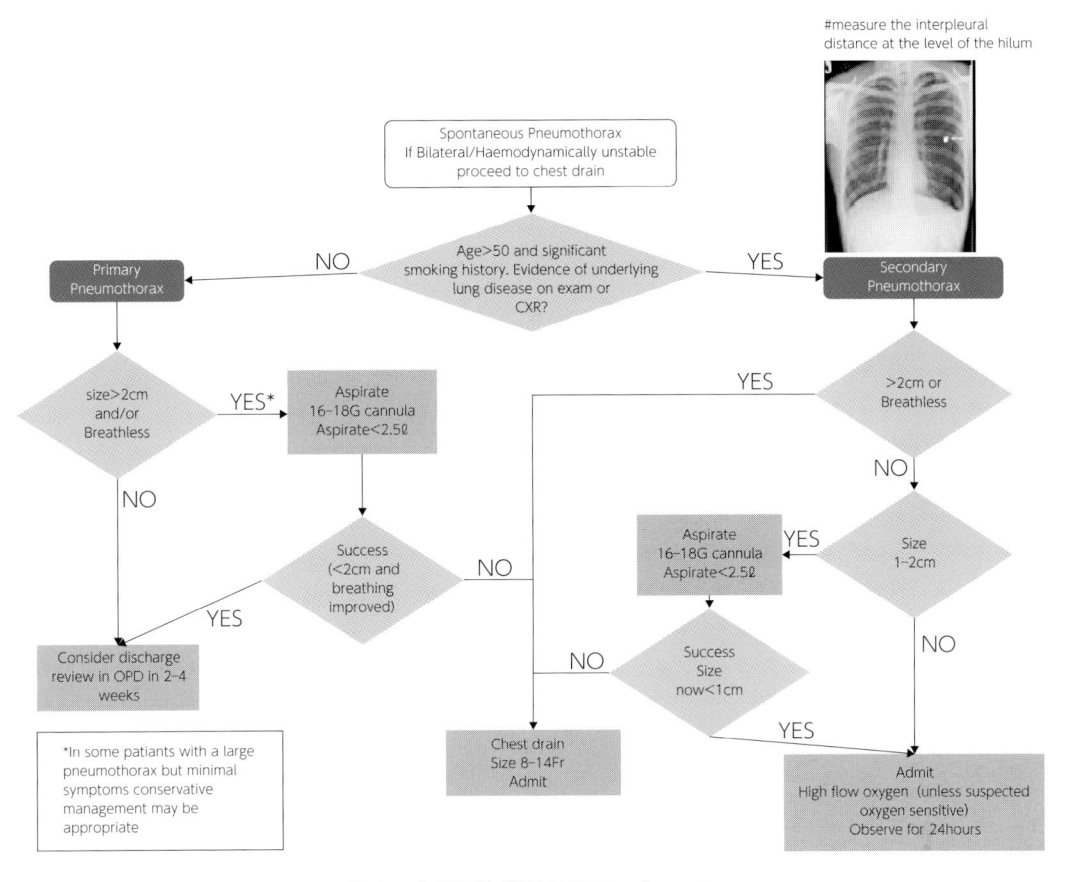

図2 自然気胸管理のフローチャート
(MacDuff A, Arnold A, Harvey J, et al. Management of spontaneous pneumothorax : British Thoracic Society Pleural Disease Guideline 2010. Thorax 2010 ; 65 : 18–31 より引用)

場合も多いが,実際は胸腔内ドレナージチューブ挿入のみで再膨張しエアリークが消失することは少なく,胸膜癒着療法を行うことになることが多い。しかし,OK-432 の胸腔内注入により間質性肺炎急性増悪が発症したことも報告されており[67],治療法の選択が難しい。草野ら[68]は,ミノサイクリン,フィブリン糊の注入後にタルク懸濁液を注入し,瘻孔が大きくエアリークが完全には消失しなかったために胸腔鏡下肺瘻閉鎖術を追加したところ奏効した IPF 症例を報告している。また,Aihara ら[69]は,22 例の間質性肺炎患者に自己血胸腔内注入を行い,16 例(72.7%)でエアリークが消失し,胸膜癒着剤と同程度有効であることを報告し,間質性肺炎に続発する SSP に自己血による胸膜癒着術が安全でかつ有効であることを示している。

おわりに

IPF などの間質性肺炎に続発する気胸は難治性であり,治療中に急性増悪が発症して致死的になることから治療に非常に難渋する。現在のところ,PSP や COPD に続発した SSP に準じて種々の方法が選択されているが,治療法は確立していない。今後,IPF,特発性間質性肺炎による SSP の治療の有用性を多くの症例で検討し,有用な治療法を確立することが望まれる。最後に当科で経験した IPF に続発した SSP 症例の治療経過を紹介する。

症例 .... 74歳, 男性

臨床経過：IPFとしてステロイドと免疫抑制薬の治療が行われていたが，呼吸困難の増悪あり，胸部単純X線写真上，右気胸を認めた（図3）ため入院。20Frのトラカール挿入後もエアリークが持続するため，2週間後，胸膜癒着目的にミノマイシン®200mgの胸腔内注入を計3回施行したがエアリークの改善がみられなかったため，フィブリノゲン粉末溶解液（ボルヒール組織接着用®5ml）を注入した。エアリークはやや改善も消失しないため（図4），さらに自己血50mlを計3回注入。肺の拡張とエアリークの消失を認めた（図5）。

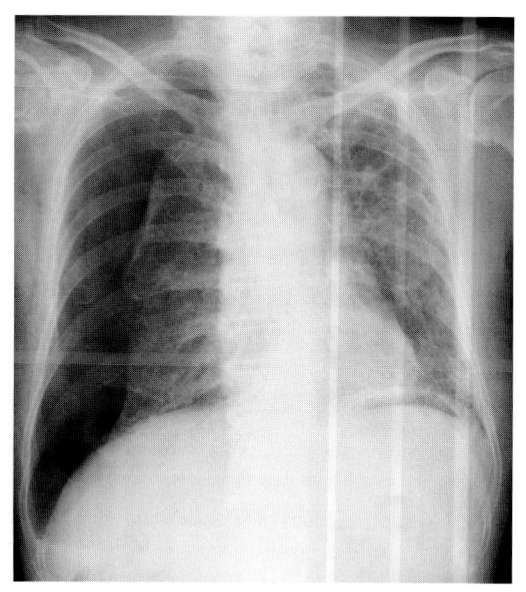

図3　気胸発症時の胸部単純X線正面写真

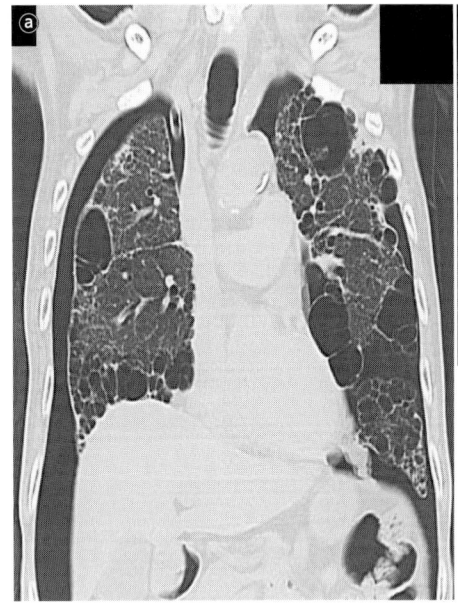

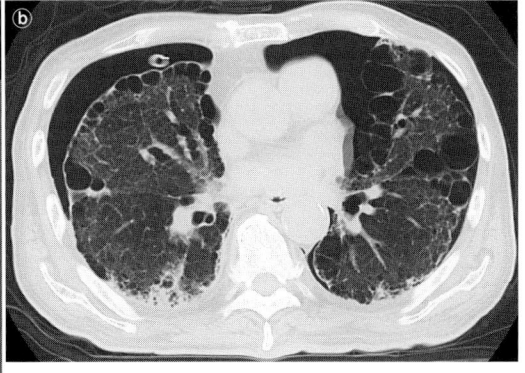

図4 ミノマイシン，フィブリン粉末胸腔内投与後の胸部単純CT（a）冠状面（b）横断面
肺の再膨張はみられるが不完全である。

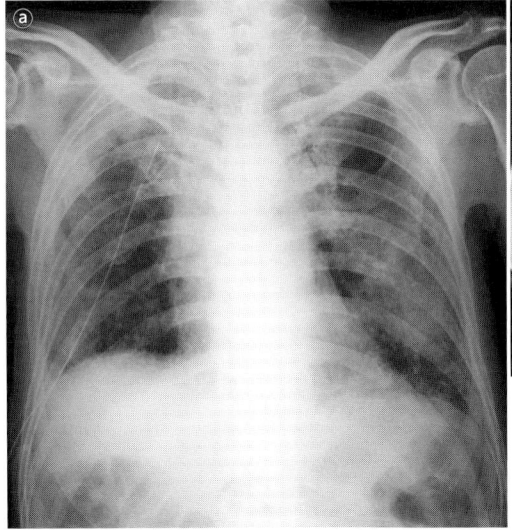

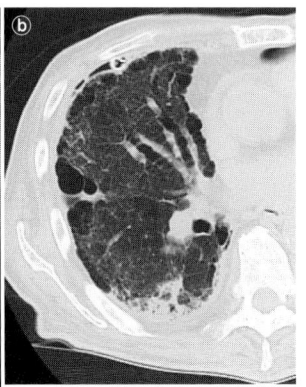

図5 自己血胸腔内投与後の（a）胸部単純X線写真，（b）胸部単純CT
胸腔内チューブ抜去前であるが，肺の再膨張がみられておりエアリークはなかった。

【文 献】

1. Melton LJ, Hepper NCG, Offord KP. Incidence of spontaneous pneumothorax in Olmsted County, Minnesota：1950-1974. Am Rev Respir Dis 1987；29：1379-82.
2. Lippert HL, Lund O, Blegrad S, et al. Independent risk factors for cumulative recurrence rate after first spontaneous pneumothorax. Eur Respir J 1991；4：324-31.
3. Videm V, Pillgram-Larsen J, Ellingsen O, et al. Spontaneous pneumothorax in chronic obstructive pulmonary disease：complications, treatment and recurrences. Eur J Respir Dis 1987；71：365-71.

4. Wait MA, Estrera A. Changing clinical spectrum of spontaneous pneumothorax. Am J Surg 1992 ; 164 : 528–31.
5. Tanaka F, Itoh M, Esaki H, et al. Secondary spontaneous pneumothorax. Ann Thorac Surg 1993 ; 55 : 372–6.
6. Franquet T, Gimenez A, Torrubia S, et al. Spontaneous pneumothorax and pneumomediastinum in IPF. Eur Radiol 2000 ; 10 : 108–13.
7. Kelly AM, Weldon D, Tsang AYL, et al. Comparison between two methods for estimating pneumothorax size from chest x-rays. Respir Med 2006 ; 100 : 1356–9.
8. Henry M, Arnold T, Harvey J. BTS guidelines for the management of spontaneous pneumothorax. Thorax 2003 ; 58 : 39–52.
9. Baumann MH, Strange C, Heffner JE, et al. Management of spontaneous pneumothorax. An American College of Chest Physicians Delphi Consensus statement. Chest 2001 ; 119 : 590–602.
10. MacDuff A, Arnold A, Harvey J, et al. Management of spontaneous pneumothorax : British Thoracic Society Pleural Disease Guideline 2010. Thorax 2010 ; 65 : 18–31.
11. O'Rourke JP, Yee ES. Civilian spontaneous pneumothorax : treatment options and long term results. Chest 1989 ; 96 : 1302–6.
12. Chee CBE, Abisheganaden J, Yeo JKS, et al. Persistent air-leak in spontaneous pneumothorax--clinical course and outcome. Respir Med 1998 ; 92 : 757–61.
13. Schoenenberger RA, Haefeli WE, Weiss P, et al. Timing of invasive procedures in therapy for primary and secondary spontaneous pneumothorax. Arch Surg 1991 ; 126 : 764–6.
14. Chadha TS, Cohn MA. Noninvasive treatment of pneumothorax with oxygen inhalation. Respiration 1983 ; 44 : 147–52.
15. Northfield TC. Oxygen therapy for spontaneous pneumothorax. BMJ 1971 ; 4 : 86–8.
16. British Thoracic Society Emergency Oxygen Guideline Group. Guideline for emergency oxygen use in adult patients. Thorax 2008 ; 63 : 1–68.
17. Andrivert P, Djdaini K, Teboul JL, et al. Spontaneous pneumothorax. Comparison of thoraric drainage versus immediate or delayed needle aspiration. Chest 1995 ; 108 : 335–40.
18. Liu CM, Hang LW, Chen WK, et al. Pigtail tube drainage in the treatment of spontaneous pneumothorax. Am J Emerg Med 2003 ; 21 : 241–4.
19. Noppen M, Alexander P, Driesen P, et al. Manual aspiration versus chest tube drainage in first episodes of primary spontaneous pneumothorax. A multicenter, prospective, randomized pilot study. Am J Respir Crit Care Med 2002 ; 165 : 1240–44.
20. Tsai WK, Chen W, Lee JC, et al. Pigtail catheters vs large-bore chest tubes for the management of secondary spontaneous pneumothoraces in adults. Am J Emerg Med 2006 ; 24 : 795–800.
21. Baumann MH, Strange C. Treatment of spontaneous pneumothorax. A more aggressive approach? Chest 1997 ; 112 : 789–804.
22. Berger R. Pleurodesis for spontaneous pneumothorax : will the procedure of choice please stand up? Chest 1994 ; 16 : 992–4.
23. Bresticker MA, Oba J, LoCicero J 3rd, et al. Optimal pleurodesis : a comparative study. Ann Thorac Surg 1993 ; 55 : 364–6.
24. Tschopp JM, Rami-Porta R, Noppen M, et al. Management of spontaneous pneumothorax : state of the art. Eur Respir J 2006 ; 28 : 637–50.
25. Aelony Y. Talc pleurodesis. Talc slurry versus talc poudrage. Chest 1995 ; 108 : 289.
26. Colt H, Dumon JF. Development of a disposable spray canister for talc pleurodesis. A preliminary report. Chest 1994 ; 106 : 1776–80.
27. Ng CK, Ko FW, Chan JW, et al. Minocycline and talc slurry pleurodesis for patients with secondary spontaneous pneumothorax. Int J Tuberc Lung Dis 2010 ; 14 : 1342–6.
28. Mager HJ, Maesen B, Verzijlbergen F, et al. Distribution of talc suspension during treatment of

malignant pleural effusion with talc pleurodesis. Lung Cancer 2002 ; 36 : 77–81.
29. Tschopp JM, Brutsche M, Frey JG. Treatment of complicated spontaneous pneumothorax by simple talc pleurodesis under thoracoscopy and local anaesthesia. Thorax 1997 ; 52 : 329–32.
30. Lee P, Yap WS, Pek WY, et al. An audit of medical thoracoscopy and talc poudrage for pneumothorax prevention in advanced COPD. Chest 2004 ; 125 : 1315–20.
31. Weissberg D. Talc pleurodesis : a controversial issue. Poumon Coeur 1981 ; 37 : 291–4.
32. Dumire R, Crabbe MM, Mappin FG, et al. Autologous "blood patch" pleurodesis for persistent pulmonary air leak. Chest 1992 ; 101 : 64–6.
33. Ando M, Yamamoto M, Kitagawa C, et al. Autologous blood-patch pleurodesis for secondary spontaneous pneumothorax with persistent air leak. Respir Med 1999 ; 93 : 432–4.
34. Rinaldi S, Felton T, Bentley A. Blood pleurodesis for the medical management of pneumothorax. Thorax 2009 ; 64 : 258–60.
35. Janssen JP, Schramel FMNH, Sutedja TG, et al. Videothoracoscopic appearance of first and recurrent pneumothorax. Chest 1995 ; 108 : 330–4.
36. Hatz RA, Kaps MF, Meimarakis G, et al. Long-term results after video-assisted thoracoscopic surgery for first-time and recurrent spontaneous pneumothorax. Ann Thorac Surg 2000 ; 70 : 253–7.
37. Horio H, Nomori H, Kobayaski R, et al. Impact of additional pleurodesis in video-assisted thoracoscopic bullectomy for primary spontaneous pneumothorax. Surg Endosc 2002 ; 16 : 630–4.
38. Loubani M, Lynch V. Video-assisted thoracocopic bullectomy and acromycin pleurodesis : an effective treatment for spontaneous pneumothorax. Respir Med 2000 ; 94 : 888–90.
39. Lesur O, Delorme N, Fromaget JM, et al. Computed tomography in the etiologic assessment of idiopathic spontaneous pneumothorax. Chest 1990 ; 98 : 341–7.
40. Mitlehner W, Friedrich M, Dissmann W. Value of computer tomography in the detection of bullae and blebs in patients with primary spontaneous pneumothorax. Respiration 1992 ; 59 : 221–7.
41. Bense L, Lewander R, Eklund G, et al. Nonsmoking, non-α1-antitrypsin deficiencyinduced emphysema in nonsmokers with healed spontaneous pneumothorax, identified by computed tomography of the lungs. Chest 1993 ; 103 : 433–8.
42. Noppen M, Stratakos G, Verbanck S, et al. Fluoresceine-enhanced autofluorescence thoracoscopy in primary spontaneous pneumothorax. Am J Respir Crit Care Med 2004 ; 170 : 680–2.
43. Light RW, O'Hara VS, Moritz TE, et al. Intrapleural tetracycline for the prevention of recurrent spontaneous pneumothorax : results of a Department of Veterans Affairs Co-operative Study. JAMA 1990 ; 264 : 2224–30.
44. Almind M, Lange P, Viskum K. Spontaneous pneumothorax : comparison of simple drainage, talc pleurodesis and tetracycline pleurodesis. Thorax 1989 ; 44 : 627–30.
45. Olsen PS, Anderson HO. Long term results after tetracycline pleurodesis in spontaneous pneumothorax. Ann Thorac Surg 1992 ; 53 : 1015–7.
46. Massard G, Thomas P, Wihlm JM. Minimally invasive management for first and recurrent pneumothorax. Ann Thorac Surg 1998 ; 66 : 592–9.
47. Lippert HL, Lund O, Blegvad S, et al. Independent risk factors for cumulative recurrence rate after first spontaneous pneumothorax. Eur Respir J 1991 ; 4 : 324–31.
48. Waller DA, McConnell SA, Rajesh PB. Delayed referral reduces the success of video-assisted thoracoscopic surgery for spontaneous pneumothorax. Respir Med 1998 ; 92 : 246–9.
49. Schoenenberger RA, Haefeli WE, Weiss P, et al. Timing of invasive procedures in therapy for primary and secondary spontaneous pneumothorax. Arch Surg 1991 ; 126 : 764–6.
50. Granke K, Fischer CR, Gago O, et al. The efficacy and timing of operative intervention for spontaneous pneumothorax. Ann Thorac Surg 1986 ; 42 : 540–2.
51. Shah SS, Cohen AS, Magee PG, et al. Surgery remains a late and under-utilised option in the

management of spontaneous pneumothorax : should the British Thoracic Society guidelines be revisited? Thorax 1998 ; 53 : A52.
52. Lee P, Yap W, Pek W, et al. An audit of medical thoracoscopy and talc poudrage for pneumothorax prevention in advanced COPD. Chest 2004 ; 125 : 1315-20.
53. Kennedy L, Sahn SA. Talc pleurodesis for the treatment of pneumothorax and pleural effusion. Chest 1994 ; 106 : 1215-22.
54. 千田金吾, 鈴木研一郎, 須田隆文, ほか. 本邦における特発性間質性肺炎（IIPs）の実態. 厚生省特定疾患「びまん性肺疾患」調査研究班平成13年度研究報告書. 2002：106-8.
55. Bjoraker JA, Ryu JH, Edwin MK, et al. Prognostic significance of histopathologic subsets in idiopathic pulmonary fibrosis. Am J Respir Crit Care Med 1998 ; 157 : 199-203.
56. King TE Jr, Costabel U, Cordier JF, et al. Idiopathic pulmonary fibrosis : diagnosis and treatment. Am J Respir Crit Care Med 2000 ; 161 : 646-64.
57. Nicholson AG, Colby TV, du Bois RM, et al. The prognostic significance of the histologic pattern of interstitial pneumonia in patients presenting with the clinical entity of cryptogenic fibrosing alveolitis. Am J Respir Crit Care Med 2000 ; 162 : 2213-7.
58. McLoud TC, Carrington CB, Gaensler EA. Diffuse infiltrative lung disease : a new scheme for description. Radiology 1983 ; 149 : 353-63.
59. Picado C, de Almeida RG, Xaubet A, et al. Spontaneous pneumothorax in cryptogenic fibrosing alveolitis. Respiration 1985 ; 48 : 77-80.
60. Sakamoto N, Mukae H, Ishii H, et al. Spontaneous pneumothorax and pneumomediastinum in patients with idiopathic interstitial pneumonias. Acta Med Nagasaki 2006 ; 51 : 23-6.
61. Wu S, Sagawa M, Suzuki S, et al. Pulmonary fibrosis with intractable pneumothorax : new pulmonary manifestation of relapsing polychondritis. Tohoku J Exp Med 2001 ; 194 : 191-5.
62. Iwasaki T, Ogura T, Takahashi H, et al. Pneumothorax and idiopathic pulmonary fibrosis. Jpn J Radiol 2010 ; 28 : 672-9.
63. 沼田博行, 西平隆一, 福田　勉, ほか. 間質性肺炎に続発した気胸症例の検討. 日呼吸会誌 1998；36（増）：378.
64. Nakajima J, Takamoto S, Murakawa T, et al. Outcomes of thoracoscopic management of secondary pneumothorax in patients with COPD and interstitial pulmonary fibrosis. Surg Endosc 2009 ; 23 : 1536-40.
65. 永島拓也, 田尻道彦, 菅野健児, ほか. 間質性肺炎を合併した気胸手術症例の検討. 日呼外会誌 2013；27：11-6.
66. 中島慎治, 橋本　誠, 橋口仁喜, ほか. 間質性肺炎に起因する続発性気胸に対する外科治療8例の検討. 日呼外会誌 2010；24：658-63.
67. 海老名雅仁, 梅津康生, 髙橋　徹, ほか. OK-432免疫療法による間質性肺炎. 分子呼吸器病 1997；1：186-94.
68. 草野英美子, 本間　栄, 大津喜子, ほか. タルク末と胸腔鏡下肺瘻閉鎖術が奏効した特発性肺線維症合併難治性気胸の1例. 日呼吸会誌 2005；43：117-22.
69. Aihara K, Handa T, Nagai S, et al. Efficacy of blood-patch pleurodesis for secondary spontaneous pneumothorax in interstitial lung disease. Intern Med 2011 ; 50 : 1157-62.

第III章 薬物療法の実際

3 特殊病態の治療
5) 併発難治性感染症 (アスペルギルスなど)

渡辺 憲太朗

はじめに

特発性肺線維症 (idiopathic pulmonary fibrosis：IPF) は5年生存率が20〜40%の予後不良の疾患である。死因の多くは急性増悪によるが、急性増悪における感染の関与を除いたとしても、併発感染症はIPFの生命予後に重大な影響を及ぼす。IPFの病態の本質的特徴として免疫抑制状態があるわけではないが、IPFの治療としてステロイドや免疫抑制薬を用いることによって、免疫抑制状態に陥り、日和見感染症を併発することがある。あるいはIPFの進行に伴い既存の肺胞構築が破壊され、新たに形成された蜂窩肺やブラはアスペルギルスが定着・増殖するための好都合な環境であり、アスペルギローマ (菌球；fungus ball) を形成する。また通常の市中肺炎を併発したとしても、基礎疾患としてのIPFが進行していれば、呼吸不全がさらに進行することになるので、基礎疾患を有しない成人の肺炎よりもより濃厚な治療が要求される。

IPFにおける慢性肺感染症としては、非結核性抗酸菌症、肺結核、肺アスペルギルス症、ノカルジア症、ニューモシスチス肺炎などがある。なかでもアスペルギルス感染症は治療に難渋することが多い。

拙稿ではIPFにおける併発感染症の中で、市中肺炎、アスペルギルス症、非結核性抗酸菌症に絞って、ことにアスペルギルス症を中心にその病態と治療を解説することにする。

市中肺炎

発熱、咳嗽、喀痰などの症状に加えて、急性炎症を反映する血液所見 (末梢血白血球増多、CRP高値など)、胸部X線像上に出現した新たな浸潤影があれば臨床的に肺炎と診断できる[1]。日本呼吸器学会の「成人市中肺炎診療ガイドライン」[1]に従うとすれば、A-DROPシステムにより重症度を分類し、外来もしくは入院治療を決定する。重症度分類0は外来治療、1あるいは2以下であれば外来または入院治療となっているが、IPFを基礎疾患として有する症例は重症度が低くても主治医の判断で入院治療になることがしばしばあるのが実情である。重篤な基礎疾患を有することや急性増悪との鑑別が難しい場合があることなどを考慮すれば、入院治療が妥当と判断することになる。

一般的に、マイコプラズマ肺炎やクラミジア肺炎などの非定型肺炎は基礎疾患を有さない健常成人に発症することが多いので、日本呼吸器学会のガイドラインの鑑別基準[1]に従って非定型肺炎が否定されれば、エンピリック治療としてβラクタマーゼ阻害薬配合ペニシリン、セフェム、カルバペネム、ニューキノロン系薬の何れかを用いる。重症度分類4あるいは5で

あればカルバペネム系薬とニューキノロン，テトラサイクリン，マクロライド系薬のいずれかを組み合わせて使用することが多いと思われるが，急性増悪の可能性あるいは呼吸不全の程度を考慮し，実地臨床ではステロイドのパルス療法を併用することがある．

肺アスペルギルス症

肺アスペルギルス症はIPFにおいてまれならず発症する合併症である[2]．肺アスペルギルス症は，強い免疫不全状態において発症後急速に進行する侵襲性肺アスペルギルス症（invasive pulmonary aspergillosis：IPA），軽度の免疫抑制状態において亜急性あるいは慢性に進行する慢性肺アスペルギルス症（chronic pulmonary aspergillosis：CPA），既存の囊胞あるいは空洞性病変に定着・増殖し菌球（fungus ball）をつくる肺アスペルギローマ，アトピー素因のもとに発症するアレルギー性気管支肺アスペルギルス症などに大別できるが，IPFの病態に何らかの関連をもちながら発症する肺アスペルギルス症は前3者である．

侵襲性肺アスペルギルス症（IPA）

IPAは遷延する好中球減少，ステロイド・免疫抑制薬の長期大量投与，骨髄移植を含む臓器移植を受けた症例などに発症し，急速に進行し不幸な転帰をとることが多い．侵襲性アスペルギルス症（invasive aspergillosis：IA）においてアスペルギルスの侵入門戸は大半が気道であり，IAはほとんどIPAの形をとる．

IPFにおけるIPAの発症に関するわが国発の論文は非常に少ない．しかし肺移植後の合併症としてのIPAに関する海外の報告は多い．米国では1999～2008年までの10年間に肺移植を受けた人が10,908人であり[3]，年間約1,000人が肺移植を受けている．IPFはその約2割を占めている[4]．Steinbachらが米国とカナダにおける2004～2008年までのIA 960例を報告している[5]．そのうち185例の肺移植を含む固形臓器移植を受けた症例が280例（29％）含まれている．米国における臓器移植の全体比率からみれば，肺移植を受けた患者は他臓器の移植の場合に比して，IAを発症する頻度が特に高いといえる．今後わが国において肺移植が増えるにつれて，IPAがIPFの肺移植後の管理の大きな課題になることが予想される．

発熱，咳嗽，喀痰など肺炎様の症状が多いが，胸痛や喀血もある．特に好中球減少症の患者に喀血があればIPAの可能性を考えておく必要がある．診断のゴールド・スタンダードは病変部位の気管支鏡下生検や気管支洗浄液からアスペルギルスを直接証明することである．すなわち，サンプルからY状分岐と隔壁を有するアスペルギルスに特徴的な菌糸を証明するか，あるいは培養によりアスペルギルスを検出することである．サンプルの直接検鏡による観察では真菌と推定できてもアスペルギルスと断定できない場合も多いので，なるべく培養によってアスペルギルスを証明したい．アスペルギルスを証明できないときは画像所見に加えて血清診断（血清 β-D-グルカンの上昇とガラクトマンナン抗原陽性）をもって臨床診断し治療する．あるいは予後の重大さを考え，血清診断が得られない場合でも臨床症状と画像から治療に踏み切る場合もある．アスペルギルスが喀痰から分離された場合，免疫抑制状態になければその多くは定着菌と解釈されるが，免疫抑制状態にある患者に証明された場合は，IPAである，あるいはIPAを発症する可能性が高い[6]．

抗真菌薬としては以下の薬剤がある．

①ボリコナゾール（VRCZ）4mgを1日2回，初日のみ6mg/kg×2．点滴静注，経口投与のいずれでもよい．

②アムホテリシンBリポソーム製剤（L-AMB）

2.5〜5.0mg/kg を1日1回点滴静注。
③イトラコナゾール（ITCZ）200mgを1日1回点滴静注。初日より2日間は400mgを2回に分けて点滴静注。
④ミカファンギン（MCFG）150〜300mgを1日1回点滴静注。
⑤アムホテリシンB（AMPH-B）1.0〜1.5mg/kg を1日1回点滴静注。

「深在性真菌症の診断・治療ガイドライン2007」[7]によればVRCZが第1選択薬、L-AMB, ITCZ, MCFG, AMPH-B は第2選択薬となっている。実臨床では難治例や重篤な症例に対して作用機序の異なるキャンディン系のMCFZをVRCZやL-AMBと組み合わせて使用することもある。

米国胸部疾患学会（American Thoracic Society：ATS）によれば、初期治療の第1選択薬はVRCZまたはL-AMBの点滴静注を改善が見られるまで継続し、次に経口のVRCZまたはITCZを治癒あるいは安定が得られるまで継続することとなっている。上記で効果がないときにはカスポファンギンあるいはMCFGを用いる[8]（表）。

慢性肺アスペルギルス症（CPA）

本カテゴリーに該当するアスペルギルス症は、①亜急性侵襲性肺アスペルギルス症（subacute invasive pulmonary aspergillosis）、②慢性壊死性肺アスペルギルス症（chronic necrotizing pulmonary aspergillosis：CNPA）、③慢性空洞性肺アスペルギルス症（chronic cavitary pulmonary aspergillosis：CCPA or complex aspergilloma）、④ chronic fibrosing pulmonary aspergillosis：CFPA）、⑤単純アスペルギローマ、などがある。①は前述のIPAと重なり比較的重症であり、⑤はその対極にある限局した比較的軽症のCPAと理解される[9]。これらの亜分類はお互いに重なる部分が多く、臨床現場ではそれらの区別が難しいことがしばしばある。本項ではCNPAとアスペルギローマについて述べる。

❶ CNPA

糖尿病や長期のステロイド治療などで免疫状態が軽度に抑制された患者に発症しやすい。塵肺やCOPDなどの慢性呼吸器疾患が基礎にあって発症する例も報告されている。IPFにおける蜂巣肺を形成する嚢胞状の構造やブラはアスペルギルスが増殖する好都合の環境であり、ステロイド治療下であればその危険はさらに大きくなる。

喀血、湿性咳嗽、倦怠感、体重減少などが数カ月間にわたり持続することが多いが、症状に乏しい場合もある。画像上、次に述べるアスペルギローマとの鑑別が難しい場合がある。特に比較のための過去のフィルムがない場合などはそうである。ステロイド治療が長期化してアスペルギローマがCNPAに進展することがあるが、必ずしも既存の空洞がなくてもアスペルギルスの増殖の結果として、肺構造が破壊され空洞を作りながら菌球が形成されていくこともしばしばである。CNPAは空洞周囲の肺組織に浸潤性にアスペルギルスが増殖する（semi-invasive）のに対して、単純アスペルギローマは空洞内にのみアスペルギルスが増殖する（non-invasive）ということで区別することができる。

画像上、浸潤影や結節影が数カ月の間に緩徐に発育し空洞を形成する。空洞は徐々に拡大あるいは既存の空洞の周囲に浸潤影が現れることもある。約半数の症例に菌球が観察される。胸腔に穿破することもある。

IPAと同様に、診断のゴールド・スタンダードは病変部位の気管支鏡下生検や気管支洗浄液からアスペルギルスを直接証明することである。それらを証明できないときは画像所見に加えて、CRPや赤沈の亢進と血清診断（ガラク

表　ATSが推奨する肺アスペルギルス症の初期治療

侵襲性アスペルギルス症	〈初期治療〉 静注 VRCZ6mg/kg×2/日（初日）+4mg/kg×2/日（2日目以降），もしくは静注 L-AMB3〜5mg/kg/日 　改善が得られやた時点から経口 VRCZ200mg×2/日もしくは経口 ITCZ400〜600mg/日に切り替え，臨床的にも画像上も治癒あるいは安定が得られるまで継続する。 〈上記で効果が見られないとき〉 静注カスポファンギン初日70mg/日（初日）+50mg/日（2日目以降），もしくは静注 MCFG100〜150mg/日 　改善が得られた時点から経口 VRCZ200mg×2/日もしくは経口 ITCZ400〜600mg/日に切り替え，臨床的にも画像上も治癒あるいは安定が得られるまで継続する。
慢性壊死性アスペルギルス症	〈軽度〜中等症〉 VRCZ200mg×2/日，もしくは ITCZ400〜600mg/日 　臨床的にも画像上も治癒あるいは安定が得られるまで継続する。 〈重症〉 L-AMB。もしくは VRCZ を侵襲性アスペルギルス症の場合と同様に行う。 （症例により）外科的切除を考慮
アスペルギローマ	抗真菌薬の適応はない （喀血があれば）気管支動脈造影+塞栓術 外科的切除

(Limper AH, Knox KS, Sarosi GA, et al. An official American Thoracic Society Statement : Treatment of fungal infections in adult pulmonary and critical care patients. Am J Respir Crit Care Med 2011 ; 183 : 96–128 より改変引用)

トマンナン抗原陽性やアスペルギルス抗体陽性）をもって臨床診断する。広域抗菌薬を投与しても効果のないことを確認し，以下の治療に入る。

① VRCZ 4mg/kg を1日2回，初日のみ 6mg/kg×2。点滴静注を2週間以上。
② MCFG 150〜300mg を1日1回点滴静注。
③ L-AMB 2.5〜5.0mg/kg を1日1回点滴静注。
④ ITCZ 200mg を1日1回点滴静注。初日より2日間は 400mg を2回に分けて点滴静注。
⑤ AMPH-B 1.0〜1.5mg/kg を1日1回点滴静注。

「深在性真菌症の診断・治療ガイドライン2007」[7]によれば，① VRCZ，② MCFG，③ L-AMB が第1選択薬となっており，ITCZ と AMPH-B が第2選択薬となっている。

ATS は，軽症あるいは中等症に対しては，VRCZ 200mg×2回/日 あるいは ITCZ 400〜600mg/日を治癒あるいは安定するまで継続することを推奨している。重症例に対しては，IPA の場合と同じように L-AMB や VRCZ の点滴をすることとなっている[8]（表）。症例によっては外科的切除も考慮されてよい。

❷アスペルギローマ

肺の遺残空洞や囊胞状に拡張した気道などにアスペルギルスが増殖してできた球状の固まり（菌球）をアスペルギローマという。発症当初は単発の単純性アスペルギローマであっても，線維化期のサルコイドーシスや肺線維症のような基礎疾患のある患者，あるいは免疫抑制状態，肺移植患者などにおいては，アスペルギルスが浸潤性に発育し，予後が必ずしも良くないことがある。サイズが徐々に大きくなる場合や複数個のアスペルギローマがある場合（図）も CNPA に進展している，あるいは進展することを考慮しなければならない。

血痰や喀血が主症状である。ことに大喀血す

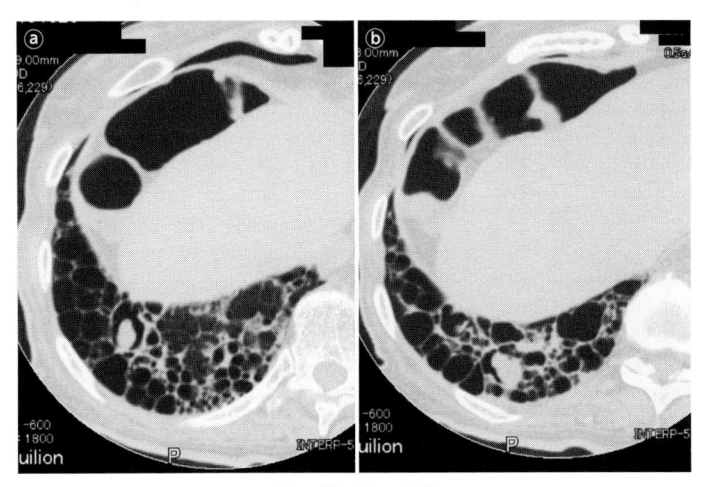

図 85歳，女性
IPFの肺底部にある蜂巣肺に2つの菌球が確認できる。

ることがあり生命を脅かすことがある。空洞内に存在する円形の充実性陰影が画像で証明されればアスペルギローマを疑う大きな根拠になる。また本症では血中ガラクトマンナン抗原が陽性になることは少ないが，アスペルギルス抗体が陽性であれば画像所見と併せて臨床診断が可能である。

　無症状であれば，原則的に内科的な抗真菌薬治療をせずに経過観察する。外科的切除が可能であれば根治のために切除する。しかし実臨床では胸膜との癒着や低肺機能のために外科的処置ができない場合が多い。本項の主題であるIPFのブラや蜂巣肺にアスペルギローマができた場合は，外科的切除が難しいことが多いばかりではなく，アスペルギルスが周囲肺組織に増殖している可能性，すなわちCNPAである可能性を常に考えておかなければならない。特にステロイドや免疫抑制薬で治療中の場合は，経口で，①VRCZ 200mgを1日2回，初日のみ300mg×2，もしくは②ITCZ内用薬またはカプセル剤200mgを1日1回[7]服用することが望ましい。

肺非結核性抗酸菌感染症

　IPFにおいて，肺結核や肺非結核性抗酸菌（nontuberculous mycobacterium：NTM）症の発症頻度が一般人口より高いとする報告[10]がある。ことにIPFに対する治療としてステロイドや免疫抑制薬を用いている場合に頻度が高くなる。加えて，IPFはCOPDや気管支拡張症のように既存の肺構造が破壊され，NTMが定着・増殖しやすい環境であり，早期発見のためのきめ細かなフォローアップが要求される。

　NTM症のなかでも *Mycobacterium avium complex*（MAC）による肺MAC症は特に治療に難渋する。日本結核病学会／日本呼吸器学会の肺非結核性抗酸菌症化学療法に関する見解[11]に従い，肺MAC症の治療を以下のように行う。リファンピシン（RFP）300〜600mg/日，エタンブトール（EB）500〜750mg/日，クラリスロマイシン（CAM）600〜800mg/日を基本として，必要に応じてストレプトマイシン（SM）またはカナマイシン（KM）15mg/kg以下を週2〜3回行う。

　NTM症の診断もさることながら，治療開始

3　特殊病態の治療　143

時期，治療終了時期については従来からさまざまな見解があるが，IPFという重大な基礎疾患を考えたときに，診断（2回以上異なった喀痰検体から培養陽性，もしくは気管支鏡下生検や洗浄液からの証明）後できるだけ早期に治療を開始するのが原則であろう．

おわりに

IPFは根治的な治療法のない難治性疾患である．原疾患の重篤なこともさることながら，疾患の進行に伴いさまざまな感染症が重なり，それが予後の悪化につながることも多い．肺結核の遺残空洞と同じように，肺構築の破壊に伴う嚢胞状の構造改築はアスペルギルスの定着・増殖環境を提供し，治療としての副腎皮質ステロイドや免疫抑制薬は感染症を誘発しやすい状態をつくる．IPFという基礎疾患のもとでアスペルギルス症が発症すると治療に難渋する．原疾患のフォローアップにおいて，併発感染症としてのアスペルギルス症を常に念頭に置いておかなければならない．

【文献】

1. 日本呼吸器学会呼吸器感染症に関するガイドライン作成委員会，編．「呼吸器感染症に関するガイドライン」成人市中肺炎ガイドライン．東京：杏林舎，2007．
2. 加賀亜希子，臼井　裕，酒井文和，ほか．慢性線維化性間室性肺炎に合併した肺アスペルギルス症の臨床．日呼吸会誌 2012；1（増）：336．
3. Sampaio MS, Cho YW, Qazi Y, et al. Posttransplant malignancies in solid organ adult recipients : an analysis of the U.S. national transplant database. Transplant 2012；94：1-9.
4. Barr ML, Bourge RC, Orens JB. Thoracic organ transplantation in the United States, 1994-2003. Am J Transpl 2005；5：934-49.
5. Steinbach WJ, Marr KA, Anaissie EJ, et al. Clinical epidemiology of 960 patients with invasive aspergillosis from the PATH alliance registry. J Infect 2012；65：453-64.
6. Kousha M, Tadi R, Soubani AO. Pulmonary aspergillosis : a clinical review. Eur Respir J 2011；20：156-74.
7. 深在性真菌症のガイドライン作成委員会，編．深在性真菌症の診断・治療ガイドライン 2007．東京：協和企画，2007．
8. Limper AH, Knox KS, Sarosi GA, et al. An official American Thoracic Society Statement : Treatment of fungal infections in adult pulmonary and critical care patients. Am J Respir Crit Care Med 2011；183：96-128.
9. Denning DW, Riniotis K, Dobrashian R, et al. Chronic cavitary and fibrosing pulmonary aspergillosis : case series, proposed nomenclature change, and review. Clin Infect Dis 2003；37；S265-80.
10. Park SW, Song JW, Shin TS, et al. Mycobacterial pulmonary infections in patients with idiopathic pulmonary fibrosis. J Korean Med Sci 2012；27：896-900.
11. 日本結核病学会非結核性抗酸菌症対策委員会，日本呼吸器学会感染症・結核対策部会．肺非結核性抗酸菌症治療に対する見解：2008 暫定．結核 2008；83：731-4.

第IV章
非薬物療法の実際

第IV章 非薬物療法の実際

1 リハビリテーション

近藤 康博，谷口 博之

はじめに

　種々の間質性肺炎，すなわち特発性肺線維症（idiopathic pulmonary fibrosis：IPF）や非特異性間質性肺炎（nonspecifrc interstitial pneumonia：NSIP）などの特発性間質性肺炎（idiopathic interstitial pneumonias：IIPs）や膠原病に伴う間質性肺炎，サルコイドーシスなどでは，呼吸困難や運動能力の低下により，健康関連QOL（health-related quality of life：HRQOL）が障害され，日常生活動作（activities of daily living：ADL）が低下する[1]。呼吸リハビリテーション（pulmonary rehabilitation：PR）は日本呼吸管理学会（現在は日本呼吸ケア・リハビリテーション学会に名称変更）／日本呼吸器学会のステートメント）によれば，呼吸器の病気によって生じた障害を持つ患者に対して，可能な限り機能を回復，あるいは維持させ，これにより，患者自身が自立できるように継続的に支援していくための医療である，と定義されている[2]。運動療法はPRの中核であり，その効果は薬物療法に上乗せすることができ，多職種が参加したチーム医療で包括的なPRプログラムを実施することで，より大きな効果が期待できるとされている。

　間質性肺炎に対するPRは，近年，国際的にも有効との知見が集積されている[3)～13)]。2011年に発表されたIPFの国際ガイドラインにおいて，PRは歩行距離の改善や症状あるいはQOLの改善などが報告されていることから，エビデンスレベルは低いものの弱い推奨治療とされている[14]。2012年に改訂された本邦の呼吸リハビリテーションマニュアルでも，間質性肺炎に対するPRで，コンディショニング，全身持久力トレーニング，ADLトレーニングの推奨レベルは「＋＋；適応である」と記載されている[15]。以下に間質性肺炎における障害を分析しつつ，PRの有効性について論じる。

IPFでみられる障害

呼吸困難

　呼吸困難はIPFの主要な症状である。特に労作時の息切れのため，患者は身体活動が制限され，日常生活の中でしばしば休息を必要とするようになり，回復にも時間がかかるようになる。呼吸困難は時間とともに悪化し，HRQOLの悪化に大きく関与している。筆者らはIPF患者に対しHRQOLの調査票としてSt. George's Respiratory Questionnaire（SGRQ）を用い，種々の寄与因子との関連を検討した。その結果，多項目解析においてSGRQのトータルスコアは呼吸困難の指標であるBaseline Dyspnea Index（BDI）とのみ有意に相関した。すなわち，IPFにおいて呼吸困難はHRQOLを

阻害する主因と考えられた[16]。また，IPFでは6分間歩行時の呼吸困難には運動時の低酸素血症が密接に関連している[17]。

運動耐容能の低下

換気能力の減少やガス交換障害はIPFの運動耐容能の低下に関係する。間質性肺炎において肺の血管床の減少は換気血流不均等，ガス交換障害を招来する。また，このような肺血管床の減少，低酸素性肺血管攣縮は肺高血圧，右心不全を惹起して運動能力低下に関与する。また，近年，慢性閉塞性肺疾患（chronic obstructive pulmonary disease：COPD）では肺機能の低下のみならず，骨格筋の機能異常がCOPDの運動耐容能の低下に関与していることが明らかになってきている。筆者らはIPFの運動耐容能の減少に，骨格筋機能異常が関与するかどうかを検討した。その結果，IPFの最大酸素摂取量（peak V_{O_2}）は，多項目解析では肺活量と大腿四頭筋筋力が説明因子であった[18]。すなわち，IPFでもCOPDと同様に下肢の骨格筋機能異常が運動能力の低下に密接に関連していると考えられる。また，間質性肺炎ではしばしばステロイド薬や免疫抑制薬が使用されるが，これらの薬剤により薬剤性ミオパチーが生じることがあり，運動能力低下の原因となり得る。

不安と気分障害

IPF患者は悲しみ，恐れ，心配，不安，パニックを感じている。IPF患者の不安や抑うつ状態を，Hospital Anxiety and Depression Scale（HADS）によって評価した研究によれば，IPF患者では健常人に比べ高頻度に不安，抑うつが認められる。いくつかのQOL研究では，例えばSF-36のメンタルヘルスの領域，神経質，意気消沈状態，落ち着いているかどうか，幸福であると感じているかどうか，などの領域がIPFでは障害されている。また，SGRQでは当惑した感情，恐怖，パニックなどが評価に含まれるインパクトの領域において障害が大きい[19]。

HRQOLの障害

IPFは呼吸困難などの症状や運動耐容能の減少がみられることを考えればQOLが障害されていることは容易に想像される。例えば，SGRQでは，IPFの患者ではCOPD患者と同様に「症状」，「活動度」，「障害度」とともにトータルスコアが大きく障害されている，とされている。残念ながら，現時点で薬物療法がIPFのHRQOLを改善したという報告はほとんどない。

IPFに対するPR

PRは，慢性肺疾患患者に対し，教育やカウンセリングおよび行動変容を起こさせるような運動療法により，患者の自己管理能力を向上させ，症状を減らし，運動耐容能を改善して，社会参加を増加させるための，総合的な，専門化による学際的なプログラムである。外来レベルのPRでは，6～10週間の期間で，週2～5回運動療法を中心に集中的に訓練を行い，その後は患者の希望に合わせて維持療法を行う。

IPFとCOPDは基本的に異なる疾患ではあるが，両者には障害として共通する部分もある。例えば両者とも，換気力学的異常，呼吸仕事量の増加，ガス交換障害といった肺生理学的な機能異常を有する。また，IPF患者はCOPD患者と同様に，健常人や一般的な内科的疾患の患者よりも，不安やうつ状態の頻度が高く，その比率は50％以上と報告されている。また，IPF患者は少なくともCOPDに匹敵するHRQOLの障害を有する，と報告されている[14]。また，上述したようにIPF患者の運動耐容能制限因子として，COPDと同様に骨格筋

機能異常(大腿四頭筋筋力の低下や呼吸筋力の低下)が関係する。これらの類似点を考えれば,PR は COPD 同様,IPF でも運動耐容能,呼吸困難,不安やうつ,HRQOL などに対する改善効果が期待される。

間質性肺炎に対する PR のエビデンス

間質性肺炎に対する PR の有効性を検討した Ryerson らのまとめ[20]を改変したものを表 1 に示し,以下に代表的論文を概説する。

Jastrzebski らは 13 人の IPF を含む 38 人の種々の間質性肺炎の患者に対する PR の効果を報告している[3]。4 週間の入院プログラムのあと,在宅で 12 週間継続された。運動療法は週 2 回,30 分で自転車エルゴメータ,呼吸筋トレーニングも併用され,最初の負荷は最大運動耐容能の 60%の負荷で開始された。ベースラインに比べて,PR 後のボルグ・スコアは,わずかに改善したが,ほかの呼吸困難の指標は改善しなかった。しかしながら HRQOL(SGRQ と SF-36)は PR 後に改善した。Naji らは IPF28 人を含む拘束性肺疾患 46 人で 8 週間の PR プログラムの効果を報告している[4]。26 人のみが 8 週間の PR プログラムを完了し,1 年後に再テストができたのはわずか 15 人のみであった。ベースラインと比較して 8 週間後の有意な改善は,トレッドミル(22.7 ± 11.7 分対 12.7 ± 9.5 分,$p<0.0001$),シャトル歩行テスト,呼吸困難,うつ状態,HRQOL(chronic Respiratory Disease Questionnaire:CRQ)で認められた。しかしながら 1 年後では,トレッドミルはベースラインより有意に良好に維持されたが(20.3 ± 12.5 分 対 12.7 ± 9.5 分,$p<0.02$),ほかの項目では効果はすべて減衰した。

最近,運動療法を主体とした PR の効果をコントロール群と IPF 群で比較検討した研究が報告されている。筆者らは,コントロール群の IPF 15 人と PR を完遂できた IPF 群 13 人を比較検討した[6]。10 週間のプログラムは,ゴムバンドによる上下肢の筋力強化訓練,最大運動負荷の 80%の運動強度あるいはトレッドミルによる最大運動速度の 80%の負荷による運動トレーニングなどにより構成された。10 週間後ではベースラインに比べ PR 群では 6 分間歩行距離が改善したが,コントロール群では変化はなく,両群間の差は 46.3m(95% CI:8.3-84.4,

表 1 間質性肺疾患に対する PR の効果を検討した報告のまとめ

研究発表者／発表年	症例数	研究デザイン	6 分間歩行距離 (m)	呼吸困難	HRQOL
Jastrzebski ら[3]/2006	31	コホート	未測定	改善	改善
Naji ら[4]/2006	26	コホート	未測定	改善	改善
Ferreira ら[5]/2006	28	コホート	40 ($p<0.0002$)	改善	改善
Nishiyama ら[6]/2008	28	無作為比較試験	46 ($p<0.01$)	不変	改善
Holland ら[7]/2008	57	無作為比較試験	35 ($p=0.01$)	改善	改善
Ferreira ら[8]/2009	99	コホート	56 ($p<0.0001$)	改善	未測定
Salhi ら[9]/2010	11	コホート	107 ($p<0.05$)	改善	改善
Kozu ら[10]/2011	45	非無作為化コントロール試験	16.2 ($p<0.01$)	改善	改善なし
Swigris ら[11]/2011	21	コホート	61 ($p<0.01$)	未測定	改善なし
Huppman ら[12]/2012	402	コホート	46 ($p<0.0001$)	不変*	改善

* dyspnea before and after 6MWT
(Ryerson CL, Garvey C, Collard HR. Pulmonary rehabilitation for interstitial lung disease. Chest 2010;138:240-1 より改変引用)

p<0.01) であった．また，HRQOL（SGRQ）も PR 群では改善したが，コントロール群では不変のままだった．Holland らは，57 人の間質性肺疾患の患者（IPF は 34 人）を 8 週間の運動療法群（n＝30）と，毎週の電話サポート群（n＝27）にランダム化して比較した[7]．毎週 2 回の運動療法は，最大速度の 80％の負荷によるサイクル・エルゴメーターと歩行による訓練が 30 分，上肢持久力トレーニングと下肢筋力強化訓練も行われた．プログラムを完遂した運動療法群の 24 人は，電話サポート群に比べて 9 週の時点で，6 分間歩行距離の差は 35m と改善し（95％ CI：6-64，p<0.05），呼吸困難と HRQOL（SGRQ）も改善した．しかし，これらの効果はいずれも 6 カ月では消失した．

Kozu らは IPF と COPD に対する PR の効果を比較検討した[10]．年齢と呼吸困難の程度（British Medical Research Council：MRC）をマッチさせた IPF 患者 45 人と COPD 患者 45 人に 8 週間の外来 PR プログラムが行われた．PR プログラムへの参加率は両群で同等だった．PR 後に両群ともに呼吸困難，末梢の筋力，運動能力と ADL の有意な改善が認められた（p<0.05）．しかしながら，これらの改善の程度は IPF 群でより少なかった〔6 分間歩行距離の改善：IPF 群 16.2m（95％ CI：7.1–25.4），COPD 群 53.1m（95％ CI：44.9–61.2）〕．また，COPD 群では PR 後に SF-36 の社会的機能以外のすべての領域で改善が認められたが（p<0.05），IPF 群では SF-36 の変化は認められなかった．COPD 群では 6 カ月後も改善した項目はよく維持されていたが，IPF 群では ADL スコアを除いて PR 後の改善効果は 6 カ月後には消失していた．PR の効果を持続させる方策が今後の課題と考えられる．

Huppmann らは，202 例の IPF 症例を含む 402 例の間質性肺炎患者における平均 30 日間の入院リハビリテーションの成績を発表した[12]．6 分間歩行距離は平均 46 ± 3m 改善し，SF-36 は 8 つのサブスコア，身体合計スコア，精神合計スコアすべてのスコアで有意な改善を認められた．しかし，6 分間歩行試験前後における visual analog scale による呼吸困難感は有意な改善が認められなかった．さらに肺高血圧所見を認める症例においても同様の PR 効果を認めたと報告している．

リハビリテーションの効果の予測因子

Holland らは 25 例の IPF 症例を含む間質性肺炎 44 例における，PR 施行 6 カ月後の効果持続予測因子を検討した[21]．その結果，IPF では障害が軽度であれば PR がより長く持続し，non-IPF では重症度に関わらず効果が持続すると報告している．そして，IPF へは早期の PR 介入を考慮すべきとしている．

Ferreira らは IPF 50 例を含む間質性肺炎 99 例のリハビリテーション施行例を検討し，6 分間歩行距離は，PR 後に平均で 56m 改善しているが，PR 前の歩行距離が短いほど改善が良好と報告している[8]．Huppmann らの 402 例の間質性肺炎症例の検討でも同様の結果を報告[12]しており，運動耐容能が低い症例ほどより改善効果を認めることを示している（図 1）．

IPF に対する PR の期待される効果

PR は IPF の結果生じる障害や併存症に至るいくつかの経路を中断することによって有効性が期待される[19]（図 2）．IPF 患者において，疾病経過をコントロールできないという感情，恐れと不安，HRQOL の障害といった感情的な健康状態は，IPF の身体的な症状や生理学的な異常よりもむしろ IPF のような難治性疾患を抱

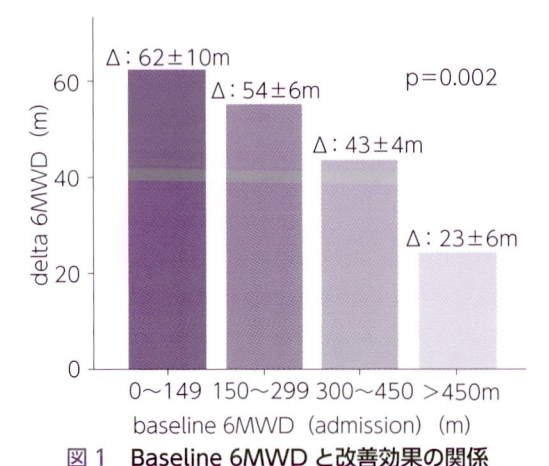

図1 Baseline 6MWDと改善効果の関係

〔Huppmann P, Sczepanski B, Boensch M, et al. Effects of in-patient pulmonary rehabilitation in patients with interstitial lung disease. Eur Respir J 2012 Oct 25. (Epub ahead of print) より改変引用〕

えて生きなければならないことへの不安からおそらく派生する。IPF患者におけるPR後の歩行距離の改善は有酸素運動により全体的な心血管系の適応が向上していることによって生じていると考えられる。IPF患者でもCOPD同様の骨格筋機能異常が存在するため，PRはIPFに対しても下肢筋力の持続力の向上が期待される。筋力強化訓練により骨格筋筋力の増強も期待できよう。また，呼吸筋力の低下した患者に対する呼吸筋トレーニングも有効である可能性がある。運動療法により運動時の呼吸困難に対する脱感作が生じ，呼吸困難の軽減が期待される。COPDでは口すぼめ呼吸が有効とされるが，IPFにおける有効性は明らかではない。IPFでは運動療法時に著明な低酸素血症を生じる場合があるが，大部分の患者では運動時に酸素療法を併用することにより，運動強度を下げずに，高負荷トレーニングが可能である。重症の場合はトレーニング時間を少なくし，休息をおいてインターバル訓練を行う。さらに，換気不全を伴うような重症例に対するNPPVを併用した運動療法の有効性については今後の検討課題である。

おわりに

IPFをはじめとする間質性肺炎に対するPRの有効性については，COPDと同程度ではないにせよ，有効であるとの報告が増加している。しかしながら，IPF患者の障害のどのような領域に，どの程度有効なのか，それはどのよ

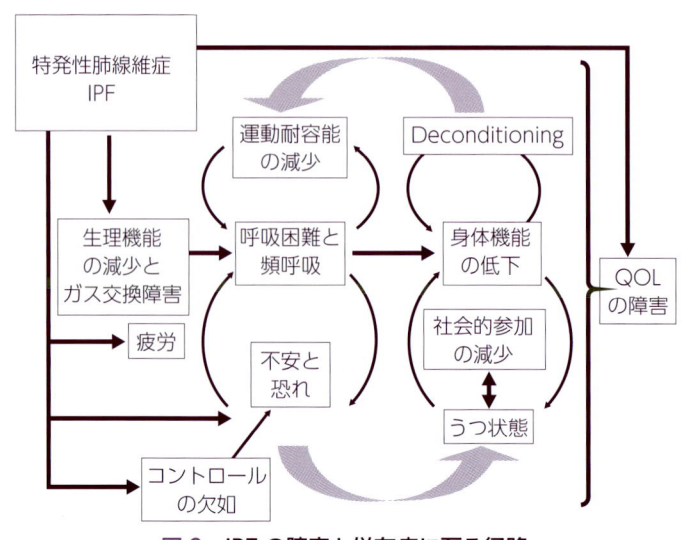

図2 IPFの障害と併存症に至る径路

(Swigris JJ, Brown KK, Make BJ, et al. Pulmonary rehabilitation in idiopathic pulmonary fibrosis : a call for continued investigation. Respir Med 2008 ; 102 : 1675-80 より改変引用)

うな重症度の患者に有効で，効果はどの程度持続するのかについては不明な点も多く，患者選択基準を含め，今後の検討が必要である．最近の検討では，運動耐容能が低下している症例ほどPRの改善効果が良好と報告され，IPFでの長期効果は，より軽症例で認められると報告されている．また，薬物療法，酸素療法やNPPVとの併用がPRの効果をさらに高めるか，否かの検討も必要であろう．今後，検討すべき課題は多いが，呼吸器疾患の中でも最も難治であるIPFに対してもPRの有効性がさらなるEBMとして確立される新展開を期待したい．

症例 ─────────────── 64歳，男性，IPF

❶現病歴

X-3年9月頃：乾性咳嗽出現．

X-1年2月：IPFと診断，M-MRC：1（0～4）．

X年2月頃，労作時呼吸困難感↑，M-MRC：2（0～4）．

X年3月：すべての仕事をやめる．

X年4月頃：平地歩行でも労作時呼吸困難感，その頃から食欲低下，体重も減る．

X年10月25日：労作時呼吸困難感がひどく，労作時の低酸素血症もひどくなり，呼吸リハビリテーション目的のため入院．

❷開始前の評価

表2に開始前の評価一覧を示す．運動耐容能では，6分間歩行距離375m（予測値の63％，3METS），最高酸素摂取量9.88ml/kg/min（予測値の33.5％，2.8METS）であり，膝伸展筋力1.72Nm/kg，握力35kgであった．

ADL上，困っている苦しい動作としては，階段が上る（3～4METS），物を持って歩く（平地歩行も苦しいが，何とかできる）（3～4METS），風呂に入る（3～5METS），前かがみ動作，洗髪動作（2METS）などであった．

評価の解釈：筋力は下肢がやや低下，自立の値を少し上回る程度で，運動耐容能はかなり低下している．動作時の強い呼吸困難と低酸素血症を認め，それに伴うADL制限を認める．

表2 入院リハビリテーションの前後評価

	前評価 10/25	後評価 11/25
呼吸困難感（BDI）	3	7
HRQOL（SGRQ）	62.8	58.7
ADL（千住）	35/60	43/60
膝伸展筋力（Nm/kg）	1.72	1.80
6分間歩行距離（m）	375	450
最低 SpO_2	65	63
呼吸困難感（Borg）	7	7
Peak $\dot{V}O_2$（ml/kg/min）	9.88	10.0

BDI：Baseline dyspnea index，SGRQ：St. George's Respiratory Questionnaire.

表3 入院リハビリテーションの運動療法

持久力トレーニング〔低酸素が著しいため，酸素投与下で（O_2 4～6ℓ）〕
・自転車エルゴメータ　34Watt（peakWattの80％）：10分程度から開始し20分間まで
筋力トレーニング
・階段を上る
　　階段，段差を利用
　　下肢は，レッグプレス，ゴムチューブ
・前かがみ動作，洗髪動作，物を持って歩く
　　上肢でゴムチューブ，錘を頭まで，挙上（座位）
　　座位，臥位で錘を持って挙上維持

❸入院プログラムによる運動療法

歩行時，階段昇降時，入浴時を中心としたADLにおける呼吸困難，低酸素血症を軽減するための酸素療法を併用し，呼吸法および動作コントロールの習得，運動耐容能の向上を目標とした．表3に示す持久力トレーニング，筋力トレーニングを主軸とし，運動療法を処方した．

❹運動療法に関連する再評価結果

運動療法での再評価結果を表2に示す．呼吸困難感の改善と，HRQOLの改善，運動耐容能の改善が認められた．

【文献】

1. 日本呼吸器学会びまん性肺疾患診断・治療ガイドライン作成委員会，編．特発性間質性肺炎診断と治療の手引き第2版．東京：南江堂，2011．
2. 日本呼吸器学会呼吸リハビリテーションガイドライン作成委員会．日本呼吸器学会ガイドライン施行管理委員会．日本呼吸管理学会／日本呼吸器学会：呼吸リハビリテーションに関するステートメント．日呼管誌 2001；11：321-30．
3. Jastrzebski D, Gumola A, Gawlik R, et al. Dyspnea and quality of life in patients with pulmonary fibrosis after six weeks of respiratory rehabilitation. J Physiol Pharmacol 2006；57：139-48.
4. Naji NA, Connor MC, Donnelly SC, et al. Effectiveness of pulmonary rehabilitation in restrictive lung disease. J Cardiopulm Rehabil 2006；26：237-43.
5. Ferreira G, Feuerman M, Spiegler P. Results of an 8-week, outpatient pulmonary rehabilitation program on patients with and without chronic obstructive pulmonary disease. J Cardiopulm Rehabil 2006；26：54-60.
6. Nishiyama O, Kondoh Y, Kimura T, et al. Effects of pulmonary rehabilitation in patients with idiopathic pulmonary fibrosis. Respirology 2008；13：394-9.
7. Holland AE, Hill CJ, Conron M, et al. Short term improvement in exercise capacity and symptoms following exercise training in interstitial lung disease. Thorax 2008；63：549-54.
8. Ferreira G, Garvey C, Connors GL, et al. Pulmonary rehabilitation in interstitial lung disease : benefits and predictors of response. Chest 2009；135：442-7.
9. Salhi B, Troosters T, Behaegel M, et al. Effects of pulmonary rehabilitation in patients with restrictive lung diseases. Chest 2010；137：273-9.
10. Kozu R, Senjyu H, Jenkins SC. Differences in response to pulmonary rehabilitation in idiopathic pulmonary fibrosis and chronic obstructive pulmonary disease. Respirology 2011；81：196-205.
11. Swigris JJ, Fairclough DL, Morrison M. Benefits of pulmonary rehabilitation in idiopathic pulmonary fibrosis. Respir Care 2011；56：783-9.
12. Huppmann P, Sczepanski B, Boensch M, et al. Effects of in-patient pulmonary rehabilitation in patients with interstitial lung disease. Eur Respir J 2012 Oct 25（Epub ahead of print）.
13. Holland A, Hill C. Physical training for interstitial lung disease. Cochrane Database Syst Rev 2008；4：CD006322.
14. Raghu G, Collard HR, Egan JJ, et al. An official ATS/ERS/JRS/ALAT statement : idiopathic pulmonary fibrosis : evidence-based guidelines for diagnosis and management. Am J Respir Crit Care Med 2011；183：788-824.
15. 日本呼吸ケア・リハビリテーション学会，日本呼吸器学会，日本リハビリテーション医学会，日本理獏療法士協会．呼吸リハビリテーションマニュアル：運動療法第2版．東京：照林社，2012：80-5．
16. Nishiyama O, Taniguchi H, Kondoh Y, et al. Health-related quality of life in patients with idiopathic pulmonary fibrosis. What is the main contributing factor? Respir Med 2005；99：408-14.

17. Nishiyama O, Taniguchi H, Kondoh Y, et al. Dyspnoea at 6-min walk test in idiopathic pulmonary fibrosis : comparison with COPD. Respir Med 2007 ; 101 : 833-8.
18. Nishiyama O, Taniguchi H, Kondoh Y, et al. Quadriceps weakness is related to exercise capacity in idiopathic pulmonary fibrosis. Chest 2005 ; 127 : 2028-33.
19. Swigris JJ, Brown KK, Make BJ, et al. Pulmonary rehabilitation in idiopathic pulmonary fibrosis : a call for continued investigation. Respir Med 2008 ; 102 : 1675-80.
20. Ryerson CL, Garvey C, Collard HR. Pulmonary rehabilitation for interstitial lung disease. Chest 2010 ; 138 : 240-1.
21. Holland AE, Hill CJ, Glaspole I, et al. Predictors of benefit following pulmonary rehabilitation for interstitial lung disease. Respir Med 2012 ; 106 : 429-35.

第Ⅳ章　2　在宅酸素療法

非薬物療法の実際

三嶋 理晃

疫 学

まず，在宅酸素療法（home oxygen therapy：HOT）の歴史を振り返る（図1）。HOTの患者数は，1982年に200名程度だったが，1985年に保険適用になってから急速にその数が増加した。1986年に承認制から届け出制へ移行し，1994年に無床診療所でも実施可能になり，さらに1994年には届け出制が廃止された。同時に肺高血圧症に適用が拡大され，2000年には患者数は10万人に達した。その後，2002年に老人保健窓口負担が1割になったが，2004年には慢性心不全に適用拡大され，2008年には呼吸同調式デマンドバルブに300点の加算が承認された。2010年には15万人余りがその恩恵を被っている。

図2に，HOTの疾患別患者割合の年次推移を示す[1~3]。これからさまざまな特徴が見て取られる。第1はCOPDの割合が約4割以上を占めていることである。ただ，2004年以降，増加傾向から減少傾向に転じている。COPDに対する薬物療法などの進歩が影響している可能がある。結核後遺症患者は2004～2009年の

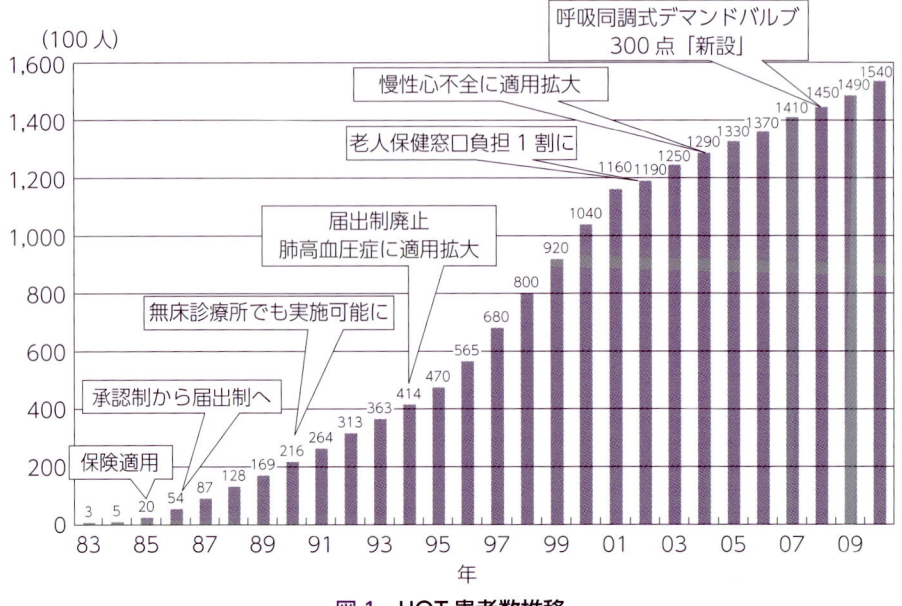

図1　HOT患者数推移

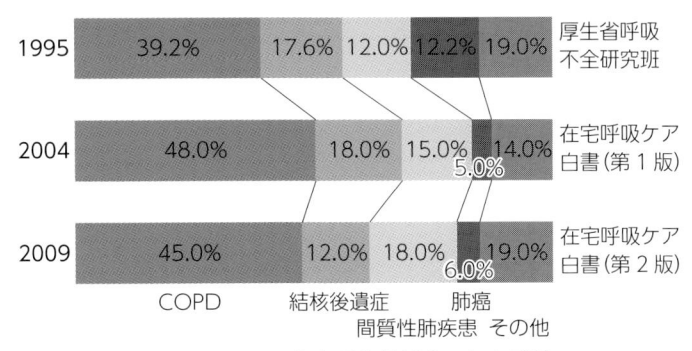

年	COPD	結核後遺症	間質性肺疾患	肺癌	その他	出典
1995	39.2%	17.6%	12.0%	12.2%	19.0%	厚生省呼吸不全研究班
2004	48.0%	18.0%	15.0%	5.0%	14.0%	在宅呼吸ケア白書(第1版)
2009	45.0%	12.0%	18.0%	6.0%	19.0%	在宅呼吸ケア白書(第2版)

図2　HOTの疾患別患者割合の年次推移
（文献1～3より改変引用）

間に減少しており，高齢化を反映していると考えられる。肺癌患者は，1995～2004年の間に減少し，現在に至っている。この解釈には慎重を期する必要があるが，在宅で酸素を要するような終末期の肺癌患者の多くが，近年充実してきた緩和ケア施設などに入所されるようになった可能性がある。ここで注目すべきは間質性肺疾患の割合が年々増大していることである。この「間質性肺疾患」の大部分は進行した特発性肺線維症（idiopathic pulmonary fibrosis：IPF）であると考えられるが，安静時には低酸素血症が軽微でも，運動時に低酸素血症が著明であるIPFに対する，酸素療法の理解が進んだためではないかと推察される。

適 応

慢性呼吸不全に対する保険適用としては，「動脈血酸素分圧55Torr以下のもの及び，動脈血酸素分圧60Torr以下で，睡眠時または運動負荷時に著しい低酸素血症を来すものであって，医師がHOTを必要であると認めたもの」とされている。さらに，上記の動脈血酸素分圧基準に満たなくても，肺高血圧症の存在があればHOTの保険適用とされている。心疾患におけるHOTの対象疾患は，チアノーゼ型先天性心疾患，慢性心不全である。

「睡眠時または運動負荷時に著しい低酸素血症を来すもの」という部分に留意すべきである。IPFの場合，運動時に著明な低酸素血症を示す症例が多い。その理由として肺拡散能力の低下が挙げられる。運動時に心拍出量が増大する結果，肺血流速度が増加し，肺毛細血管の通過時間が短縮する。その結果，肺拡散能力が低下していると，血液が肺毛細血管を通過する間に十分な酸素化ができなくなり，著明な低酸素血症が生じる。IPFの多くは，末期的状態にならない限り二酸化炭素の蓄積がなくて，Ⅰ型呼吸不全のまま経過することが多い。また，昼間に低酸素血症がなくても，夜間（特にレム睡眠時）に低酸素血症を来す症例がある。その場合，不眠症を訴えることが多い。これに対して睡眠薬を処方すると，呼吸抑制によって低酸素血症を悪化させる可能性がある。これを疑った場合，夜間SpO_2モニターが必要である。さらに，進行したIPFでは，著明な肺高血圧症を来すことが多い。特に肺気腫を合併すると約半数に肺高血圧症が認められる。この場合もHOTの適応となる。

効 果

HOTの効果としては，①生命予後の延長，②運動耐用能の改善，③QOLの改善，④肺高

血圧症の進展の阻止などが挙げられる．1980年に米国のNOTTグループ[4]，1981年には英国のBMRC[5]の長期持続酸素療法の比較対照試験成績が発表され，慢性呼吸不全に対して長期酸素療法（long-term oxygen therapy：LTOT）が予後の改善をもたらすことが明らかにされ，このエビデンスがわが国におけるHOTの保険適用を推進する大きな力となった．しかし，これらの報告はCOPDを原因とした慢性呼吸不全を対象としたもので，IPFに対するHOTの予後改善効果に対する明確なエビデンスはまだない．2000年にメイヨークリニックから報告された約500例のIPFの予後を検討した結果では，生存期間の中央値は3.2年であり，このうち15.6％にHOTが施行されているが，HOTの施行は生存率に影響を与えなかったとしている[6]．しかし，酸素吸入によるPaO2の上昇は組織低酸素の改善，肺循環への負荷の軽減などの生理学的な好影響や，呼吸困難感の改善などquality of life（QOL）への寄与が大きい．さらに呼吸リハビリテーションは患者の体力保持やQOLの改善に寄与するが，酸素吸入により運動時の呼吸困難が改善され，リハビリテーションの程度が強化できるという利点がある．

なり重症にならないと高二酸化炭素血症は発生しないが，過剰な酸素投与や，重症化に伴う高二酸化炭素血症に関しては常に留意する必要があり，導入時のみならず維持の際にもときどき動脈血酸素分圧の測定が大切である．SpO_2は日常の酸素化状態のモニターとして有用であり，SpO_2が常時90以上を管理の目安とする．IPFの低酸素血症は必ずしも症状を伴わない場合もあり，HOTが継続できない原因となる．低酸素血症の確認と，酸素投与の効果を実感するために，SpO_2モニターの携帯を勧めることも考慮する．IPFは喫煙歴と強い関係があり，HOTを施行する段階になっても禁煙できない場合が多いが，HOT施行中に喫煙し，引火して焼死した例が多く報告されている．病気の進行を防ぐためにも，禁煙を強く勧めるべきである．

HOTに対して，指導管理料2500点，機器加算料5000点が算定できる．HOTは月に1度の受診・加算が原則であるが，2012（平成24）年度の診療報酬改定によって，患者の体調等の医学的な理由により外来受診ができなかった場合には，月をまたいでの受診が許され，2カ月分の加算を1月で算定できることになった．

投与法

HOTの導入時には安静時・運動時・睡眠時の酸素投与量を決定する．IPFの場合，通常か

症例 .... 65歳代，男性

主訴は乾性咳嗽・労作時息切れである．現喫煙者（10本/日35年間）．3年前から乾性咳嗽を自覚し，半年前より労作時の息切れがみられるようになったため精査入院となった．両下肺背側にfine crackles聴取．KL-6 1,300 U/ml（↑）．胸部CTで下肺外側に蜂巣肺所見を認

め，IPFと診断．

呼吸機能：％肺活量55％（↓↓），％1秒量72％（↓），1秒率88％（↑），％D_{LCO} 40％（↓↓）．Room airでの動脈血ガス分析・SpO_2の結果を表に示す．この結果によりHOTを開始し，常にSpO_2が90以上になるように酸素

表 HOT前後の動脈血ガス・SpO_2

	PaO_2	$PaCO_2$	pH	安静時 SpO_2	労作時 SpO_2
Room air	64 Torr	32 Torr	7.43	92	78
HOT 中	73 Torr	36 Torr	7.40	96	93

HOT の条件：安静時 2.0 ℓ／分，労作時 4.0 ℓ／分

流量を設定した。

解説：IPF の呼吸機能では，拘束性換気障害，肺拡散能力の低下が特徴的である。さらに，1秒率の上昇も重要な所見であり，呼吸機能の中で最も予後と関連するという報告もある。1秒量を規定する因子として肺弾性収縮力が重要であるが，IPF では肺の線維化により弾性収縮力が増大するために，肺活量の低下に比して1秒量の低下は軽度にとどまる。1秒率は1秒量の肺活量に対する百分比であり，分母の肺活量の低下に比較して，分子の1秒量の低下が軽度なので，結果として1秒量の増大につながる。

この症例では，room air では低二酸化炭素血症が存在している。これは低酸素血症を代償するために過換気が生じていることを示し，「低酸素性代償性過換気」と呼ばれる。また pH が正常範囲であることより，呼吸性アルカローシスが代謝性アシドーシスによってすでに代償されており，この現象が慢性的であることを示唆する。

次に $AaDO_2$（肺胞気動脈血酸素分圧較差）を以下の式によって計算する。

$AaDO_2 = 150 - PaCO_2/0.8 - PaO_2$

その結果 $AaDO_2$ は 38 と開大しており（正常：20 以下），肺拡散能力の低下・換気血流比の不均等分布の増大など，生理学的にも肺に異常がみられることがわかる。労作時の SpO_2 の低下も特徴的である。

HOT における酸素投与量は，PaO_2 が 70 Torr 以上，SpO_2 が 90 以上を目安とするが，安静時 2.0 l/分，労作時 4.0 l/分の条件によって，この目標が達成されている。

【文献】

1. 厚生省特定疾患「呼吸不全」調査研究班，編．呼吸不全：診断と治療のためのガイドライン．東京：メディカルレビュー社，1996.
2. 日本呼吸器学会，編．在宅呼吸ケア白書第1版．東京：文光堂，2005.
3. 日本呼吸器学会・厚生省特定疾患「呼吸不全」調査研究班，編．在宅呼吸ケア白書第2版．東京：文光堂，2010.
4. Nocternal Oxygen Trial Group. Continuous or nocturnal oxygen therapy in hypoxic chronic obstructive lung disease. Ann Intern Med 1980 ; 93 : 391-8.
5. MRC Working Party. Long-term domiciliary oxygen therapy in chronic hypoxic cor pulmonale complicating chronic bronchitis and emphysema. Lancet 1981 ; 1 : 681-5.
6. Douglas WW, Ryu JH, Schroeder DR. Idiopathic pulmonary fibrosis : impact of oxygen and colchicines, predonison, or no therapy on survival. Am J Respir Crit Care Med 2000 ; 161 : 1172-8.

第IV章　非薬物療法の実際

3 肺移植

伊達 洋至

はじめに

1983年に世界で初めてCooperらは，脳死肺移植に成功した[1]。この患者は58歳の特発性肺線維症であった。特発性間質性肺炎（idiopathic interstitial pneumonias：IIPs）の中でも病理学的にusual interstitial pneumonia（UIP）と呼ばれるタイプは，臨床的には特発性肺線維症（idiopathic pulmonary fibrosis：IPF）と呼ばれ，予後は極めて不良であり，肺移植が有効な治療法として定着している。

欧米に遅れること15年，1998年に著者らにより生体肺移植が成功し[2]，日本でも臨床肺移植が開始された。2000年には脳死肺移植が実現し，2010年に臓器移植法が改正されると脳死肺移植数は飛躍的に増加し，日本人にとっても肺移植は身近な治療法となりつつある。

ここでは，IPFについて世界と日本の肺移植の現況と問題点をまとめる。

世界の現況

国際心肺移植学会の2012年レポート[3]によると，これまでに39,835例の肺移植報告がある。適応疾患として最も多いのが，慢性閉塞性肺疾患（chronic obstructive pulmonary disease：COPD）34％であり，次に多いのがIPFで23％を占めていた。2010年の肺移植症例に限ると，IPFは28.3％であり，COPDとほぼ同数である。これは，2005年に米国では，臓器配分システムが改正され，重症患者に脳死ドナーを優先的に配分するようになったためである。

IPFは，通常感染を伴わず，気道抵抗も血管抵抗も上昇するため，片肺移植のよい適応とされてきた。本疾患に限ると，両肺移植と片肺移植でその成績は差がないとされている[4]。しかしながら，国際心肺移植学会の報告では，IPFへの肺移植は片肺移植4,430例，両肺移植3,495例であった。両肺移植の方が呼吸機能が良好であること，片肺移植では気胸などの残存肺合併症の可能性があること，などが理由と思われる。

IPFに対する肺移植は，ほかの疾患に対する肺移植よりも早期死亡率が有意に高いことが知られている[3]。対象患者の年齢が比較的高いこと，術前からステロイドや免疫抑制薬が使用されていることが多いこと，胸郭が小さく技術的に困難なことなどがその理由である。5年生存率も50％弱であり，疾患別生存率では最も低い疾患となっている。

肺移植の適応

IPFに関して，国際心肺移植学会が2006年に改訂したガイドラインを表1に示した[5]。改訂された主な点は，UIPとnon-specific interstitial

表1 IIPs に対する肺移植適応ガイドライン

組織学的にあるいは画像上 UIP と診断されている場合
- $D_{LCO}<39\%$ predicted
- 6カ月の経過観察中に FVC が 10% 以上の低下を示す
- 6分間歩行試験中の Sa_{O_2} が 88% を下回る
- HRCT で蜂巣肺を呈する

組織学的あるいは画像上 NSIP と診断されている場合
- $D_{LCO}<35\%$ predicted
- 6カ月の経過観察中に FVC が 10% 以上,あるいは D_{LCO} が 15% 以上の低下を示す

表2 日本の適応疾患別肺移植施行例(2012年12月現在)

疾患名	脳死肺移植	生体肺移植	計
肺リンパ脈管筋腫症	51	7	58
特発性肺動脈性肺高血圧症	25	28	53
特発性間質性肺炎	14	31	45
閉塞性細気管支炎	11	26	37
気管支拡張症	15	9	24
間質性肺炎	14	8	22
肺気腫	13	1	14
再移植	1	5	6
アイゼンメンジャー	4	1	5
嚢胞性線維症	1	2	3
慢性血栓塞栓性肺高血圧症	1	2	3
その他	7	5	12
計	157	125	282

pneumonia(NSIP)で別々のガイドラインが示されたことである。

しかしながら,個々の患者に対し,どの時点で肺移植の待機登録をするかの判断は大変難しく,特に症状の進行度を考慮に入れた判断がなされなければならない。ステロイドに関しては,プレドニゾロンで1日 20mg 以下の投与量であることが一般的には必要といわれてきたが,2006年の改訂版ではステロイドに関する記載がなくなった。肺移植の適応となるさまざまな疾患の中で,脳死肺移植待機中の予後が最も悪いのが IPF である[6]。したがって,ほかの疾患よりも早期に肺移植センターに紹介するように勧められている。

日本の肺移植

2012年12月までに行われた日本の肺移植は282例(脳死157例,生体125例)である(表2)。適応疾患別にみると,IIPs は,肺リンパ脈管筋腫症,特発性肺動脈性肺高血圧症についで,3番目に多い疾患である。

脳死肺移植の占める割合は,肺リンパ脈管筋腫症が 88%,特発性肺動脈性肺高血圧症が 47% であったのに対して,IIPs は,わずか 31% であった。つまり,IIPs に対しては,生体肺移植が主流となっている。

過去14年間で660名以上の患者が脳死肺移

植の待機登録をし，脳死肺移植を受けることができたのは，157名（23.8％）である．現在でも190名以上が待機中である．血液型が一致し，体格が許容範囲内（予測肺活量±30％）である患者の中から待機期間の最も長いレシピエントが選ばれるという現在のルールでは，平均待機期間は，約800日にもなる．IIPs患者の待機登録後の800日生存率は22％であり，多くの患者が脳死肺移植を受ける前に死亡している．

一方，脳死肺移植を受けたIIPs患者は14名（両肺移植3例，片肺移植11例）おり，その5年生存率は83.6％と，世界の平均を大きく上回っている．

生体肺移植

生体肺移植は，脳死ドナー不足対策の一つとして，南カリフォルニア大学のStarnesらが考案した手術方法である[7]．二人の健康なドナーがそれぞれの右あるいは左下葉を提供し，レシピエントの両肺として移植する（図1）．ドナーは，生涯にわたって肺活量が約10％低下し，手術リスクも伴う．

生体肺移植の手術では，レシピエントと2人のドナーの手術を同時に執行する．レシピエントには人工心肺を装着し，両肺を摘出した後，ドナーから提供された右および左下葉を移植する．6～8時間を要する手術である．

生体肺移植の利点は，比較的待機手術として行い得ること，肺の虚血時間が短いこと，近親者からの臓器提供は拒絶反応が少ない可能性があること，脳死ドナーにしばしば見られるような誤嚥・感染・人工呼吸器による肺損傷がないこと，などである．

IIPs患者は，胸郭が小さくなっており，グラフトサイズの小さな生体肺移植は理想的ともいえる[8]．また，日本では脳死肺移植登録ができるのは60歳までであるが，生体肺移植であれば，京都大学では64歳まで適応としている．

IIPsの患者の多くは，ステロイド治療を受けており，多量であることもしばしばである．ス

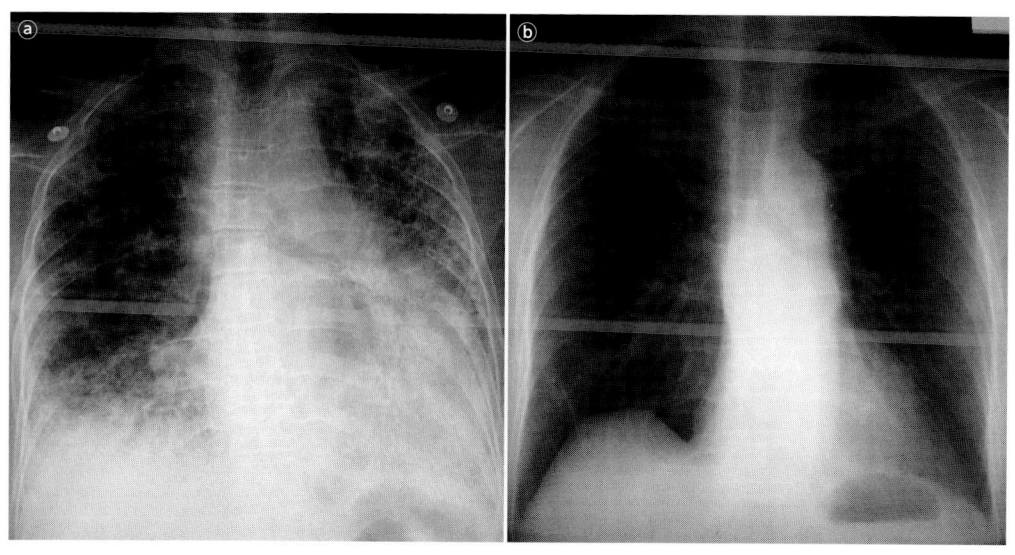

図1　両側生体肺移植前後の胸部X線写真
53歳女性，IPF．
a. 移植前：著明な両側肺線維化像と心拡大を認める．
b. 両側生体肺移植6カ月後：肺野の透過性は良好で，心拡大も消失した．

テロイドは創傷治癒を阻害することが知られており，気管支吻合部合併症が危惧されるところである．しかしながら，生体肺移植では，ドナー気管支が短いことやグラフトが小さいために相対的に気管支血流量が多いことなどのため，気管支吻合部治癒は良好である．

IIPsに対する肺移植の自験例

IIPsに対する肺移植の自験例は25例（岡山大学12例，京都大学13例）である[8]。脳死肺移植は2例で，残り23例は生体肺移植であった．

患者は，男性11例，女性14例．年齢は6～64歳，平均45.8歳．移植時には，全例が24時間の酸素吸入を必要としていた．術後早期死亡2例（8%）で，死因は急性拒絶反応（16日目）と誤嚥性肺炎（98日目）であった．慢性拒絶反応は2例（8%）に発症し，1例は術後2年7カ月で死亡，もう1例は，2年10カ月後に再生体肺移植を行って社会復帰した．全体の生存率は，5年，10年ともに84%であった（図2）．

まとめ

IPFのうちUIPは，薬物治療が無効で予後不良であることは以前から指摘されてきた．一方，近年薬物治療が有効とされてきたNSIPの中にも予後不良なsubtype，fibrotic NSIPが含まれていることが報告されるようになった[9]。日本においては，このような予後の悪いIPFに対する肺移植という選択肢に関する認識は，まだまだ低い．

日本の脳死肺移植は，2010年の臓器移植法改正によって急速に増加した．それでも，平均待機期間が800日以上にもおよぶため，日本臓器移植ネットワークに登録したIPF患者の多くは，移植を受けることなく死亡している．このため，生体肺移植の比率が高い疾患となっている．

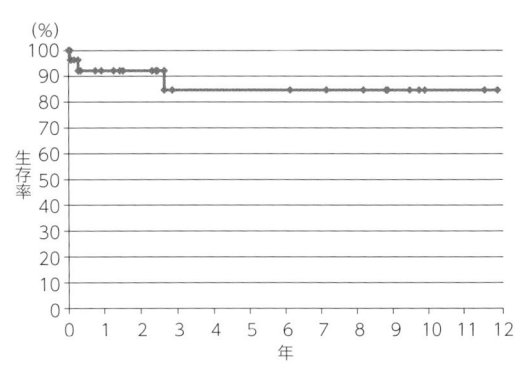

図2　IIPsに対する肺移植自験25例の生存率
脳死肺移植2例，生体肺移植23例の5・10年生存率は83.6%であった．

症例 ──────────────── **53歳，女性**

診断：IPF．
現病歴：5年前に胸部X線写真で異常を指摘され，IIPsと診断された．1年前から呼吸困難が著明となり，在宅酸素療法を開始し，ステロイドなどの内科的治療にもかかわらず，症状は悪化した．
術前検査：胸部X線写真（図1a）では，両側肺の浸潤影および肺の縮小を認めた．また，心拡大を伴っていた．胸部CTでは，蜂巣肺を認めた．VC 470ml（17.9%），FEV_1 530ml（23.2%），経鼻酸素5 l/minでPa_{O_2} 47.5Torr，Pa_{CO_2} 37.3Torr．肺動脈圧は74/25（42）mmHg．
入院後経過：来院時ベッド上に寝たきり状態で，非侵襲的陽圧換気法が必要であった．ステロイドパルス療法を行いながら，息子（右下葉）および娘（左下葉）がドナーとなって，両側生体肺移植を行った．グラフトサイズは予測肺活量の81.8%であった．人工心肺を使用し，

手術時間は6時間52分であった。摘出肺の病理所見は，UIPであった。免疫抑制薬は，シクロスポリン＋アザチオプリン＋プレドニゾロンで開始したが，2回の急性拒絶反応のため，タクロリムス＋ミコフェノール酸モフェチル＋プレドニゾロンに変更した。胸部X線写真の改善は著明で，心拡大も消失した（図1b）。移植前からの相当量のステロイド治療にもかかわらず，良好な気管支吻合部治癒が得られた。退院時（2カ月）の検査データは，VC 1,220ml（46.7％），FEV$_1$ 1,280ml（56.4％），空気吸入下でPa$_{O_2}$ 103.9Torr，Pa$_{CO_2}$ 33.6Torr。肺動脈圧は23/6（11）mmHg。移植後5年目には，VC 2,560ml（101.2％），FEV$_1$ 1,910ml（89.3％）まで改善した。術後11年現在，健在である。また，ドナー2人の経過も良好であった。

【文　献】

1. Toronto Lung Transplant Group. Unilateral lung transplantation for pulmonary fibrosis. N Engl J Med 1986；314：1140-5.
2. Date H, Yamashita M, Nagahiro I, et al. Living-donor lobar lung transplantation for primary ciliary dyskinesia. Ann Thorac Surg 2001；71：2008-9.
3. Christie JD, Edwards LB, Kucheryavaya AY, et al. The registry of the International Society for Heart and Lung Transplantation：29th adult lung and heart-lung transplant report-2012. J Heart Lung Transplant 2012；31：1073-86.
4. Meyers BF, Lynch JP, Trulock EP, et al. Single versus bilateral lung transplantation for idiopathic pulmonary fibrosis：a ten-year institutional experience. J Thorac Cardiovasc Surgery 2000；120：99-107.
5. Orens JB, Estenne M, Arcasoy S, et al. International guidelines for the selection of lung transplant candidates：2006 update: a consensus report from the pulmonary scientific council of the International Society for Heart and Lung Transplantation. J Heart Lung Transplant 2006；25：745-55.
6. De Meester J, Smits JMA, Persijn GG, et al. Listing for lung transplantation：life expectancy and transplant effect, stratified by type of end-stage lung disease, the Eurotransplant experience. J Heart Lung Transplant 2001；20：518-24.
7. Starnes VA, Bowdish ME, Woo MS, et al. A decade of living lobar lung transplantation：recipient outcomes. J Thorac Cardiovasc Surg 2004；127：114-22.
8. Date H, Tanimoto Y, Yamadori I, et al. A new treatment strategy for advanced idiopathic interstitial pneumonia：living-donor lobar lung transplantation. Chest 2005；128：1364-70.
9. Travis W, Matsui K, Moss J, et al. Idiopathic nonspecific interstitial pneumonia：prognostic significance of cellular and fibrosing patterns. Am J Surg Pathol 2000；24：19-33.

第V章
外来でのフォローアップ

第Ⅴ章　外来でのフォローアップ

1　日常管理と悪化時の対応

山田 嘉仁

はじめに

　間質性肺炎には多彩な種類があり，薬剤性・職業や環境誘因性・膠原病関連などの原因が明らかなものと，原因が不明な特発性間質性肺炎（idiopathic interstitial pneumonias：IIPs）[1,2]に大きく分けられる。IIPsは原因が不明で，治療方法が確立されておらず，また，後遺症を残すおそれが少なくない疾病，かつ経過が慢性にわたり，単に経済的な問題だけでなく介護などに著しく人手を要するために家庭の負担が重く，また精神的にも負担の大きい疾病として1994年度に特定疾患にも指定されている。なかでもIIPsの代表疾患である特発性肺線維症（idiopathic pulmonary fibrosis：IPF）は慢性かつ進行性の経過をたどり，診断から平均3～5年で死にいたる予後不良の疾患であることから最も注意が必要である。これまでは有効な治療薬がなかったが，近年IPFの病態の理解が進み治療戦略が抗炎症から抗線維化にシフトされ，治療の適応症例や導入時期，効果さらには予後が検討議論されている。2011年に新しいAmerican Thoracic Society, European Respiratory Society, Japanese Respiratory Society, Latin American Thoracic Association（ATS/ERS/JRS/ALAT）のIPFガイドラインが公表され[3]，また抗線維化治療はIPFのみならずほかの線維性変化をもたらす慢性間質性肺疾患へも応用が期待される。詳細な薬物療法の適応，使用方法に関しては他項を参照してほしい。本項ではIPFを中心に外来における日常管理と悪化時の対応に関して概説する。

　外来管理では日常生活下での活動状況や変化の有無を確認し，酸素化状態を含めた呼吸状態を評価し，服薬症例においては服薬状況や副作用の有無を確認する。そのうえで間質性肺炎の活動性や進行度を評価し，悪化を認めた際には適切な治療介入を検討する。また悪化予防および合併症対応も重要となる。IIPsでは呼吸困難感を伴う場合が多いため，日常管理においては呼吸管理の比重が高くなる。

呼吸管理

　呼吸状態の変化から合併症発症や間質性肺炎の悪化をより早期に発見することが可能となる。

酸素療法

　IPFをはじめ，種々の間質性肺炎は慢性的に進行し，肺活量の低下ならびに肺拡散能の低下から慢性呼吸不全状態を呈するようになる。IIPsにおけるHOT（在宅酸素療法）は慢性閉塞性肺疾患（chronic obstructive pulmonary disease：COPD）とは異なり予後改善効果が証明されていないが[4]，酸素療法により呼吸困難

感は軽減し，quality of life（QOL）も向上すると考えられている[5]。さらに低酸素状態を容認していると，肺動脈の低酸素性血管攣縮により肺高血圧症が惹起されることになる。IIPsでは安静時と比較して労作時に著明な低酸素血症になるため，酸素投与量は労作時の酸素飽和度を参考に決定することが望ましい。IPFやfibrotic nonspecific interstitial pneumonia（fibrotic NSIP）において6分間歩行距離（six-minute walk distance：6MWD）でSpO$_2$が88％を切る群は有意に死亡率が高いことが報告されており[6]，安静時さらには労作時のPaO$_2$ 55Torrが目安と考えられる。運動時の酸素補給は運動能力を向上させ，その結果日常生活動作（activities of daily living：ADL）は拡大しQOLも改善する。また入浴における心臓負荷は予想以上に強く，入浴時に低酸素血症（SpO$_2$＜90％）を呈する例では入浴時にも酸素投与を行うべきである。さらに夜間睡眠時の低酸素血症は自覚できないため低酸素状態に長く陥っている危険性があるので，睡眠時のパルスオキシメータを用いてSpO$_2$をモニターして夜間の酸素投与量も決定することが望ましい。IIPsではCO$_2$ナルコーシスの危険性は高くないため，十分量の酸素を投与，吸入させるよう心がける。

呼吸リハビリテーション

慢性呼吸器疾患においては呼吸リハビリテーションは必須の治療と位置づけられている。COPD同様，IPFにおいても下肢の筋力低下が運動耐容能の規定因子となっていることが報告されており[7]，下肢筋力の保持はIIPsにおいても重要と思われる。呼吸リハビリテーションにより間質性肺炎における呼吸困難感，QOLの改善が可能ともいわれるようになってきている[8]。本格的な運動療法は患者の最大運動耐容能の60～80％の負荷量を設定して行うことが推奨される[9]が，歩行を励行するだけでも有効である。実際の運動下では呼吸困難を指標とする方法が簡便で10段階の修正ボルグ・スケールで3～4程度が目安となる。なお運動時低酸素血症に対しては積極的に酸素投与を行いトレーニングを実施する。

呼吸リハビリテーションには身体的・精神的強化のみならず，在宅での自己管理能力の向上，社会復帰へのサポートさらには終末期の緩和的ケアなどの総合的アプローチが含まれてくる[10]。患者の自己管理能力向上のためには病気や治療に対する理解と受容が必要となるため，入院・外来関係なく患者への教育とサポートを行う必要がある。外来診察時において，歩数計のカウントから日常の身体活動を確認するなど，リハビリテーションを医療者と患者とで共有することも有用と思われる。

日常生活管理：外来管理において

薬物管理

間質性肺炎に限ったことではないが，外来診察における定期的な通院指導や服薬管理は医療現場における重要なポイントである。IIPsの中でNSIPや特発性器質化肺炎（cryptogenic organising pneumonia：COP）は抗炎症薬としてステロイドおよび免疫抑制薬が治療の中心となり，一方IPFに対しては抗炎症から抗線維化が治療の中心へと移り変わり，ピルフェニドンやN-アセチルシステイン（N-acetylcysteine：NAC）が主に用いられるようになってきている。確実な治療効果を得るためには正確な服薬が重要であり，患者の判断で抗炎症薬を勝手に減量・中断すると，間質性肺炎が急激に悪化する要因となる。またIPFにおける抗線維化薬は，短期的な効果のみならず慢性進行の抑制をも目的としているので継続状況の把握は大切で

ある。特に NAC は本邦では吸入療法であるため，きちんと吸入できているかの確認も必要である。

服薬コンプライアンスを低下させる要因として最も多いのは病識のなさ，次いで薬剤の副作用，服薬の複雑さ（錠剤の多さ，飲みにくさ）などが指摘されている。

薬の効果を実感できないことも要因の一つであるが，薬を服用しない方が体調が良いと感じると自己中断される危険性が高くなる。コンプライアンスを向上させるためには，副作用対策および服薬の必要性・重要性を理解させることが肝要である。そういった意味では患者に病気や治療の必要性，ゴールを理解させ，指示されたことに忠実に従うというより，患者が主体となって，「自分自身の医療に自分で責任を持って治療法を守る」アドヒアランスの向上が重要と考えられる。

生活指導

最も重要なのは，喫煙を含めて粉塵環境を回避することである。IPF においては喫煙が発症危険因子とされ[11)12)]，発症後の喫煙継続は間質性肺炎自体の増悪因子になる。咳嗽の軽減，体重減少防止さらには感染予防の観点から禁煙は重要である[13)]。呼吸細気管支炎を伴う間質性肺疾患（respiratory bronchiolitis-associated interstitial lung disease：RB-ILD），剥離性間質性肺炎（desquamative interstitial pneumonia：DIP）では禁煙のみで改善を期待し得ることがわかっているほか，喫煙関連の RB や DIP 様反応も禁煙のみで軽減するため，受動喫煙を含めて喫煙環境にある患者には，まず生活環境改善を指導せねばならない。

一方日常生活の指導の基本は，まず規則正しい生活を心がけることである。過労や睡眠不足といった負担軽減はすべての疾患に通じるものである。食生活では横隔膜圧迫の原因となる過食を控え，誤嚥の原因となる睡眠直前の飲食も極力控えさせることが大切である。また便秘は腹部膨満さらには排便時のいきみ増強から呼吸困難感増強因子となるので，便通管理も重要である。また近年，胃食道逆流（gastroesophageal reflux：GER）が IPF 発症の危険因子であるとする報告がされ[14)]，胸やけや逆流症状を有する例では積極的な治療介入が勧められる。ただし IPF 患者の多くでは GER は無症状である。2011 年の ATS/ERS/JRS/ALAT の IPF ガイドライン[3)]では，無症候性 GER に対する治療は弱い推奨にとどまっている。

一方，IPF の急性増悪に関する検討で，急性増悪時の気管支肺胞洗浄液（bronchial lavage fluid：BALF）中のペプシン濃度上昇例が多かったとする報告もあり[15)]，過度となった胃酸抑制および誤嚥対策は急性増悪回避の観点からも重要である。

精神的配慮と福祉

IIPs は厚生労働省の特定疾患に指定され重症度に応じて医療費の補助が出るので，基準を満たす状況では申請を考慮する。また同基準を満たす症例では呼吸機能障害としての身体障害者の認定も満たすことが多いため福祉への配慮が必要である。

一方，進行抑制を目標とした抗線維化薬剤の早期治療導入を推奨されている非進行症例においては福祉の恩恵を受けられないという問題があり，経済的な配慮をしながら治療方針を決定する必要性がある。

また一部の IIPs を除いていまだ治癒に結びつく治療法がないため，患者やその家族は過大な不安の中にいることが多いので，精神的サポートも大切である。特に IPF においては癌と同じような予後を呈するため，病名告知については注意を払わねばならない。情報が氾濫している現在では，患者や家族が誤った判断をしてい

ることも少なくない．正しい病識を共有し，精神的サポートのうえ，その場その場において施行すべき治療法を提示していく姿勢が重要と思われる．

外出や旅行などにおける配慮

後述するがIIPsの管理においては感染予防が重要で，外出や旅行などの際にはマスクを着用して，不用意に物には触らないよう心がけることが肝要である．特に電車や飛行機などの狭い空間に長時間滞在する際には，注意が必要である．酸素療法を施行している際には必ず携帯用酸素をもたせ，宿泊する予定がある際は宿泊地での濃縮機の手配指示が必要になる．高地へ行くときには酸素濃度が下がり，いつも以上に苦しくなりやすいため投与酸素量を変更する必要があることを説明する必要がある．また飛行機による移動が必要なときも，飛行中機内では気圧が下り，機内の酸素分圧も下がるため，血中酸素濃度が低くなるので酸素投与量への配慮が必要になる．普段は在宅酸素療法が不要と判断されている例でも，高地や飛行機内における低酸素化には留意し，必要に応じて酸素療法の手配あるいは旅行自体の回避を検討せねばならない．酸素が必要な状態で，どうしても飛行機による移動が必要なときには，旅行会社から診断書を取り寄せ，機内で酸素を吸入する手続きが必要になる．

合併症対策

IIPsの管理においては種々の合併症対策が必要となる．主に問題となるのは肺癌，肺炎を含めた感染症，気胸ならびに縦隔気腫，肺高血圧である．外来診察時には常に，これら合併症が発症していないかの確認が必要である．

❶肺癌

IPFにおいては肺癌の発生率が10〜30％と報告され相対リスクが7〜14倍とされる[16]．癌の発生部位は下肺末梢に多いため，単純X線写真では既存の間質陰影に隠れてしまい発見が困難なことも少なくない．間質性肺炎合併肺癌の治療はさまざまな制限が出てくるため，極力早期に発見することが望ましい．

胸部写真を撮った際には間質性肺炎の変化のみならず，新たな結節陰影が出現していないか常に注意深く読影することが重要である．放射線被曝の観点から安易に胸部CTを施行できないが，CTによる評価は肺癌早期発見に不可欠である．

❷感染症

間質性肺炎においては感染予防が極めて重要で，IPFをはじめ間質性肺炎の急性増悪は急性上気道感染を契機として発症することが多く，人混みを避け，日ごろから手洗いやうがいの習慣をつけることが大切である．特に高熱の出るインフルエンザは注意が必要で流行時にはワクチン接種が励行されている．しかし，ワクチン接種を契機としてIIPsが増悪する症例に遭遇することもある．間質性肺炎の活動性が強い状態や管理が十分についていない症例では，ワクチンを控えることも考えねばならず，必ず主治医・専門医の意見を確認して施行することが望ましい．

またステロイドや免疫抑制薬の使用下で易感染性の状態になっている場合は真菌感染症，ニューモシスチス肺炎などの日和見感染に留意する必要がある．日和見感染像はしばしば，間質性肺炎の悪化像と鑑別に苦慮するため，これらの薬剤使用時には白血球数，免疫グロブリン値のみならずβ-D-グルカン値を定期的に確認しておくと，発症時の鑑別に有用な情報となる．またIPFなどの蜂巣肺の囊胞内に非結核性抗酸菌やアスペルギルスが感染することも少なくない．胸部写真で輪状陰影壁が厚くなる傾向や，新たな浸潤陰影の出現を認めた際には感染症合併を疑って喀痰検査や血清診断を積極的に行うこと

が重要である。

❸気胸・縦隔気腫

IPFの経過中に気胸や縦隔気腫をしばしば認める。無症状で胸部写真で偶然認められることもあるが，突然の呼吸困難感を訴える際には本症を疑って胸部写真で評価する。呼気時撮影を追加すると見つけやすい。上肺野優位の間質性肺炎に多く合併する印象にあるが，エビデンスはない。ステロイド投与時には発症頻度そのものが増加することにも留意する。強い頑固な咳嗽は気胸・縦隔気腫の誘因になるばかりでなく，体力低下要因にもなるので咳嗽管理も必要である。

❹肺高血圧

IIPs，特にIPFの進行に伴い肺血管床は減少し，さらに運動時の著しい低酸素血症が肺動脈の血管攣縮（hypoxic pulmonary vasoconstriction：HPV）を惹起し，肺高血圧症を呈するようになる。近年，IPFにおいて肺高血圧症を合併すると，その予後が悪いことも報告されている。間質性肺炎において肺高血圧を早期に診断することは難しいが，呼吸困難感の増強を認めたり，下肢の浮腫や急激な体重増加を認めた際には本症を疑って精査を進めねばならない。早期発見のため，患者自身に体重測定の習慣をつけさせ急激な体重増加を認めた際には早めの受診を指示しておくことも重要である。また朝方の頭痛出現も危険信号の一つであるなど，患者教育も大切である。

悪化予防

間質性肺炎の治療成績を上げるための内服治療の服薬コンプライアンス向上の重要性は既述のとおりである。IPFにおいては急性増悪は明らかな予後不良因子であり[17]，死亡原因の1/3～1/2が急性増悪であるとも報告されている[18]。そういった意味で急性増悪の回避対策自体が日常管理の重要な課題にもなる。急性増悪の明確な原因は不明であるが，IPF自体の悪化とする説，感染が誘因となる説，手術などの急激かつ大きな外的ストレス負荷説がある。いずれも可能性があり，これらを避ける対策に留意する。IPF自体の悪化はIPFの活動性が高い例に多いことを意味するが，特に6カ月でFVCが10％以上低下する例では注意を要し[19]，定期的な呼吸機能チェックも肝要である。

悪化時の対応

呼吸困難感増強やパルスオキシメータで低酸素化を認めた際には間質性肺炎の悪化を疑い，胸部写真所見や血液検査所見を参考に診断を行う。感染症合併との鑑別が重要であるが，急性増悪の初期症状が急性上気道炎症状であったり，感染症併発でも感染症を契機として間質性肺炎が後から悪化することも少なくないため，常に急性増悪の危険性は念頭に置いておくことが重要である。急性増悪例では，より早期に治療を介入することで救命率が高いとされ，患者に呼吸困難感増強時は当然であるが，発熱が続いたり咳嗽が強くなった際にも外来受診するよう指示しておくことが望ましい。急性増悪の可能性を疑った場合には鑑別診断，さらには治療方針など専門的な判断の下，入院適応とする。治療方針の詳細は別項を参照してほしい。

【文献】

1. 日本呼吸器学会びまん性肺疾患診断・治療ガイドライン作成委員会，編．特発性間質性肺炎診断と治療の手引き改訂第2版．東京：南江堂，2011．
2. American Thoracic Society/European Respiratory Society International Multidisciplinary

Consensus Classification of the Idiopathic Interstitial Pneumonias. Am J Respir Crit Care Med 2002 ; 165 : 277-304.
3. Raghu G, Collard HR, Egan JJ, et al. ATS/ERS/JRS/ALAT Committee on Idiopathic Pulmonary Fibrosis. An officlal ATS/ERS/JRS/ALAT statement. Idiopathic pulmonary fibrosis : evidence-based guidelines for diagnosis and management. Am J Respir Crit Care Med 2011 ; 183 : 788-824.
4. Crockett AJ, Cranston JM, Antic N. Domicillary oxygen for interstitial lung disease. Cochrane Database Syst Rev 2001 ; 3 : CD002883.
5. 富井啓介．肺線維症に対する在宅酸素療法実施の問題点．LUNG 1999；7：216-7.
6. Schwartz DA, Merchant RK, Helmers RA, et al. The influence of cigarette smoking on lung function in patients with idiopathic pulmonary fibrosis. Am Rev Resoir Dis 1991 ; 144 : 504-6.
7. Nishiyama O, Taniguchi H, Kondoh Y, et al. Quadriceps weakness is related to exercise capacity in idiopathic pulmonary fibrosis. Chest 2005 ; 127 : 2028-33.
8. Swigrisn JJ, Brown KK, Make BJ, et al. Pulmonary rehabilitation in idiopathic pulmonary fibrosis. A call for continued investigation. Respir Med 2008 ; 102 : 1675-80.
9. Ferreira A, Garvey C, Connors GL, et al. Pulmonary rehabilitation in interstitial lung disease : benefits and predictors of response. Chest 2009 ; 135 : 442-7.
10. Spruit MA, Janssen DJA, Franssen FME, et al. Rehabilitation and palliative care in lung fibrosis. Respirology 2009 ; 14 : 781-7.
11. Baumgartner KB, Samet JM, Coultas DB, et al. Occupational and environmental risk factors for idiopathic pulmonary fibrosis : a multicenter case-control study. Am J Epidemiol 2000 ; 152 : 307-5.
12. Schwartz DA, Merchant RK, Helmers RA, et al. The influenc of cigarette smoking on lung function in patients with idiopathic pulmonary fibrosis. Am Rev Respir Dis 1991 ; 144 : 504-6.
13. 田口善夫．特発性肺線維症：日常生活管理．日医師会誌 2002；128：244-7.
14. Raghu G, Freudenberger TD, Yang S, et al. High prevalence of abnormal acid gastro-esophageal reflux in idiopathic pulmonary fibrosis. Eur Respir J 2006 ; 27 : 136-42.
15. Lee JS, Song JW, Wolters PJ, et al. Bronchoalveolar lavage pepsin in acute exacerbation of idiopathic pulmonary fibrosis. Eur Respir J 2012 ; 39 : 352-8.
16. Park J, Kim DS, Shim TS, et al. Lung cancer in patients with idiopathic pulmonary fibrosis. Eur Respir J 2001 ; 17 : 1216-9.
17. Song JW, Hong SB, Lim CM, et al. Acute exacerbation of idiopathic pulmonary fibrosis : incidence, risk factors and outcome. Eur Respir J 2011 ; 37 : 356-63.
18. 岡本竜哉，一安秀範，一門和哉，ほか．特発性肺線維症（IPF）の臨床的検討：急性増悪例の解析．日呼吸会誌 2006；44：359-67.
19. Latsi PI, du Bois RM, Nicholson AG, et al. Fibrotic idiopathic interstitial pneumonia : the prognostic value of longitudinal functional trends. Am J Respir Crit Care Med 2003 ; 168 : 531-7.

第VI章
プライマリケア医/家庭医がIPFを診るとき

第Ⅵ章 1 初診時の対応
― プライマリケア医／家庭医がIPFを診るとき

黒沼 幸治，高橋 弘毅

はじめに

　間質性肺炎（interstitial pneumonia：IP）はびまん性肺疾患の中でも肺の間質を病変の場として胸部X線画像上陰影を来す疾患の総称である。職業に関わる粉塵や薬剤によるもの，膠原病の一病変として現れるものや原因の特定できない特発性のものがある。特発性間質性肺炎（idiopathic interstitial pneumonias：IIPs）は原因の特定できないIPの総称であり，さらに画像や所見に照らして7型に分類している（表1)[1]。IIPs7型の中で最も多いのが特発性肺線維症（idiopathic pulmonary fibrosis：IPF）で，約50〜60％を占めており，全国に約1万数千人の患者がいると考えられている。IPFを除くほかの病型は診断に組織診断を必要とするが，最新の2011年の国際的多分野合意でも[2]，IPFについてはHRCTで特徴的な所見である蜂巣肺を認めれば診断可能となっている。

　プライマリケアにおいてIPFを疑う患者が初診で受診した場合，表1のびまん性肺疾患の鑑別を念頭に入れ，詳細に臨床症状や生活歴などを聴取することでかなりの除外診断を行うことができる。筆者らは表2に示すような問診チェックリストを用いて初診時あるいは入院時に細かく病歴を聴取している。IPFの診断は除外診断が必要不可欠であり，問診は特に重要である。

主訴・病歴

　IPFの発症は通常緩徐であり，乾性咳嗽や労作時呼吸困難を訴えることが多い。CT検診の普及に伴い，無症状で発見される例も増えている。刺激性の乾性咳嗽に対しては，通常の鎮咳薬や気管支拡張薬などが無効な場合が多い[3]。労作時呼吸困難は進行性であり，「1〜2年前より階段や坂道で息切れが強くなった」と訴えることも多い。安静時に経皮的酸素飽和度（SpO_2）が正常でも体動時に容易に低下する症例もみられるので，歩行試験が必要である。発熱は通常ないが，発熱している場合は感染症の併発，IPF急性増悪やほかの間質性肺炎を疑う。

　性別は男性に多く，50歳以降に発症することが多い。50歳未満の若年発症例は進行性のことが多く，予後不良である。

職業歴・生活歴

　喫煙はIPF発症の危険因子である[4]。IPF患者の41〜83％が喫煙者であり，喫煙常習者の発症オッズ比は1.6〜3.6と高い。また，IIPs7型のうち呼吸細気管支炎を伴う間質性肺疾患（respiratory bronchiolitis-associated interstitial lung disease：RB-ILD）と剥離性間質性肺炎

表1 びまん性肺疾患

特発性間質性肺炎（IIPs）	膠原病および関連疾患	腫瘍性肺疾患
特発性肺線維症（IPF）	関節リウマチ	細気管支肺胞上皮癌
非特異性間質性肺炎（NSIP）	多発性筋炎／皮膚筋炎（PM/DM）	癌性リンパ管症
急性間質性肺炎（AIP）	全身性エリテマトーデス（SLE）	癌血行性肺転移
特発性器質化肺炎（COP）	強皮症（全身性硬化症）	悪性リンパ腫
剥離性間質性肺炎（DIP）	混合性結合組織病	Castleman病
呼吸細気管支炎を伴う間質性肺疾患（RB-ILD）	Sjögren症候群	リンパ腫様肉芽腫症
リンパ球性間質性肺炎（LIP）	Behçet病	Kaposi肉腫
IIPs以外の原因不明疾患	Wegener肉芽腫症	感染性肺疾患
サルコイドーシス	結節性多発動脈炎	細菌性肺炎
慢性好酸球性肺炎	顕微鏡的多発血管炎	ウイルス性肺炎
急性好酸球性肺炎	Churg-Strauss症候群	ニューモシスチス肺炎
リンパ脈管筋腫症（LAM）	ANCA関連肺疾患	クラミジア肺炎
肺胞蛋白症	医原性肺疾患	マイコプラズマ肺炎
Hermansky-Pudlak症候群	薬剤性肺炎（抗菌薬，ニトロフラントイン，抗不整脈薬，消炎薬，金製剤，ペニシラミン，インターフェロン，小柴胡湯，抗腫瘍薬，パラコート，ほか）	レジオネラ肺炎
Langerhans細胞組織球症		粟粒結核
鉄肺症		肺真菌症
アミロイドーシス		気道系が関与する肺疾患
肺胞微石症		びまん性汎細気管支炎
職業・環境性肺疾患	放射線肺炎	immotile cilia症候群
過敏性肺炎（夏型過敏性肺炎，農夫肺，鳥飼病，ほか）	酸素中毒	嚢胞性線維症（cystic fibrosis）
じん肺（珪肺，石綿肺，慢性ベリリウム肺，アルミニウム肺，超硬合金肺，ほか）	ほか	その他のびまん性肺疾患
		心原性肺水腫
		急性呼吸促迫症候群（ARDS）
		高地肺水腫
		HIV関連肺疾患
		HTLV-1関連肺疾患
		IgG4関連肺疾患

（日本呼吸器学会びまん性肺疾患診断・治療ガイドライン作成委員会，編．特発性間質性肺炎診断と治療の手引き改訂第2版．東京：南江堂，2011より引用）

（deaquamative interstitial pneumonia：DIP）は喫煙関連肺と考えられており，禁煙のみで軽快することもある。

IPFとの鑑別が必要なびまん性肺疾患の中には，職業・環境に伴う疾患も多く，表1にみられる疾患を念頭に置いて詳細な粉塵・抗原曝露歴を聴取することが診断につながることも多い。

塵肺，特に石綿肺（アスベスト肺）はIPFとの鑑別が難しい。石綿製品工場以外でも造船，建築，絶縁・断熱作業，配管工事，大工などでも石綿曝露の危険がある。石綿肺の画像上の陰影は下肺野・胸膜下優位でありIPFと同様だが，過去の石綿曝露を示す胸膜プラークの存在が参考になる。

慢性過敏性肺炎は抗原曝露後に発熱などを伴う症例は診断可能だが，発熱など急性症状を伴わずに潜在性に進行する症例は診断困難であり，IPFとの鑑別が難しい。原因として多いのは鳥抗原による鳥飼病であり[5]，「自宅近くにハトの集まる公園はありませんか。」「羽毛布団は使っていますか。」など具体的な例を挙げて問診する必要がある。

医薬品による薬剤性肺炎についても薬剤によっては高頻度に発症する[6]。抗癌薬，リウマチ治療薬といった薬剤が原因となることは知られているが，基本的にはあらゆる薬剤が原因となり得る。漢方薬やサプリメントは患者が自己申告しないこともあり，最近あるいは習慣的に使用しているものがないか聴取する。薬剤開始前か

表2 間質性肺炎／肺線維症を疑う症例の問診チェックリスト
※該当する項目にレ線を入れる

喫煙歴	□なし	□あり（　　　　本／日 x　　　　年）	
職業歴	□粉塵吸引作業	□理容・美容業	□絶縁・断熱作業
	□農業／家畜飼育	□鳥飼育（養鶏など）	□鉱山作業
	□アスベスト作業	□石工（切削，研磨）	□トンネル作業
	□木工作業	□大工	□印刷業
	□金属作業	□化学・石油化学製造	□電気工事
生活歴	□木造家屋	※築年数　（　　　　　　　　　　　）	
	□ペット	※いつから（　　　　　　　　　　　）	
	□羽毛布団の使用	※いつから（　　　　　　　　　　　）	
	□家の周囲の野鳥	※詳細に　（　　　　　　　　　　　）	
	□加湿器／除湿器の使用	※いつから（　　　　　　　　　　　）	
	□エアコン／クーラーの使用	※いつから（　　　　　　　　　　　）	
	□常用する内服薬	※いつから（　　　　　　　　　　　）	
	□漢方薬の使用	※いつから（　　　　　　　　　　　）	
	□サプリメントの使用	※いつから（　　　　　　　　　　　）	
既往歴／併存症	□膠原病	※病名（　　　　　　　）	※時期（　　　　　　　）
	□悪性腫瘍	※病名（　　　　　　　）	※時期（　　　　　　　）
	□耳鼻科疾患	※病名（　　　　　　　）	※時期（　　　　　　　）
家族歴	□間質性肺炎／肺線維症	※病名（　　　　　　　）	※間柄（　　　　　　　）
	□膠原病	※病名（　　　　　　　）	※間柄（　　　　　　　）
身体所見	□ばち指	□朝のこわばり	□脱毛
	□fine crackles	□乾燥症状	□近位筋力低下
	□レイノー症状	□繰り返す発熱	□安静時 SpO_2 低下（95％未満）
	□関節痛・関節腫脹	□胃食道逆流	□体動時 SpO_2 低下（90％未満）
	□日光過敏	□皮疹	
	□体重減少	□口腔潰瘍	

ら同様の症状や肺炎の所見があったかどうかを調べる必要がある。

既往症／併存症

　膠原病の肺病変として IP は合併しやすく，特に全身性強皮症（systemic scleroderma：SSc），関節リウマチ（rheumatiod arthritis：RA），多発筋炎／皮膚筋炎（polymyositis/dermatomyositis：PM/DM）で頻度が高い．すでに膠原病として診断されている場合でも，肺病変に気づかれていないこともあり注意が必要である．IPF は特発性であり，膠原病の既往・併存のあるものは除外される．

　悪性腫瘍治療中で抗癌薬や放射線治療を受けている場合，使用薬剤や治療時期を詳細に聴く必要がある．抗癌薬による薬剤性肺障害は薬剤の種類にもよるが数週間から数カ月の間に発症することが多い．放射線肺炎は胸部への照射後から，おおむね6カ月以内に出現しやすい．肺への照射だけでなく，肋骨や脊椎転移，食道・頸部腫瘍への照射でも肺への照射を避けら

れないため出現する．乳房への接線照射でも照射野外の肺にびまん性に器質化肺炎を来すことがある．

家族歴

喫煙や粉塵など環境因子への過剰反応と関連する遺伝子多型の報告も多くみられているが，明らかな遺伝性を示す IP は，家族性間質性肺炎（familial IP）と呼ばれる[7]．サーファクタント蛋白質異常やその放出機構に関わる蛋白質の異常が原因となることが知られている．ただし，これらの検索には専門施設での遺伝子検査が必要である．

身体所見

IPF に特徴的な所見の一つに「捻髪音（fine crackles）」があり，約 90％に聴取され，感度，特異度，正診率とも約 8 割と報告される[8]．両背部肩甲骨下部で吸気時に聴取され，病変が進行すると徐々に上方に範囲が広がる．身体診察時に背部の呼吸音を忘れずに聞くことが重要である．

また，指の先端が肥厚する「ばち指（finger clubbing）」も IPF では 30〜60％に認める所見である．肺疾患で生じることが多く，IIPs のほかに肺癌や重喫煙者でも見られる．

膠原病の診断基準を満たさないが，肺病変が先行して後に膠原病症状が顕在化する場合もある．膠原病に特徴的な症候を調べていくことが，肺病変の理解に助けになることも多く，表 2 に示すような項目を挙げながら患者から聴取する．

検査所見

現在は日本国内に多くの CT が普及しているが，びまん性肺疾患に対する画像診断の第一歩は胸部単純 X 線写真である．両肺野全体が 1 枚に描出されており，病変の分布を理解しやすい．下肺野優位の陰影か，左右差はあるか，中枢と末梢の病変なども確認できる．また，CT より経時的な肺容量の変化を比較しやすい．

高分解能 CT（HRCT）は IPF の診断に最も有用であり，蜂巣肺が特徴的である．詳細な所見については第 II 章 5．画像診断の項を参照いただきたい．

検診や術前スクリーニングで CT を施行し，無症状で蜂巣肺様の所見を認めることがあり，気管支拡張症や炎症性瘢痕とされるケースもある．IPF 初期病変を疑う場合は疾患活動性の評価や数カ月〜6 カ月後の再評価を行うのが望ましい．

血清マーカーである SP-A，SP-D，KL-6 は肺の疾患活動性と線維化状態を反映し，IP に対する特異度が高く，他疾患との鑑別に優れている[9]．特に SP-D は早期から高い陽性率を示す．細菌性肺炎や炎症性瘢痕ではほとんど上昇しないため，CT 所見で気になる場合には血清マーカーによる検討を追加するとよい．

専門医紹介のタイミング

低酸素血症や自覚症状が進行する場合には，呼吸器内科医に紹介し診断を受けることが望ましい．また，緩徐な進行や慢性の経過でも早期の治療介入で予後が改善する場合もあり，一度は専門医にコンサルトするとよい．

IPF を疑うときに特異度の高い所見として聴診での fine crackles や血清マーカー（SP-A，SP-D，KL-6）異常高値がある．これらの所見を認め，胸部 X 線写真でびまん性の陰影を認める場合には，HRCT の施行可能な施設での精査を勧める．

【文　献】

1. 日本呼吸器学会びまん性肺疾患診断・治療ガイドライン作成委員会，編．特発性間質性肺炎診断と治療の手引き改訂第2版．東京：南江堂，2011．
2. Raghu G, Collard HR, Egan JJ, et al. An official ATS/ERS/JRS/ALAT Statement : idiopathic pulmonary fibrosis : evidence-based guidelines for diagnosis and management. Am J Respir Crit Care Med 2011 ; 183 : 788-824.
3. Chung KF, Pavord JD. Prevalence, pathogenesis, and causes of chronic cough. Lancet 2008 ; 371 : 1364-74.
4. Oh CK, Murray LA, Molfino NA. Smoking and idiopathic pulmonary fibrosis. Pulm Med 2012 ; 2012 : 808260.
5. Ohtani Y, Saiki S, Sumi Y, et al. Clinical features of recurrent and insidious chronic bird fancier's lung. J Allergy Asthma Immunol 2003 ; 90 : 604-10.
6. 日本呼吸器学会薬剤性肺障害の診断・治療の手引き作成委員会，編．薬剤性肺障害の診断・治療の手引き．東京：メディカルレビュー社，2012．
7. Lawson WE, Loyd JE. The genetic approach in pulmonary fibrosis : can it provide clues to this complex disease? Proc Am Thorac Soc 2006 ; 3 : 345-9.
8. Flietstra B, Markuzon N, Vyshedskiy A, et al. Automated analysis of crackles in patients with interstitial pulmonary fibrosis. Pulm Med 2011 ; 2011 : 590506.
9. Nukiwa T. The role of biomarkers in management of interstitial lung disease : implications of biomarkers derived from type II pneumocytes. In interstitial lung diseases. Du Bois RM, Richeldi L, editors. European Respirtory Monograph 46. Plymouth : Latimer Trend & Co. Ltd, 2009 : 47-66.

第VI章

― プライマリケア医／家庭医がIPFを診るとき

2 安定期と増悪期の対応

西岡 安彦, 青野 純典

はじめに

特発性肺線維症（idiopathic pulmonary fibrosis：IPF）の診断はAmerican Thoracic Society, European Respiratory Society, Japanese Respiratory Society（ATS/ERS/JRS）の合同国際ガイドラインにおいて，呼吸器内科医，放射線科医，病理医によるmultidisciplinary discussionにより，clinical radiographic and pathologic（CRP）diagnosisによる診断が推奨されている[1]。したがって，専門施設において呼吸器専門医を中心になされることが望ましい。一方，日本呼吸器学会びまん性肺疾患診断・治療ガイドライン作成委員会による『特発性間質性肺炎診断と治療の手引き改訂第2版』では，付録1として「一般内科医のための診療アウトライン」という項目を設け，病診連携のあり方について記載されている[2]（図1）。その中で専門医に紹介が必要なときとして，①間質性肺炎の初診時（評価のため），②呼吸困難増悪時（短期増悪時には緊急で），③定期的な評価のため，④合併症が疑われるとき（気胸，肺高血圧など）の4つの項目の記載がある（表1）。一方，専門医の機能の中で，病態の進行が明らかな症

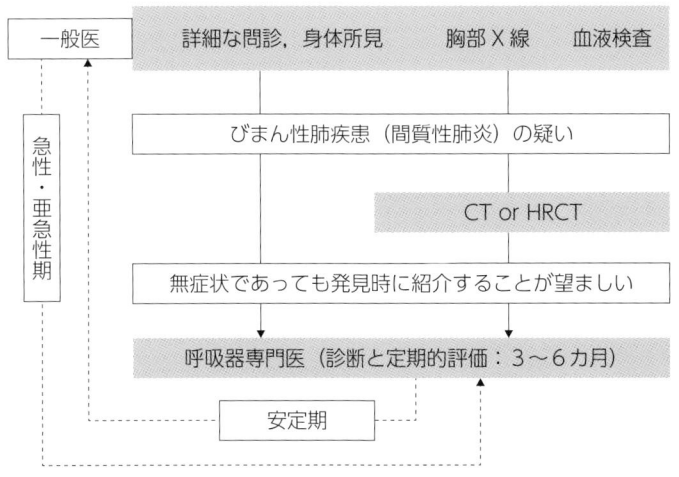

図1 一般内科でのびまん性肺疾患（間質性肺炎）診療のためのフローチャート
（日本呼吸器学会びまん性肺疾患診断・治療ガイドライン作成委員会，編. 特発性間質性肺炎診断と治療の手引き改訂第2版，東京：南江堂，2011より引用）

表1 専門医に紹介が必要なとき

①間質性肺炎の初診時（評価のため）
②呼吸困難増悪時（短期増悪時には緊急で）
③定期的な評価のため
④合併症が疑われるとき（気胸，肺高血圧など）

（日本呼吸器学会びまん性肺疾患診断・治療ガイドライン作成委員会，編．特発性間質性肺炎診断と治療の手引き改訂第2版．東京：南江堂，2011 より引用）

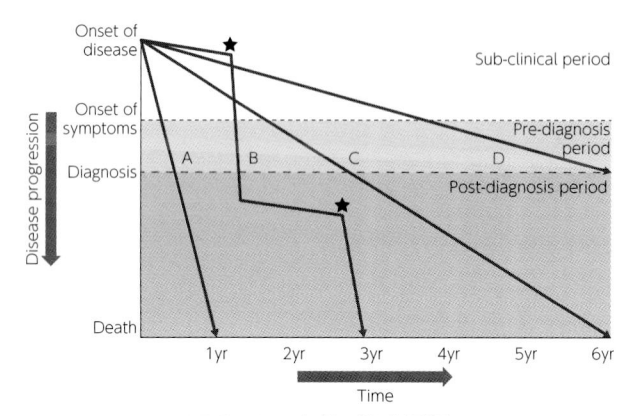

図2 IPF 患者の臨床経過
A：急速進行型，B：急性憎悪，C, D：緩徐進行型
(Ley B, Collard HR, King TE Jr. Clinical course and prediction of survival of idiopathic pulmonary fibrosis. Am J Respir Crit Care Med 2011 ; 183 : 431-40 より引用)

例については専門医での経過観察が推奨されるが，病態の活動性が極めて低いときには，病診連携に基づき一般内科医に依頼することが可能とある．したがって，IPF 患者の安定期（極めて進行が緩徐である）をプライマリケア医／家庭医が担当することが想定される．そこで本稿では，IPF 患者を診る際に必要な知識と留意すべきポイントについて安定期と増悪期に分けて概説したい．

プライマリケア医／家庭医がIPF患者を診るときに必要な知識

IPF 患者の自然経過

IPF は慢性進行性の肺線維症であるが，最近のレビューによると個々の患者の臨床経過はさまざまで，いくつかのパターンに分類される（図2）[3]．通常5年までの経過で死亡するケースが多いが，比較的緩やかな進行にとどまる症例も20％前後存在することが知られている．一方，IPF 患者の5〜15％に急性増悪（acute exacerbation：AE）と呼ばれる特別な病態が存在し，約1カ月以内の経過で急激な悪化を来し，治療抵抗性で約80％は死亡に至る場合がある（第Ⅲ章 薬物療法の実際 2. 急性増悪の項も参照）．専門医からの情報により，個々の患者がどのような臨床経過をとり得る患者であるかについて，ある程度理解したうえでのフォローアップが望ましい．

IPF 患者の進行評価

IPF は慢性進行性疾患であることから，比較的経過が緩やかな患者であってもどの程度のス

表2 治療効果判定基準

改善：以下の3項目のうち2項目以上を満たす場合
1. 症状の改善：特に呼吸困難，あるいは咳嗽
2. 画像所見の改善：胸部X線あるいはHRCTでの陰影の減少
3. 呼吸機能の改善（以下の2項目以上）
   ①TLCあるいはVCの10％以上の改善（あるいは200ml以上の改善）
   ②D_LCOの15％以上の改善（あるいは3ml/分/mmHg以上の改善）
   ③運動負荷試験時の酸素飽和度4％以上，あるいはPaO₂ 4Torr以上の改善あるいは正常化

安定：以下の3項目のうち2項目以上を満たす場合
1. TLCあるいは肺活量VCの変化が10％未満（あるいは200ml未満）
2. D_LCOの変化が15％未満（あるいは3ml/分/mmHg未満）
3. 運動時負荷試験時の酸素飽和度の変化4％未満，あるいはPaO₂の変化4Torr未満

悪化：以下の3項目のうち2項目以上を満たす場合
1. 症状の悪化：特に呼吸困難，あるいは咳嗽
2. 画像所見の悪化（特に蜂巣肺への進行）あるいは肺高血圧の徴候
3. 呼吸機能の悪化（以下の2項目以上）
   ①TLCあるいはVCの10％以上の悪化，あるいは200ml以上の悪化
   ②D_LCOの15％以上の悪化，あるいは3ml/分/mmHg以上の悪化
   ③安静時あるいは運動時の酸素飽和度の4％以上，あるいはPaO₂ 4Torr以上の悪化
*治療開始後3～6カ月後に評価する．

(Ley B, Collard HR, King TE Jr. Clinical course and prediction of survival of idiopathic pulmonary fibrosis. Am J Respir Crit Care Med 2011；183：431-40より引用)

ピードで悪化しているかを確認しながら臨床経過を診る必要がある．それでは，IPFの進行速度を最も正確に把握できるパラメータは，何であろうか？ 現状ではIPF患者の病状の進行を最も定量的に評価し得る指標は，呼吸機能検査による肺活量（vital capacity：VC）あるいは努力肺活量（forced vital capacity：FVC）であると考えられている．IPFを対象とした最近の臨床試験の主要評価項目（primary endpoint）は，VCあるいはFVCである．表2に示すように治療の効果判定基準では，自覚症状，画像，呼吸機能検査の3点から評価が行われるが，これらの中で比較的小さな変化を定量的に評価し得る指標が，呼吸機能検査であるという理解になる．FVCは予後因子という観点から見ても，その低下速度はよい指標であることが報告されている[4]．さらに，最近の臨床試験の結果から，IPFは1年間に平均150～200ml VC（あるいはFVC）が低下する疾患であることが明らかとなった（図3）．したがって，個々の患者が平均より進行の速い患者か，比較的緩やかな進行であるかは，VCの低下量が年150～200mlより多いか少ないかで判定できる．一般的には，比較的進行が緩徐な症例をプライマリケア医／家庭医が診ると予想されるが，やはり3～6カ月ごとに呼吸機能検査を行い，VCの低下速度を確認しながら経過観察を行うことが必要である（表3）．

一方，わが国では，間質性肺炎マーカーであるKL-6，SP-A，SP-Dが血液検査として容易に測定できるが，これらのマーカーは，病状の経過観察においてはあくまで参考値として補助的に用いるべきである．

IPF患者の治療薬

本邦でIPFに対して保険収載されている薬剤としてピルフェニドンがある．昨年発表されたATS/ERS/JRS/ALATの合同国際ガイドラインにおいては，エビデンスレベルの評価が低くなっているが[5]，本邦で行われた第Ⅲ相臨床試

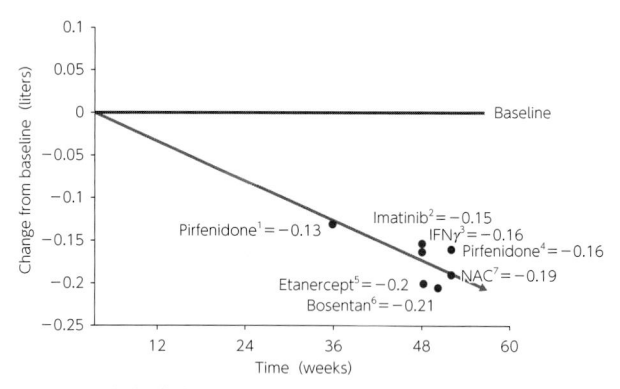

図3 臨床試験におけるIPF患者のFVCの年間減少量
(Ley B, Collard HR, King TE Jr. Clinical course and prediction of survival of idiopathic pulmonary fibrosis. Am J Respir Crit Care Med 2011 ; 183 : 431-40 より引用)

表3 慢性期・安定期のIPF患者に対する定期的評価項目

		プライマリケア医／家庭医	呼吸器専門医
1. 自覚症状	乾性咳嗽の程度	◎	◎
	呼吸困難の程度	◎	◎
	発熱の有無	◎	◎
2. 他覚所見	るい痩の有無	◎	◎
	チアノーゼの有無	◎	◎
	fine cracklesの範囲	◎	◎
3. 血液検査	間質性肺炎マーカー(KL-6, SP-A, SP-D)	○	◎
	BNP	○	◎
4. 呼吸機能検査	スパイロメトリー	◎	◎
	拡散能	△	◎
5. 酸素化能	SpO_2	◎	◎
	動脈血ガス	△	◎
	6分間歩行試験	△	◎
6. 胸部画像検査	胸部X線写真	◎	◎
	肺HRCT	△	◎
7. 心臓超音波検査		△	◎

◎必須項目，○補助的項目，△設備があれば実施が望ましい必須項目。

験では有意な効果が証明されている。したがって，本薬剤の効果と有害事象には精通しておく必要がある〔第Ⅲ章 薬物療法の実際 1. 安定期 2)各論：ⓑピルフェニドンの項参照〕。

IPF患者評価の注意点

肺における酸素化能の評価

IPF患者では進行に伴って酸素化能が徐々に低下する。通常，慢性期・安定期の患者評価に

おいては，定期的なパルスオキシメータによるSpO2の評価を行う。一方，IPF患者では労作時に著明な低酸素血症を認める症例が多い。したがって，慢性期・安定期においても運動負荷試験である6分間歩行試験を行い，6分間歩行距離（six-minute walk distance：6MWD）と歩行時のSpO2最低値を測定することが必要である。6分間歩行試験における6MWDとSpO2最低値は，それぞれ独立した予後因子でもある。

治療薬，特にピルフェニドンの効果の評価

前述したIPF治療薬であるピルフェニドンの効果は，進行抑制である[6]。したがって，現状ではIPFに対する治療薬に期待できる効果は，病状の改善ではなく進行抑制であると考えられる。すなわち，もし薬剤の有効性が発揮されていても，経時的にはVC（あるいはFVC）は徐々に低下していくということを理解しておく必要がある。これは，治療薬に対して無効であると判定することが，極めて難しいことを意味している。最もよい評価法は，治療前のVC（あるいはFVC）の低下速度を把握しておき，治療介入によってこの低下速度が抑制されているかどうかを評価することである。以上のように，IPF診療においては，治療開始前においても治療開始後においてもVC（あるいはFVC）の定期的評価が非常に重要であるといえる。

肺高血圧の評価

肺高血圧を合併したIPFは予後不良であることが知られている[3]。また動脈血酸素分圧の低下に見合わない呼吸困難の増悪には，肺高血圧の関与が示唆される。専門医による定期検査では，心臓超音波検査によるスクリーニングが行われるが，むしろ脳性ナトリウム利尿ペプチド（brain natriuretic peptide：BNP）の測定がより有用との報告もあり[7]，測定項目の一つとして重要である。

気腫合併肺線維症（CPFE）

2005年，Cottinらが上肺野に気腫を，下肺野に線維化を合併する症例をまとめ，気腫合併肺線維症（combined pulmonary fibrosis with emphysema：CPFE）として臨床的特徴を報告した[8]。わが国においても古くからIPFのサブグループとして気腫を伴う症例が認識されていた。Cottinらによると肺高血圧を合併し予後不良の患者の存在が指摘されている。その後の報告から，CPFEでは肺癌の合併も高率であることが報告された[9]。一方，診断という観点からみると，CPFEでは呼吸機能検査におけるVCあるいは，FEV1が正常域に保たれることが多く，スパイロメトリーでは呼吸機能障害を正確に評価できないため注意が必要である。IPF患者の一群にこのようなCPFE患者が存在することも念頭に入れておく必要がある。このような患者のもう一つの特徴は，呼吸機能検査の中で拡散能（DLCO）が顕著に低下することである。したがって，CPFE患者の存在を考慮すると肺線維症患者の初診時の評価，あるいは定期的評価において，専門施設での精密呼吸機能検査および心臓超音波検査が必要であるといえる。

肺癌の合併

IPFには肺癌合併が多いことが知られている。特に，CPFEではその合併率が驚くほど高い。したがって，IPF患者の経過観察では，胸部X線撮影のみならず肺HRCT撮影を含めた画像検査を定期的に行う必要があると思われる。

IPF 診療の実際

症状および理学所見

　乾性咳嗽と労作時呼吸困難を訴える患者が多い。いずれの症状もその増悪は，病状の進行を意味する。労作時呼吸困難の程度については，MRC 分類や Hugh-Jones 分類により記載しておくと，症状の変化が理解しやすい。一方，咳に関しては定量的な評価は難しいが，夜間の睡眠障害を来すような激しい咳を伴う患者も経験する。リン酸コデインを用いてもコントロールが困難な症例もある。また，進行に伴い体重減少を伴うことも多い。栄養状態の評価を行い，十分な摂取ができるよう指導を行う。

　通常 IPF の慢性病態により発熱が生じることはない。もし，IPF の経過中に発熱が出現した場合は，感染症の合併あるいは急性増悪を疑う。高熱に伴い呼吸困難感の増強および低酸素血症がみられる場合には，専門医への紹介が必要である。

　理学所見では，fine crackles に注意して診察する。通常，下背部に聴取されるが，病状の進行に伴い聴取範囲が頭側へ広がり，前胸部からも聴取されるようになる。Fine crackles は，吸気が不十分な場合には聴取されにくいため，十分な深吸気下の聴診を心掛ける必要がある。ある程度進行期にある症例や呼吸困難感の強い患者の場合，肺高血圧の合併にも注意して聴診する（II 音の亢進）。また，呼吸音の聴診で左右差を認める場合には，気胸の合併も考慮し胸部 X 線写真検査が推奨される。胸部違和感や軽度の呼吸困難感のような軽い症状のみの場合もあるため注意が必要である。

臨床検査

　身体診察により全身状態を把握し，さらに病状の進行を確認するため臨床検査を行う。薬物療法を行っている場合には，有害事象の確認のための検査が追加される。最も重要な検査が，呼吸機能検査である。3〜6 カ月ごとに，VC（あるいは FVC）を評価し進行のスピードを把握する。胸部 X 線写真では，詳細な IPF 陰影の変化の把握は難しいものの，肺炎や気胸の合併の有無などの把握のため，定期的に行う。また，ピルフェニドンなどの治療薬を内服中であれば，肝障害などの有害事象の把握のため，血液検査を行う。IPF の場合，間質性肺炎マーカー（KL-6, SP-A, SP-D）は診断時における有用性に比べると，経過観察時の有用性は低い。治療の変更は，呼吸機能，画像，臨床症状による評価に基づいて行い，これらのマーカーの多少の増減により安易に治療を変更しないよう注意が必要である。一方，上記のように BNP は肺高血圧合併のスクリーニングとして有用であり，適宜検査を実施する。また，IPF／通常型間質性肺炎（usual interstitial pneumonia：UIP）と診断した場合においても，経過中に膠原病が顕在化してくる症例がある。筆者も抗好中球細胞質抗体（anti-neutrophil cytoplasmic antibody：ANCA）関連血管炎，関節リウマチ，皮膚筋炎／多発性筋炎の症例で同様の経過をとった症例を経験しており，それらの疾患を疑う症状が出現した場合には，MPO-ANCA や各種自己抗体を測定し，専門医への紹介を行う。

治療薬とワクチン

　IPF に対して専門医により処方された治療を継続する。IPF 治療薬としてピルフェニドンが処方されるケースが多いが，本薬剤の有害事象の一つに食欲低下や嘔気などの消化器症状がある。食欲低下により体重減少を来す症例もあり，このような場合には専門医と相談し，薬剤の減量や一時休薬を行う。ステロイドが使用さ

れているケースは減りつつあるが，急性増悪後には継続処方されている症例が多い．ステロイドの有害事象にも精通し対応することが必要である．病状や検査所見に変化がみられる場合には，専門医に相談することが望ましい．

一方，インフルエンザワクチンおよび肺炎球菌ワクチンの接種が勧められる．

増悪期の対応

図 2 に示すように，IPF 患者の増悪には 2 つのパターンが考えられる．その一つが急性増悪である．IPF には急性増悪と呼ばれる特別な病態があり，慢性経過中に，1 カ月以内の経過で，①呼吸困難の増強，② HRCT 所見で蜂巣肺＋新たに生じたすりガラス陰影・浸潤影，③動脈血酸素分圧の低下（同一条件下で PaO_2 10Torr 以上）のすべてがみられる場合をいう．ステロイドの減量，手術，薬剤などが誘因となり，病理組織学的には UIP にびまん性肺胞傷害（diffuse alveolar damage：DAD）が加わった像がみられ，治療抵抗性である．急性増悪の誘因がウイルス感染などの急性上気道炎であることも多く，感染予防は日常から IPF 患者に指導すべき重要な生活指導のポイントである．同様の観点からも肺炎球菌ワクチンやインフルエンザワクチンは積極的に接種すべきである．

一方，IPF 患者の VC の低下が常に直線的であるかというと，必ずしもそうではないケースもある．したがって，極めて緩徐な進行症例であっても，慎重に 3 〜 6 カ月ごとに呼吸機能検査を行い，常に進行速度を把握しておくことが重要である．VC 低下速度が大きくなれば，そのような場合も IPF の増悪と考えられ，原因精査のため専門施設への紹介が必要となると思われる．

在宅酸素療法（HOT）と終末期医療

IPF は慢性進行性疾患であることから，終末期には在宅酸素療法（home oxygen therapy：HOT）が導入される．HOT には，IPF 患者に対して，運動能力の改善，呼吸困難の軽減，quality of life（QOL）の向上の効果が期待できる．HOT 導入時には，労作時の低酸素血症にも留意し吸入量を判断する．一方，IPF 症例の中には病状の進行に伴い労作時の著明な低酸素血症のため，終末期にはベッド上の安静を強いられ，通院が困難になる症例が多い．そのような状態であっても，高用量の酸素吸入下であればベット上で安静座位は取り得るし，食事や読書などの日常生活は可能である．このような IPF 終末期への対応は，専門施設の呼吸器専門医のみでは解決が困難であり，病診連携のもと家庭医による往診診療が必要になる．しかしながら，家庭医が IPF を診療する機会は少なく，終末期 IPF 患者に対する対応は困難なことも多い．IPF に対する治療薬の開発が進み，予後の延長が期待できる状況になりつつある現在，IPF 終末期の対応は今後大きな問題となってくることが予想される．専門医と家庭医によるチーム医療の充実が望まれる．

おわりに

IPF の診療をされているプライマリケア医／家庭医を対象に，必要な知識と実際の対応について概説した．これまで有効な治療法がなかった IPF に対して，徐々にではあるが抗線維化薬の新薬開発が進んでいる．まだまだ予後を大きく改善するには至ってはいないものの，症例によっては著効するケースもある．IPF の一般診療としての課題を考えた場合，このような治療の機会を逃すことがないように，できるだけ早期に専門医を受診する機会を提供するための

早期発見の問題がある．一方，終末期を迎えたケースにおける最適な療養環境の整備ももう一つの大きな課題である．IPF患者が初診から最期まで十分な医療を受けることができるためには，専門医による診療のみならずプライマリケア医／家庭医の積極的なIPF患者診療への参加が望まれる．

【文　献】

1. American Thoracic Society. Idiopathic pulmonary fibrosis : diagnosis and treatment. International consensus statement. Am J Respir Crit Care Med 2000 ; 161 : 646-64.
2. 日本呼吸器学会びまん性肺疾患診断・治療ガイドライン作成委員会，編．特発性間質性肺炎診断と治療の手引き改訂第2版．東京：南江堂，2011.
3. Ley B, Collard HR, King TE Jr. Clinical course and prediction of survival of idiopathic pulmonary fibrosis. Am J Respir Crit Care Med 2011 ; 183 : 431-40.
4. du Bois RM, Weycker D, Albera C, et al. Forced vital capacity in patients with idiopathic pulmonary fibrosis : test properties and minimal clinically important difference. Am J Respir Crit Care Med 2011 ; 184 : 1382-9.
5. Raghu G, Collard HR, Egan JJ, et al. An official ATS/ERS/JRS/ALAT statement : idiopathic pulmonary fibrosis : evidence-based guidelines for diagnosis and management. Am J Respir Crit Care Med 2011 ; 183 : 788-824.
6. Taniguchi H, Ebina M, Kondoh Y, et al. Pirfenidone in idiopathic pulmonary fibrosis. Eur Respir J 2010 ; 35 : 821-9.
7. Song JW, Song JK, Kim DS. Echocardiography and brain natriuretic peptide as prognostic indicators in idiopathic pulmonary fibrosis. Respir Med 2009 ; 103 : 180-6.
8. Cottin V, Nunes H, Brillet PY, et al. Combined pulmonary fibrosis and emphysema : a distinct underrecognised entity. Eur Respir J 2005 ; 26 : 586-93.
9. Kitaguchi Y, Fujimoto K, Hanaoka M, et al. Clinical characteristics of combined pulmonary fibrosis and emphysema. Respirology 2010 ; 15 : 265-71.

第VII章
IIPsの看護

第VII章 IIPsの看護

1 その1

山口 明希奈, 北村 英也, 柿澤 文子, 井口 真理子, 小倉 高志

はじめに

特発性肺線維症（idiopathic pulmonary fibrosis：IPF）は, 慢性かつ進行性の経過をたどり, 時には急性増悪を起こして急速に進行する予後不良の疾患である[1]。いまだ疾患の治療法が確立しておらず, 治療経過もさまざまであり各患者に合わせ, 治療計画や看護計画が立案され行われている。

しかし厳しく, そしてつらい間質性肺炎の終末期医療に関しては, ほとんど議論されておらず, 実地臨床に即した系統的な治療ガイドラインはないのが現実である。

私達は, 多くのIPF患者と関わり合い, 同じ時間を共有する機会に恵まれており, その臨床の場から学んだ多くの貴重な経験をもとに, より良い看護を提供できる環境作りに日々取り組んでいる。

臨床の現場では, IPFは難治性疾患という医療的側面だけでなく, それにより起因する呼吸困難, 息切れなどの自覚症状の問題, 肉体的・精神的な問題, 経済的な問題, そして終末期の緩和医療など多くの問題点が含まれている。

私達は, 1人の患者を通じて多くの経験と医療看護上重要な問題に直面し, 多くの問題点を抽出する機会をいただいた。当院初診時からの経時的な流れの中で, 私達医療スタッフが患者と向き合い, 悩んだ経過を提示させていただく。

症例提示

患者：66歳, 女性。
主訴：乾性咳嗽, 労作時呼吸困難。
既往歴：63歳, 骨粗鬆症。
家族歴：兄, ANCA関連間質性肺炎。
喫煙歴：なし。
飲酒歴：なし。
現病歴：2006年秋頃より乾性咳嗽出現。2007年4月頃には労作時息切れ出現。2007年10月前医で間質性肺炎の指摘を受け, 2007年11月に精査加療目的で当センター紹介受診となった。
身体所見：SpO_2 96%（室内気）, 胸部聴診上, 両側背部に捻髪音を聴取された。ばち指なし。皮膚硬化, 皮疹, 浮腫認めず。関節腫脹なし。
検査所見：軽度低酸素血症と線維化マーカー（KL-6, SP-D）の上昇（表）。
画像所見：胸部単純X線写真（図1）, 胸部CT（図2）を提示する。病変は, 末梢優位であるが上肺野にも目立つ。網状陰影が中心で, traction bronchiectasisを伴い, 一部蜂窩肺を疑う部分も認めた。
臨床経過：画像上IPFだけでなく, 慢性過敏性肺臓炎, 非特異性間質性肺炎も疑われたため2007年に本人, 家族の同意のもと気管支内視鏡検査の後に, 診断目的の胸腔鏡下肺生検

表 初診時検査所見

血算		免疫		血液ガス分析	（室内気・座位）
WBC	9,600/μl	KL-6	591U/ml	pH	7.388
neu	61.0%	SP-D	184.9ng/dl	PaCO$_2$	46.1Torr
lym	29.0%	抗核抗体	<40倍	PaO$_2$	75.8Torr
Hb	13.5g/dl	RAPA	<40倍	HCO$_3^-$	25.8mEq/ℓ
Plt	20.0×10^4/μl	抗SS-A	（−）	AaDO$_2$	16.6Torr
生化・血清		P-ANCA	<1.3EU	呼吸機能検査	（室内気・座位）
AST	17IU/ℓ	ACE	9.2U/ℓ	VC	2.16 ℓ (92.2%)
ALT	11IU/ℓ	IgG	2,232mg/dl	FVC	2.16 ℓ (88.3%)
LDH	214IU/ℓ	BAL		FEV$_1$%	79.07%
BUN	13.7mg/dl	Macrophage	91.75%	DLCO	20.14 (121.4%)
Cr	0.54mg/dl	Lymphocyte	4.00%	6分間歩行	
CRP	0.14mg/dl	Neutrophil	3.5%	base SpO$_2$	96%
BNP	5.6pg/ml	Eosinophil	0.75%	mini SpO$_2$	95%
		CD4/CD8	4.0		

（video-assisted thoracoscopic lung biopsy：VATS）を施行した。病理組織パターンは，通常型間質性肺炎（usual interstitial pneumonia：UIP）であった。IPFと診断し，外来で経過観察となった。

●問題点
❶間質性肺炎という病気の理解
❷検査や治療法の理解
❸疾患や症状に対しての不安

　この時期は，間質性肺炎であるという告知や間質性肺炎がどういう病気なのか，今後どういう治療が必要になるかなどのインフォームド・コンセントが必要である。そして患者・家族の受け止めや，疑問・不安がないか確認し，傾聴していく大切な時期でもある。理解できていないと判断された場合は，誤解が生まれないように医師の病状説明を再度設定していくこと，医療面接に同席し理解の確認を行っていくなどの工夫をしていくことが必要である。また診断のために侵襲的な検査を施行するため，十分に検査に関して理解されているか確認をしていく必要がある。患者・家族が，検査説明や病状説明を聞くことにより表出する身体的，精神的な反応に注意しながら支援していく。

治療導入期

IPFと診断後しばらく無治療で経過観察をし

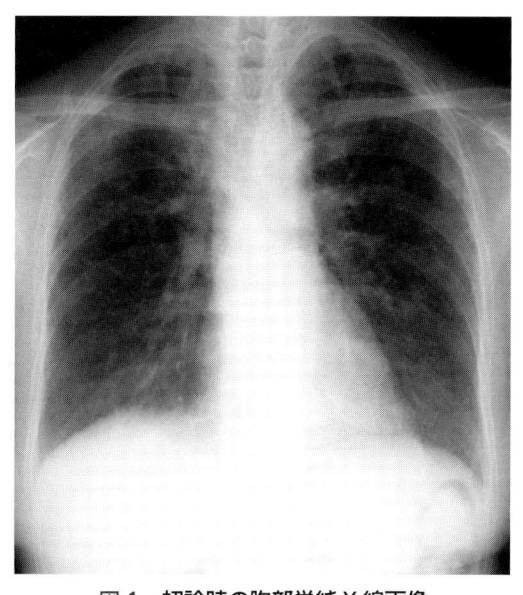

図1 初診時の胸部単純X線画像

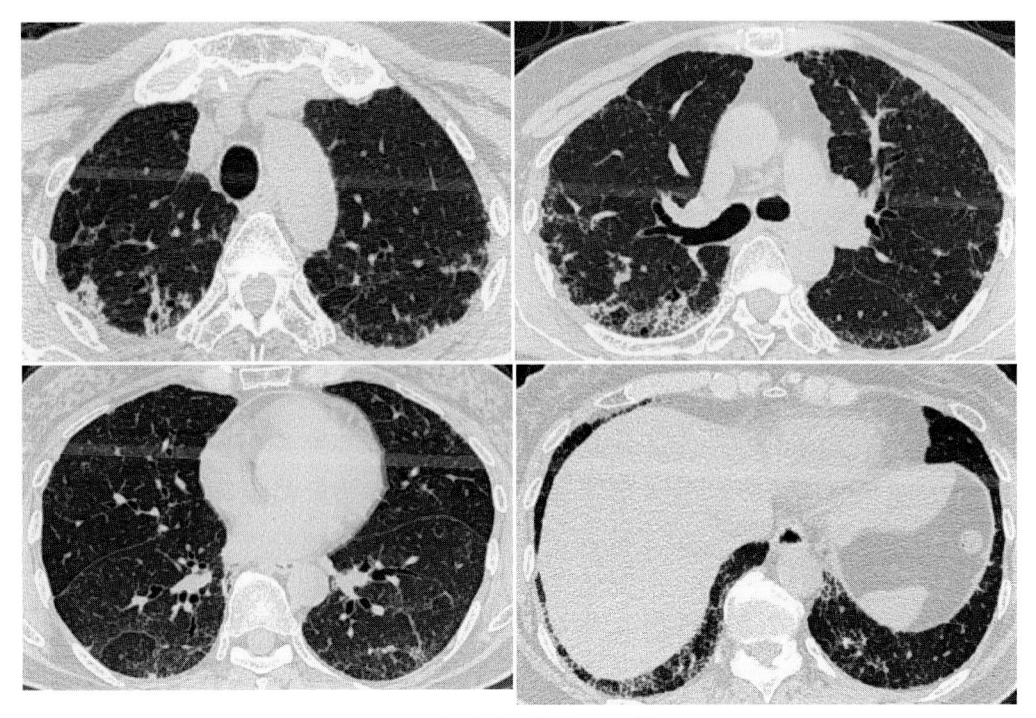

図2 初診時の胸部 CT 画像
病変は，末梢優位であるが上葉にも目立つ．網状陰影が中心で，浸潤陰影と牽引性気管支拡張を認め，肺底部にはすりガラス陰影を認める部分もある．

ていたが，徐々に労作時呼吸困難が進行し，胸部 CT 検査上も網状陰影の悪化や肺底部を中心とした肺容積の低下が進行した。肺機能検査においても 1 年間の経過で FVC 2.16*l* から 1.70*l* へと 460ml の減少と D_{LCO} 121.4% から 79.6% へと拡散障害の悪化も認めた（図3）。IPF の悪化と診断し 2008 年 12 月よりプレドニゾロン 25mg と免疫抑制薬であるシクロスポリン 100mg の併用療法を開始した。

またこの時期には，6 分間歩行試験（six-minute walk test：6MWT）において最低 SpO_2 が 92% まで下がるようになっていた。

●問題点
❶原病の悪化に伴う症状，検査値の悪化
❷治療導入と薬剤副作用
❸病状や治療に対する不安

この時期に原疾患に対して初めて薬物治療が開始された。原疾患の進行による症状と精神的な不安に対して傾聴していく必要がある。今回治療薬としてステロイドと免疫抑制薬が導入されたが，本人の治療効果への期待と薬剤副作用の不安を確認した。治療に関しての本人の思いを傾聴しつつ，薬剤使用に伴う副作用対策の方法を伝えていった。また薬剤師からの服薬指導を依頼することにより，専門家からの具体的な副作用の説明と予防方法も同時に伝えていただいた。

間質性肺炎における薬物療法は，治療反応性と副作用のリスクを十分に検討したうえで，インフォームド・コンセントの下で総合的に決定する必要があるため，本人と家族の理解を確認していく必要がある。

また，労作時呼吸困難があり，6MWT の結果では最低酸素飽和度 92% と低下しボルグ・スケールの悪化も認められた。どこまで運動負

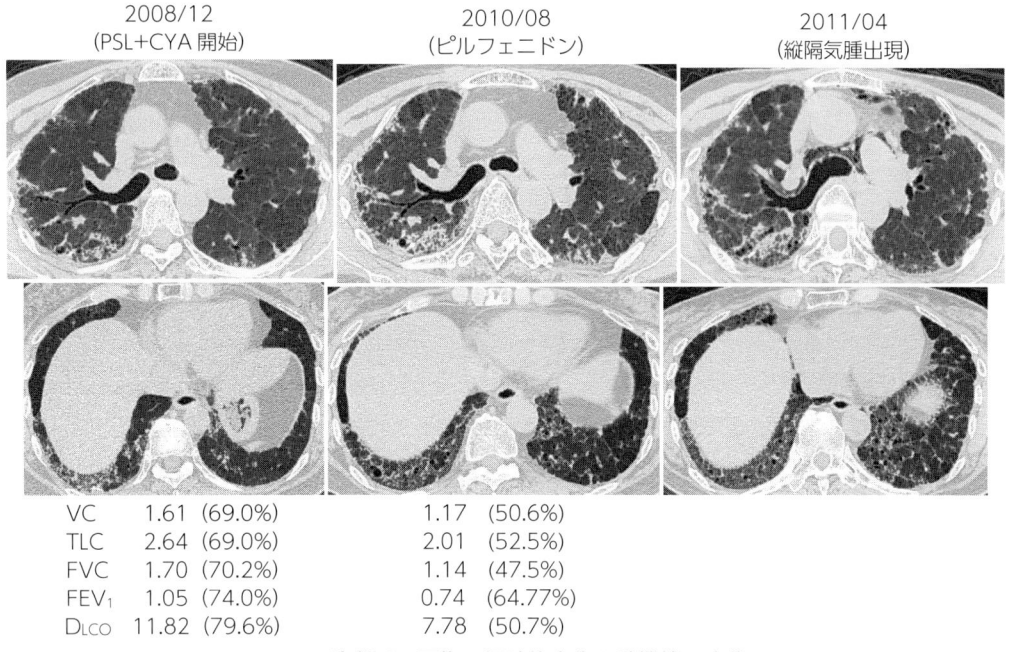

	2008/12 (PSL+CYA 開始)	2010/08 (ピルフェニドン)
VC	1.61 (69.0%)	1.17 (50.6%)
TLC	2.64 (69.0%)	2.01 (52.5%)
FVC	1.70 (70.2%)	1.14 (47.5%)
FEV₁	1.05 (74.0%)	0.74 (64.77%)
D_LCO	11.82 (79.6%)	7.78 (50.7%)

図3 胸部CT画像の経時的変化と肺機能の変化

荷ができる範囲なのか，生活状況を確認しながら，一緒に考えていった。

振り返ると呼吸リハビリテーションの導入や今後の酸素導入に関して考えたのもこの時期からであった。

治療中期

ステロイドと免疫抑制薬の併用治療を開始，その後ステロイド量を徐々に減量していくも，さらに労作時呼吸困難と低酸素血症の進行が認められた。胸部CT上もさらに陰影の悪化と肺容積の低下が進行した。肺機能検査においてもFVCとD_LCOともに悪化を認めた（図3）。この時期，安静時動脈血液ガス検査上PaO₂ 70Torrを下回るようになり，6MWTにおいてもSpO₂が90%未満になった。間質性肺炎の進行が認められ，薬物療法として2010年8月よりピルフェニドン（pirfenidone）投与を追加し，さらに在宅酸素療法（home oxygen therapy：HOT）の導入も行った。

またほぼ同じ時期に尿路感染から敗血症を発症して入院した。抗菌薬投与で炎症反応は改善したが，この時期から高血糖，精神バランスの不均衡などの症状がみられるようになった。

●問題点
❶呼吸困難の増悪と低酸素血症
❷薬剤副作用の出現

HOTの開始

『在宅呼吸ケア白書2010』によるとHOTを施行されている間質性肺炎患者は，HOT施行患者の18%を占め，全体の45%を占める慢性閉塞性肺疾患（chronic obstructive pulmonary disease：COPD）患者に次いで2番目の多さであった[2]。

IPF患者におけるHOTはCOPDと異なり，明らかな予後改善効果は証明されていないが[3]，呼吸困難の軽減や健康関連QOL（health-related quality of life：HRQOL）の維持のために用いられることが多い。

間質性肺炎患者の特徴としてはCOPDと比較して労作時の低酸素血症が多いことであり[4]，またIPF患者や非特異性間質性肺炎（nonspecific interstitial pneumonia：NSIP）において，6MWTでSpO$_2$が88％未満の場合には有意に死亡率が高いことが報告されている[5]。酸素投与量に関しては，IPFは安静時に比べて労作時に顕著な酸素飽和度の低下が起こりやすいという点を考えると，一般的にはCOPD患者に使用する流量よりも高い流量を労作時に必要とすることが多い。運動中に酸素補給をすると，運動による低酸素血症は改善し，運動能力も向上することが報告されている[6]。一緒に歩きながら酸素飽和度や呼吸数，脈拍などを確認し，必要な酸素量が使用できるよう支援していった。

■ 日常生活の注意点

　この時期に，ステロイドや免疫抑制薬の副作用と考えられる易感染状態，高血糖，精神バランスの不均衡などの症状がみられることがある。

　特に呼吸器感染の場合は，急性増悪につながりやすく特に注意が必要である。そのため，十分な休息と，バランスのとれた食事を勧め，人混みの多い場所にはマスク着用，手洗い・含嗽の励行を指導した。また，患者は呼吸器感染に気を取られがちで，尿路感染や帯状疱疹，口内炎など呼吸器以外の感染には認識不足であることが多いため，具体的に日常生活の注意点をイメージできるよう情報提供を行っていった。高血糖予防については，間食をなるべく控え，間食する場合の適切な量・内容・タイミングを伝えていった。

　また，HOT導入で軽動作に対しての呼吸困難感は軽減したが，日常生活，特に家事への負担は強く，地域連携室を介して社会支援サービスを調整していった。

治療後期

　原病は，2011年に入り薬剤治療を行うも進行していき，繰り返し気胸や縦隔気腫が認められるようになった。安静時の呼吸困難も増強していった。この呼吸困難は，酸素吸入で改善しない症状であった。また気胸や縦隔気腫の進行予防のために安静を余儀なくされ，疾患進行の恐怖感も身近に感じるようになっていた。訪問看護を導入して介助を受けていたが，明らかに生活活動範囲は狭くなっていった。両側気胸と片側気胸の悪化により入院する頻度も高くなり，安静時動脈血液ガス上もPco$_2$ 50Torrを超えるようになっていった。排痰困難なことが多くなり，呼吸困難のために食事摂取量も落ち全身状態も低下していった。呼吸理学療法士，栄養士に介入依頼して対応していった。

　しかしながら，自宅から当院は遠方のため，継続受診困難となり2011年11月の外来を最後に往診医への紹介となった。

●問題点
❶酸素吸入で改善しない呼吸困難
❷運動耐容能の低下
❸IPFの悪化に伴う不安と気分障害
❹呼吸筋疲弊による排痰困難
❺栄養状態の低下

　上記問題点を解決すべく，私達は医師に相談しながら，原病の状態を把握したうえで，呼吸理学療法士，栄養士にも介入を依頼し，呼吸筋ストレッチや呼吸調整，排痰指導などの呼吸リハビリテーションだけでなく栄養管理を積極的に介入させた。そして呼吸困難感がなく日常生活を送れるように支援していくように努めた。患者自身も呼吸困難増強や体力消耗，食欲減退などの症状から，病状の進行を実感するようになり，今後への不安を生じるようになった。患

者・家族の思い，希望，不安，疑問を表出しやすい環境を作り，傾聴し，この時期は他職種との連携を図ることが最も大切と考えた．

間質性肺炎における呼吸リハビリテーション

この時期の呼吸リハビリテーションの位置づけは大変重要と考える．

呼吸リハビリテーションは，下肢・上肢の運動療法だけでなく，患者教育，筋力強化，栄養療法，精神心理学的サポートなどを含む包括的なもので，近年間質性肺炎に対しても呼吸リハビリテーションの有効性が報告され，呼吸困難やHRQOLの改善があると言われている[7]．

ただし，進行重症例に対しての運動療法の実施は，かえって苦痛の増強や，肺高血圧や右心負荷を増悪させる可能性もあり，運動療法の最適な介入時期は慎重に検討する必要がある．

呼吸困難は，間質性肺炎の主要な症状であり，それに伴い身体活動が制限されることが多くなるため，歩行状況を確認しながら，呼吸調整の方法を説明していった．

肺線維化に伴う拘束性障害と換気能力の減少，肺胞隔壁肥厚に伴うガス交換障害は，IPFの運動耐容能の低下に関係するといわれている．またこれらの障害に加えて下肢の骨格筋機能異常が運動耐容能の低下に関与されていると考えられている[8]．またIPF治療に使用されたステロイド薬や免疫抑制薬により，薬剤性ミオパチーが起こり，運動能力が低下する症例もみられる．

この時期，呼吸困難や運動能力の低下だけでなく，不安などの気分障害も大きな問題となり得る．経過途中に繰り返し発症した気胸や縦隔気腫の進行予防のために安静を余儀なくされ，死への恐怖も身近に感じるようになっていた．また，介護していた夫が逝去したことも重なり，自分の最期に対する思いを表出することが多くなっていった．IPF患者は不安，心配や恐れを感じていることが多く，IPF患者の不安や抑うつ状態を，(Hospital Anxiety and Depression Scale：HADS)により評価された研究では，健常人に比べて高頻度に不安や抑うつが認められたと報告されている[9]．

私達は，不安，疑問を表出しやすい環境を作ることに努め，今後について考えていけるように協力していった．最期に対する本人・家族の考えや思いに相違がないか確認し，家族と話をしていく機会を作っていった．必要時は医師に情報を提供し，医師と患者・家族が，スムーズに話ができるように調整していった．

排痰困難感に関しては，排出時の咳嗽による苦痛も強く，ネブライザーや体位ドレナージも積極的に実施した．呼吸理学療法士にも相談し，呼吸筋ストレッチや，呼吸調整，排痰指導などの呼吸リハビリを導入した．

診断当時と比べると，栄養状態も低下がみられるようになった．経過中body mass index (BMI) は21.6から17.6へ低下した．

一般に，末期のIPFでは，体重減少は予後不良因子であり，バランスのとれた食事をとり，体重の減少に注意する必要があるといわれている[10]．

この患者の場合，「噛むのに疲れて固形物が食べられない」「食べたいけど苦しくなってしまう」などの訴えがあり，それに起因する食事量の低下がみられた．栄養科に介入を依頼し，咀嚼・嚥下しやすい食材・形態にしてもらい，栄養補助食品を導入していった．退院後も継続できるよう，家族も含めて，栄養士からの栄養相談を受けられるよう調整した．この時期は全身状態の悪化も進んでおり，嚥下機能の低下も予測され，誤嚥に留意した食材・形態選びも重要である．

私達は包括的なケアを試みることで，患者のQOLを下げることなく生活できるように支援

高二酸化炭素血症と気胸

一般的には間質性肺炎の初期には高二酸化炭素血症は生じないが，終末期では換気不全から高二酸化炭素血症を生じることが多い。本症例も原病の悪化と難治性気胸による換気不全のために高二酸化炭素血症が生じた。気胸がない場合は，夜間の非侵襲的陽圧換気療法（non-invasive positive pressure ventilation：NPPV）を考慮することもあるが，定まった基準もなく十分な検討はされていない。本症例は両側気胸のために NPPV は使用できず，低流量の酸素を使用した。

終末期

往診医を導入して在宅療養を続けていたが，2012年1月に肺炎を契機に呼吸状態が悪化し，他院入院となった。しかしながら，本人の強い希望もあり1月中旬に当センターに転院搬送された。入院時の酸素状態は，吸入酸素 0.5l/分下で SpO_2 90〜93%，動脈血酸素分圧は P_{CO_2} 57.2Torr，P_{O_2} 63.2Torr であった。自力でのギャッチアップや体位変換，会話時の呼吸困難が強く，軽度な動作でさえ急激な SpO_2 低下がみられた。そのため食事摂取ができず，加えて呼吸困難の増強による死に対する不安も強く表出されていた。

● 問題点
❶ コントロールできない呼吸困難
❷ 二酸化炭素の貯留に伴う症状
❸ 栄養状態の低下
❹ 不安感の増強

上記の問題点を解決するための最良の選択は何かを私達医療スタッフは早急に考える必要があった。その中で癌とは異なる非悪性疾患の緩和ケアの難しさに私達は直面した。

● 本人の思い・家族の思い

この苦しさをなんとかしてほしい。この苦しさから解放されたい。進行性に悪くなっている状態に対して，早く対応してほしい。治療はあるのか？

● 看護師の思い

病態により表出された症状への介入と支援をしていこう。また本人・家族の思いや希望，不安，疑問などが表出しやすい環境作りに努めるだけでなく，呼吸理学療法士，栄養士を含めた医療スタッフ間で情報共有しながら継続した看護を行っていこう。

● 医師の悩み…

難治性の呼吸困難に対しての治療介入を具体的にどのように行うべきか？ 呼吸リハビリテーションの継続は必要か？

治療介入としてモルヒネを使用した場合，どのように本人と家族に予測される効果と副作用を伝えるのか？ また，投与経路，投与量そして肺癌患者と同様な手法による呼吸困難の量的評価を利用できるのか？

呼吸困難に関して

呼吸困難の薬物治療として鎮静薬，ステロイド，モルヒネが一般的に使用されている。最近になり IPF の終末期の呼吸困難緩和に対してのモルヒネの有用性が注目されている。特に呼吸困難に対するモルヒネ使用量は，癌に伴う疼痛に対する投薬量より少量で効果があると言われている[11]。また癌と COPD を含めた患者の呼吸困難に対してのオピオイドの有効性を検討したメタアナリシスで有効性が示された一方で[12]，低用量のモルヒネ吸入が間質性肺炎の呼吸困難を軽減するかについてはまだ議論が残されている[13]。しかしながら，モルヒネ以外のオピオイドの有効性に関しては，現時点では明確なコンセンサスは得られていない。

太田らは，モルヒネ持続皮下注射は，治療無効である呼吸困難が進行した間質性肺炎終末期の患者において，呼吸困難を最小限にとどめ，残された時間を個々が望む生命・生活の質を維持するのに有効であったと報告している[14]。

　4症例の検討であったが，そのときに使用したモルヒネ初期投与量は0.3～6mg/日であり平均3.6mgであった。最大量は18～180mg/日で平均78mg/日であった。投与期間は7～69日で平均35日であった[15]。肺癌の癌性疼痛時と比較して明らかに少量で有効であった。今回当科で使用したモルヒネの投与経路は，皮下注射であり，初期投与量は2.4mg/日，最大量は9.6mg/日であった。総投与期間は98日であり，本例も前述のように少量でコントロール可能であった。しかし，どのようにモルヒネ使用量を決定するべきか，呼吸困難の相対的評価の方法の確立や使用による有害事象の評価など，まだ今後解決するべき問題は数多く存在する。

　モルヒネ使用に対して，本人，家族へのインフォームド・コンセントを十分に行ったうえで入院翌日より開始した。

　呼吸状態，脈拍，血圧などのバイタルサインを確認しながら，モルヒネを開始し，呼吸困難に合わせて増量を本人と話し合いながら行った。また，家族も本人の思いに寄り添いたいと望み，本人との時間を大切に過ごすことを望んだ。家族面会時には，本人と家族がゆっくり過ごせる時間を作った。清潔ケアや排泄介助時には，本人の呼吸困難の程度を確認した後，必要時，モルヒネのフラッシュと酸素量調整を行い，呼吸を補助しながらすすめていった。全身状態は悪化し，自力での体位変換も困難となっていたが，理学療法士によるリハビリを本人はとても楽しみにしていた。そのため，協力を依頼して継続していき，亡くなる5日前まで受けていた。また栄養士に協力を依頼し，食べやすい物を本人と相談することで，亡くなる3日前まで食事もできていた。モルヒネ使用だけでなく，呼吸リハビリテーションの継続，栄養管理，酸素療法など包括的治療と本人を主体としたチーム医療を最後まで継続していった。

桜の季節に

　4月陽春，高台にある県立循環器呼吸器病センターの3階の渡り廊下に，患者，理学療法士，そして私たちは，眼下に広がる桜のじゅうたんを一緒に見に行った。桜を見ることが一緒にできてよかった…と笑顔で言われたことがとても印象的だった。

　家族，医師，看護師，栄養士，理学療法士が，個々で関わりながらも，チーム全体で情報を共有し，本人の意思を尊重し自己決定を支えていくことができた結果であったと考えている。そして亡くなる数日前には，クリスチャンである本人・家族の意向で神父の面会もあり，家族そろって讃美歌を歌い，そして冬が明け桜の花びらとともに家族に見守られて旅立たれた。同日家族の同意を得ることができ，病理解剖を施行させていただき，その後に当センターを退院された。

おわりに

　IPFを代表とする難治性間質性肺炎は，いまだに治療法が確立されていない疾患であるだけでなく，終末期医療に関してほとんど議論されていないのが現状である。そのため実地臨床の現場において，本人，家族，医療従事者が受け入れられる終末期の明確な治療指針がないことが大きな弊害となっている。私達の前にいる患者が希望するQOLをどのように維持し，苦痛の除去をはかれるかが，まず私達の解決すべき問題だと考えている。今後，間質性肺炎をはじめとした非悪性疾患の終末期に対して，冬が終

わり春の光が照らすことを切に願う。

【文　献】

1. American Thoracic Society. Idiopathic pulmonary fibrosis : diagnosis and treatment. International consensus statement. American Thoracic Society (ATS), and the European Respiratory Society (ERS). Am J Respir Crit Care Med 2000 ; 161 : 646-64.
2. 肺生理専門委員会，在宅呼吸ケア白書ワーキンググループ，編．在宅呼吸ケア白書2010．東京：日本呼吸器学会．
3. Douglas WW, Ryu JH, Schroeder DR, et al. Idiopathic pulmonary fibrosis : impact of oxygen and colchicine, prednisone, or no therapy on survival. Am J Respir Crit Care Med 2000 ; 161 : 1172-8.
4. Nishiyama O, Taniguchi H, Kondoh Y, et al. Dyspnoea at 6-min walk test in idiopathic pulmonary fibrosis : comparison with COPD. Respir Med 2007 ; 101 : 833-8.
5. Lama VN, Flaherty KR, Toews GB, et al. Prognostic value of desaturation during a 6-minute walk test in idiopathic interstitial pneumonia. Am J Respir Crit Care Med 2003 ; 168 : 1084-90.
6. Harri-Eze AO, Sridhar G, Clemens RE, et al. Oxygen improves maximal exercise performance in interstitial lung disease. Am J Respir Crit Care Med 1994 ; 150 : 1616-22.
7. Swigris JJ, Brown KK, Make BJ, et al Pulmonary rehabilitation in idiopathic pulmonary fibrosis : a call for continued investigation. Respir Med 2008 ; 102 : 1675-80.
8. Nishiyama O, Taniguchi H, Kondoh Y, et al. Quadriceps weakness is related to exercise capacity in idiopathic pulmonary fibrosis. Chest 2005 ; 127 : 2028-33.
9. Peikert T, Daniels CE, Beebe TJ, et al. Assessment of current practice in the diagnosis and therapy of idiopathic pulmonary fibrosis. Respir Med 2008 ; 102 : 1342-8.
10. 日本呼吸器びまん性肺疾患診断・治療ガイドライン作成委員会，編．特発性間質性肺炎診断と治療の手引き改訂第2版．東京：南江堂，2011 : 37-8.
11. Bruera E, MacEachern T, Ripamonti C, et al. Subcutaneous morphine for dsypnea in cancer patients. Ann Intern Med 1993 ; 119 : 906-7.
12. Jennings AL, Davies AN, Higgins JPT, et al. A systemic review of the use of opioids in the management of dyspnea. Thorax 2002 ; 57 : 939-44.
13. Leung R, Hill P, Burdon J. Effect of inhaled morphine on the development of breathlessness during exercise in patients with chronic lung disease. Thorax 1996 ; 51 : 596-600.
14. 太田智奈美，江田清一郎，折井恭子．間質性肺炎終末期の呼吸困難緩和におけるモルヒネ持続皮下注射の有用性の検討．日呼ケアリハ誌 2007 ; 17 : 273-9.
15. 森　由弘，井上亜希子，粟井一哉，ほか．間質性肺炎の終末期医療の現状と課題．日呼ケアリハ誌 2010 ; 20 : 24-30.

第VII章　2　その2

IIPs の看護

圓城寺 若奈，守屋 順子，井上 義一，中村 しをり

はじめに

特発性間質性肺炎（idiopathic interstitial pneumonias：IIPs）は，原因不明のびまん性肺疾患の総称であり，複数の疾患（7種類）が含まれ，また病気の発症様式も急性発症，慢性発症，慢性例の急性増悪などさまざまである。IIPs の多くは炎症を伴いながらも慢性に線維化が進行し，ガス交換機能が障害され呼吸不全に至る。最も多くを占める特発性肺線維症（idiopathic pulmonary fibrosis：IPF）では，予後の改善が証明された有効な治療法は確立されていない[1]。IIPs は厚生労働省難治性疾患克服研究事業の特定疾患に指定されており，患者は条件を満たせば医療費の補助を受けることができる。

呼吸機能の障害は日常生活に支障を及ぼすのみでなく，生命の危機にも直結するため急性期あるいは慢性期別に，障害の程度に応じて生活レベルを維持できるよう看護，援助する必要がある[2〜4]。

急性期（急性間質性肺炎，慢性型の急性増悪時）

急性期は，生命維持のため日常生活行動を制限し，低酸素状態を回避し，肺換気機能を助ける援助が必要である。低酸素，肺換気機能が悪化し人工呼吸器装着が必要になる場合もある。急性増悪では明らかな感染症は除外されるものの，感冒や感染症の発症を契機に急激に状態は悪化する。

多くの場合，酸素療法，人工呼吸管理（非侵襲的陽圧換気，侵襲的陽圧換気）などの呼吸管理に加え，大量ステロイドやシクロホスファミドの点滴静注によるパルス療法などの薬物療法が行われる。呼吸状態の推移に加えて，易感染性による感染症合併，耐糖能低下による高血糖，精神状態の変調などの副作用の早期発見と対策も必要である。重篤例では播種性血管内凝固症候群などを合併することがある。治療に難渋することが多く，近年は，ポリミキシンB固定化線維カラムによる吸着療法を試験的に実施する施設もある（適用外）。呼吸状態，循環動態をはじめとするバイタルサイン，各種検査データなどから全身状態の変化を注意深く観察する必要がある。

急性期には，生命維持が優先されることが多いこと，日常生活の行動が制限されることを説明し，救命処置が適切に行えるよう患者・家族の理解と協力を得たうえで，苦痛の緩和と不安の軽減を図ることが大切である。患者は，低酸素，肺換気機能低下による呼吸困難が増強し，「息ができない」といった生命危機や死への恐怖を感じる。不安によって呼吸困難がさらに増強し，浅い呼吸による頻呼吸のために換気量が予想に反して低下し，酸素消費量が増加すると

いった悪循環に陥ることがある。この場合，病状の改善と酸素消費量の節約，1回換気量増加を図るうえで心身のリラックスが重要であり，患者のそばに付き添い，不安を除去しながら，呼吸指導，呼吸補助を行うことも必要である。

慢性期

慢性期は，急性期を脱して肺換気機能が回復し，日常生活行動における酸素化の維持，呼吸困難の軽減など呼吸器症状が安定してくる。急性期の危機的状況から脱した後も線維化による呼吸障害が残存する，あるいは徐々に進行する場合も多く，入退院を繰り返すため，可能な限り在宅で生活が長く送れるよう，肺の残存機能を有効に活用した日常生活への援助・指導が必要となる。換気・拡散機能を維持するために，気道クリアランス，呼吸法，酸素消費量を最小限にする労作の工夫について指導を行う。さらに，分泌物の喀出・咳嗽・酸素消費の増加はエネルギー消耗を来し，体力や免疫力の低下に繋がるため，栄養状態の改善にも力を入れる必要がある。

ステロイド，免疫抑制薬，抗線維化薬などさまざまな薬剤を服用している患者が多く，服薬指導も必要である。ステロイド，免疫抑制薬の副作用である免疫力低下に対する感染予防について，手洗いや含嗽の励行，外出時のマスクの着用について指導する。ステロイド服用中は，ムーンフェイスや多毛など容姿も変容し，精神状態が不安定となるため，患者の精神的援助は重要である。また，喫煙は肺残存機能の低下，急性増悪への大きな原因であることから禁煙指導は必須である。

呼吸不全に対して長期酸素療法（在宅酸素療法）が開始される場合，移動時に酸素ボンベを持ち歩くこととなり，生活，行動の制限を余儀なくされる。間質性肺疾患では労作時の低酸素が特徴的であり高流量を要することが多い。また，酸素カニューレの装着によるボディイメージの変化のために，在宅酸素療法のコンプライアンスが低下し自己中断する患者もいる。

肺の残存機能を維持させていくために，患者は疾患を十分に理解したうえで，感染予防などの日常管理に努める必要がある。残存機能に応じて身体に負担をかけないレベルの生活を送り，慎重に日常生活の管理をしていく必要があり，患者には自己管理能力が強く求められる。また，在宅酸素療法により，呼吸困難なく日常生活を送ることが可能となり，酸素の供給によって身体の負担が軽減されることを十分説明したうえで，家族のサポートを受け入れることができるように支援する必要がある。

慢性に経過中，急性増悪，肺癌，肺高血圧，気胸，縦隔気腫などの合併を来すことがある。十分に治療を行ったにもかかわらず進行した末期の呼吸不全状態では，末期の悪性疾患に準じた対策が必要であり，苦痛や不安を除去するための緩和治療による援助が求められる。激しい咳嗽発作における鎮咳，鎮痛・鎮静，重篤な呼吸困難の緩和に対して，試験的にオピオイド製剤が用いられることもあるが（適用外），呼吸抑制などへの注意が必要である（特にⅡ型呼吸不全）。

IPF患者の事例

患者のプロフィール

患者：52歳，男性。
家族：妻・息子2人（社会人と大学生）。

入院までの経過

50歳のとき発症し，IPFと診断された。徐々に悪化し，入退院を繰り返していた。急性増悪後に開始されたステロイド，免疫抑制薬を内服

し，在宅酸素療法により，比較的安定していた。月1回外来通院していたが，電車とタクシーを利用し，片道2時間はかかっていた。52歳時，咳嗽が増強し，トイレや更衣などの労作時に呼吸困難が増強した。

在宅酸素療法では，安静時2l/分カニューラ・労作時4l/分カニューラを用いていたが，酸素化を維持できなくなり，1週間後，当院を受診した。受診時，酸素飽和度85％（酸素4l/分カニューラ吸入中）であった。

胸部X線検査，CTで陰影の悪化を認め，緊急入院した。患者は症状の悪化に加えて，入院の長期化も心配していた。入院時「今回は治療に専念できるように，仕事のことを片づけてきた」と言っていた。

入院中の経過

入院当日，ステロイドのパルス療法，抗菌薬による薬物療法が開始された。しかし38.0℃を超える発熱，咳嗽時の酸素飽和度75％に低下，呼吸回数40回/分に増加し，呼吸困難が強度となり，安静時，13l/分リザーバーマスクによる酸素吸入が必要となった。

入院翌日，ポリミキシンB固定化線維カラムによる吸着療法が施行され，酸素吸入量は安静時オキシマイザー使用にて4l/分，食事時6l/分，排泄時8l/分となり，呼吸困難も軽減した。歩行時は酸素飽和度が90％に低下するため，ベッドサイドでポータブルトイレを使用していた。入院20日目，排泄時に突然胸痛が出現し呼吸困難も悪化した。安静時でもリザーバーマスク10l/分を必要とした。胸部X線検査で右気胸を認め胸部ドレナージが施行され呼吸困難は軽快した。

本患者の看護計画と看護のポイント

目標1：安静時，体動時（食事・排泄など）の呼吸状態に見合った酸素管理

❶入院直後
1) 各日常生活動作における酸素飽和度をモニタリングする。
2) 労作時の適正な酸素流量を決定し，日常生活援助の方法を計画する。
3) 労作時の必要酸素量が増える場合は，酸素吸入器具を変更し酸素流量を調節する。
4) 入院時カニューラ使用でも，酸素6l/分以上必要時はオキシマイザーやマスクに変更する。

❷状態安定後
1) 呼吸リハビリが開始されていることが多いため，開始の際は理学療法士と協動し，患者の労作時呼吸困難の程度と体動時の酸素飽和度の変化など呼吸状態を把握し，日常生活動作の自立度を再評価する。
2) 患者のquality of life（QOL）維持のため，行動制限ではなく，高流量でも日常生活動作を維持できる方法を検討する。
3) 酸素が高流量必要な場合は，リザーバーマスクを使用して排泄・清潔援助（清拭・洗髪・時に入浴）を行う必要がある。低酸素にならないよう観察を行いながら，休憩を取り入れ，座位時は必ず背もたれができるように体位を調整し，負荷のかからない体位で援助していく必要がある。
4) 腹式呼吸法の指導を行う。
5) 日常生活行動の具体的援助方法

食事：オキシマイザーで毎分7l以上の酸素流量が必要なときは，リザーバーマスクを併用し，スプーン1匙ずつを口に運び，リザーバーマスクを口に当てて咀嚼し，ゆっくり摂取するよう指導する。

排泄：排尿はベッドサイドで行う。体動前に必ず酸素流量を増加してから体動するよう指導

する．酸素流量を増加しても，酸素飽和度の低下が認められるときは介助を行う．

排便は，車椅子でトイレに移送するかポータブルトイレを使用する．寝衣の着脱に怒責も加わるため，あらかじめリザーバーマスクに変更しておく．高流量リザーバーマスクを使用中に車椅子を利用してトイレ移送を行う場合は，酸素飽和度のモニタリングを実施しながら行い，酸素飽和度の低下があれば中止する．

清潔：清拭の際もあらかじめ酸素流量を増加して援助する．酸素吸入器具の取り外しが必要なため，寝衣は前あき型を準備してもらい，酸素吸入の中断がないようにする．袖を通すなどの動作は，軽労作のため患者自身で行えるが，ズボンをはく動作は重労作のため介助を行う．

高流量の酸素吸入が必要であっても，発熱など感染の兆候を認めない場合は入浴が許可される．その際は，患者の体動を最小限にし，全介助で入浴を行う．浴室までの車椅子移送・寝衣の着脱・身体を洗う・身体を拭く動作ごとに酸素飽和度のモニタリングを行う．動作により呼吸困難感や酸素飽和度の低下が認められる場合は，1つ1つの動作の間に休憩を取り入れながら行う．

洗髪は，オキシマイザー使用時は，水に濡れるとリザーバー機能が無効になるため，仰臥位で行う．洗髪は患者自身の体動が少ないため，酸素流量の増加はほとんど必要としない．

❸急性期，急性増悪時
1) 急性期，急性増悪時は，咳嗽や会話だけでも酸素飽和度が低下する場合が多い．
2) 安静臥床時でも高流量の酸素が必要なため，リザーバーマスクの使用がしばしば必要になる．
3) 患者の体動を最小限にするため慎重に介助する．
4) 患者は，「自分で行いたい」という思いが強い場合，安静の必要性を説明することが重要になる．

5) 日常生活の援助方法

食事：リザーバーマスクの使用時は全介助で行う．ファウラー位をとり，小さめのスプーンで1匙ずつ口に運び，咀嚼を最小限にするため栄養価の高いゼリーなどを摂取できるよう栄養士に相談する．水分はとろみをつけて誤嚥予防に努める．

排泄：ベッド上での排泄が必須になる．殿部拳上やズボンの着脱のみで酸素飽和度の低下が認められるときは，患者の同意を得て尿道留置カテーテルの挿入を行い，体動を最小限にする．排便は差し込み便器，オムツを使用し介助を行っていく．

清潔：入浴はできないため部分清拭などで身体の清潔を保持していく．患者は，体位変換などでも呼吸困難が出現し援助に対して拒否的になりやすい．24時間のモニタリングを行いながら部分的に清潔援助を行っていけるよう計画していく．

目標2：ステロイド薬，免疫抑制薬治療中の感染予防

❶入院直後
1) 在宅で，ステロイド薬，免疫抑制薬が間違いなく内服できていること．内服薬の副作用について理解し，外出時のマスクの着用，咳嗽・手洗いなどの感染予防行動がとれていること．この2点について評価し，必要に応じて服薬管理を行う．
2) 感冒症状のある家族の面会を制限する．インフルエンザ流行時は特に注意する必要がある．

❷状態安定期
1) 内服薬の管理が自己または家族ができるように指導する．内服薬の飲み忘れや内服間違いが病状に影響することを説明し，自己管理が正しくできるまで確認を行う．

2)感染予防の必要性を患者・家族に説明し含嗽，手洗い，マスクの着用を指導する。
3)バイタルサインや検査データで異常の早期発見に努め，感染症が疑わしい場合には早期に医師に報告する。患者自身にも体調の変化の有無を日々確認するよう指導し，特に発熱や咽頭痛，咳嗽，喀痰など感冒様症状がある場合には軽症であっても自己判断せず報告するよう指導する。

❸急性増悪時
1)急性増悪時はステロイドパルス療法が開始される。ステロイド薬の投与量や投与時間を厳守し，感染徴候の有無，消化管潰瘍の有無，高血糖の有無など副作用症状を観察していく。
2)感染予防として，マスクの着用・手洗いなどを遵守するよう指導する。口腔ケアを行い口腔内を清浄に保つ。
3)感染症を合併すると痰の分泌量が増加するため，吸引も必要になる。

目標3：呼吸状態悪化による，不安の軽減

　IPF患者に対し，当院では診断時の病状説明で，本人（または家人）に，経過，合併症，予後について以下のとおり説明している。

　説明のポイントは以下のとおり。①治癒を期待できる有効な治療法がない。②感冒などをきっかけに急性増悪することがある。③肺癌，肺高血圧の合併が多い。④難治性の気胸を合併することがある。⑤診断時からの5年生存率は，50％前後と極めて予後不良である。⑥症状悪化時の早期受診や感染予防など生活の注意点。

❶入院直後
　急性増悪時の入院は，長期化することが多い。この疾患は，50歳代男性に多く，働きながら治療を受ける場合も少なくない。患者が治療に専念できる環境にあるかどうか把握することが必要である。

❷状態安定期
　状態が安定していても，患者は疾患の進行，急性増悪，薬剤の副作用に対する不安を持っている。患者・家族の不安を把握していくことが必要である。症状が安定していれば，酸素の吸入量が高流量でも在宅への移行が検討される。間質性肺炎では一般的に高流量の酸素が必要である。7lの酸素濃縮器を2台使用する場合もある。退院時には，患者，家族へ酸素療法とその管理に関する説明を十分に行うことが大切である。また在宅酸素業者との連携も重要である。

　日常生活で介助を必要とする状態での在宅移行は，患者・家族にとって，病状や介護に対するストレスと不安が増大する。社会支援制度を活用し必要なサービスが受けられるように，医療ソーシャルワーカー（medical social worker：MSW）と連携を図ることが重要になる。

❸急性増悪時
　急性増悪時は急速に呼吸不全が進行し，数週～数カ月で死亡に至る場合がある。呼吸不全が進行し，酸素流量がリザーバーマスク毎分15lでも酸素飽和度が90％以上を維持できず呼吸困難が強い場合，人工呼吸器装着など重大な決断を患者や家族に求める場合があり，患者・家族の意思を尊重し，十分に思いを確認していく。患者・家族の訴えを傾聴し，病状を正しく受け止められるよう支援する必要がある。

目標4：気胸の合併時のドレナージ管理

　IPFでは，気胸は難治化しやすく，ドレナージの期間も数カ月と長期化する場合がある。患者は酸素吸入とドレーンチューブにより行動範囲が制限され，ストレスが増大するため，ストレスの緩和が重要である。また，気胸の再発予防のため，安静度などの生活指導を行う必要がある。

目標5：咳嗽・呼吸困難などの症状緩和に努める

❶入院直後

疾患の症状として乾性咳嗽がある。症状緩和のため鎮咳薬が投与されるが，咳嗽時は酸素飽和度が低下しやすいため，酸素量の調節も必要である。労作時の呼吸困難に対しては酸素管理，呼吸法，体動制限を行い日常生活の指導と援助を行う。

❷急性増悪時

1) 慎重な呼吸器管理を行う。呼吸不全の急激な悪化に対し非侵襲的，侵襲的人工呼吸器装着の要否が検討される。治療をどこまで望んでいるか，患者，家族と確認する。

2) Ⅰ型呼吸不全は意識清明であるため，呼吸困難感は強い。咳嗽は一般に頑固である。呼吸困難に対してオピオイドは適応外であるが，症状緩和のためオピオイドが使用されることがある。その場合，当院では，末期癌への適応に準じて，微量シリンジポンプで皮下投与し，症状に合わせて流量を調節する。ケアなどの体動前に投与量を追加することもある。患者の症状緩和とQOL向上が期待されるが試験的でありエビデンスが少なく慎重に行う必要がある。

まとめ

IIPs，特にIPFは予後不良の難病であり，予後の改善が証明された薬剤はないため，試験的治療が行われることも少なくない。医師，理学療法士，作業療法士，薬剤師，栄養士，MSWと連携し，患者の不安を緩和しながら，包括的な看護を行うことが望まれる。

【文　献】

1. 日本呼吸器学会びまん性肺疾患診断・治療ガイドライン作成委員会，編．特発性間質性肺炎診断と治療の手引き改訂第2版．東京：南江堂，2011．
2. 滝澤　始．間質性肺疾患総論．医療情報科学研究所．病気がみえる第1版．東京：メディックメディア，2007：152-9．
3. 木村謙太郎，松尾ミヨ子，監．呼吸器疾患第1版．東京：学習研究社，2003．
4. 山脇　功，編．呼吸器疾患ナーシング第1版．東京：学習研究社，2000．

第Ⅷ章
他のIIPsの治療と管理

第VIII章 1 非特異性間質性肺炎(NSIP)

他のIIPsの治療と管理

海老名 雅仁

はじめに

　間質性肺炎が開胸肺生検や，より頻繁に胸腔鏡下肺生検による外科的肺生検で診断されるようになる以前には，主に剖検によって得られた肺組織標本を対象としたLiebowによる病理診断[1]が基準とされていた。非特異性間質性肺炎（non-specific interstitial pneumonia：NSIP）は，このLiebowによる病理診断に合致しない64症例の肺組織標本の共通病態として，炎症と線維化の時相が一致している（"temporally uniform"）ことを見いだしたKatzensteinらによる報告[2]に基づいている。経過が追えた48名の患者のうち43名の予後が良いことや，膠原病・粉塵曝露・肺障害の既往などのさまざまな背景が含まれていることなどもこの論文で報告されている。またそのタイトルに"Nonspecific interstitial pneumonia/fibrosis"とあるように，線維化病変の程度によってリンパ球を中心とする炎症細胞浸潤の目立つcellular（細胞性）から，線維化がほとんどのfibrotic（線維性）を区別し，その中間と合わせて3群に分類していた。その後中間の線引きがあいまいなこともあって，線維化が限られている中間型も含めてfibrotic NSIPと呼ばれるようになり，特発性肺線維症（idiopathic pulmonary fibrosis：IPF）と比べてのNSIPの予後の良さが認識されるようになった。しかし，臨床的にはこのfibrotic NSIPのなかでも炎症細胞浸潤が多くない狭義のfibrotic NSIPの難治性は，IPFとほとんど変わらないと認識されて，IPFとともに進行性肺線維症として同等に扱う流れもある。家族性肺線維症の多くもNSIPと類似するので，問診では粉塵曝露歴だけではなく家族歴も十分に聞き出すことが必要である。特発性間質性肺炎としてのNSIPは，こうした明らかな病因をもつものを除外することから診断がなされる。

　NSIPの急性増悪に関してはまだ意見が分かれるものの，IPF患者同様，感冒や急性気管支炎などの後の発症には十分注意するに越したことはない。

NSIPの診断

　特発性間質性肺炎としてのNSIPの確定診断には，鑑別疾患の除外とともに外科的肺生検が不可欠である[3]。しかし実際には，IPFと同様に難治性のfibrotic NSIPの場合，病態がすでに進行して外科的肺生検に踏み切れないこともある。

　cellular NSIP患者のHRCT画像所見はすりガラス陰影を呈するが（図1），線維化が強くなるにつれ牽引性気道拡張が顕著となる（図2～6）。一般にNSIPではIPFに見られるような蜂巣病変を伴わない（図2～5）が，蜂巣病変と判別が困難なほどに牽引性気道拡張が進展する

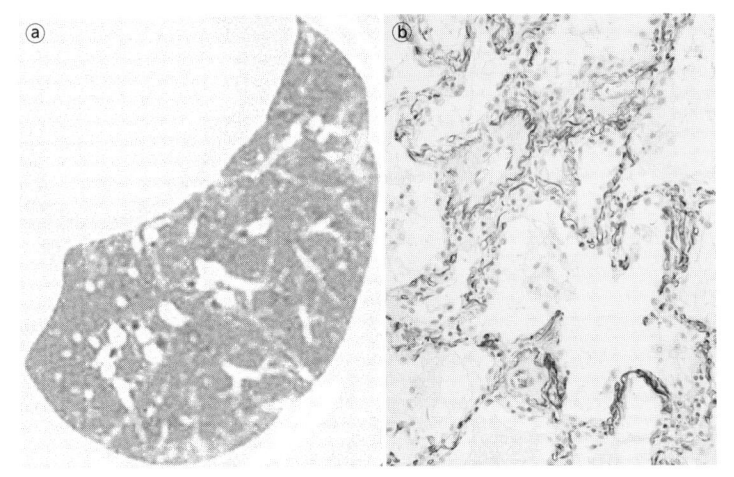

図1 特発性の cellular NSIP と診断された51歳男性
全肺野に拡がっていた牽引性気管支拡張を伴わないすりガラス陰影が，ステロイド療法のみで完治した（a）。その VATS 肺標本（b）には，肥厚した肺胞壁にリンパ球を中心とする炎症浸潤を認めるが，線維化をほとんど伴わない。肺胞毛細血管も増殖しておらず，肺静脈周囲にリンパ管が新生して炎症が修復されつつあるのが確認できる（CD34/podoplanin，＋EM 染色，×200）。

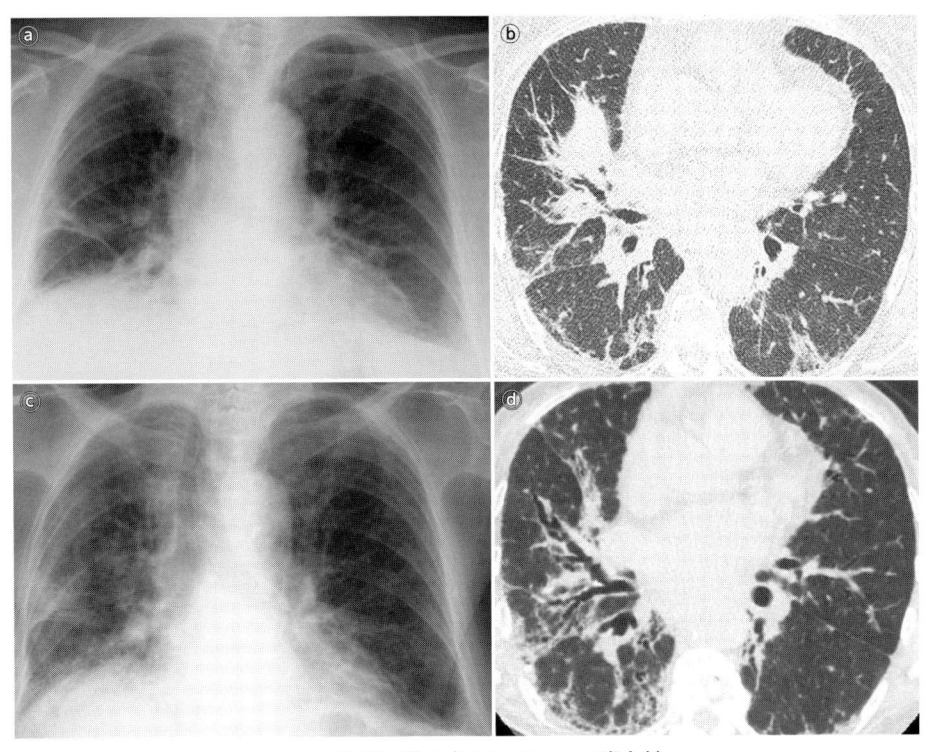

図2 治療経過9年目になる77歳女性
図3にみる VATS 肺標本からリンパ球浸潤を伴う特発性 fibrotic NSIP（中間型）と診断され（a, b），ステロイド療法開始後に重篤な小腸潰瘍を発症し，ステロイド療法を断念。シクロスポリンの単独療法を継続した。その後病態は9年後の現在にいたるまで安定し，酸素吸入を必要とせずに外来通院中（c, d）。

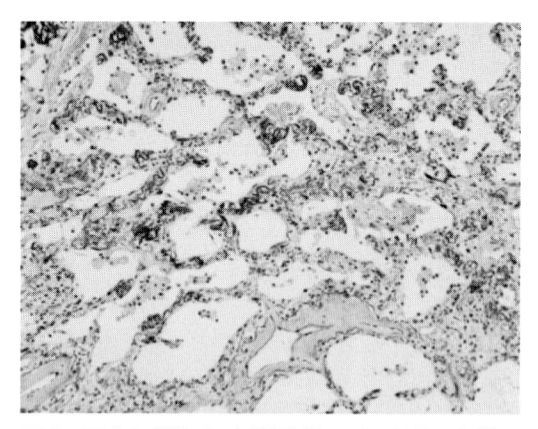

図3 図2に示した中間型 fibrotic NSIP 症例の VATS 組織標本
線維化病変が強い病変には，リンパ球浸潤を多数認めるものの肺胞壁の線維化も亢進し，肺胞毛細血管の分布が消失しつつあるのがわかる（CD34＋EM 染色，×100）。

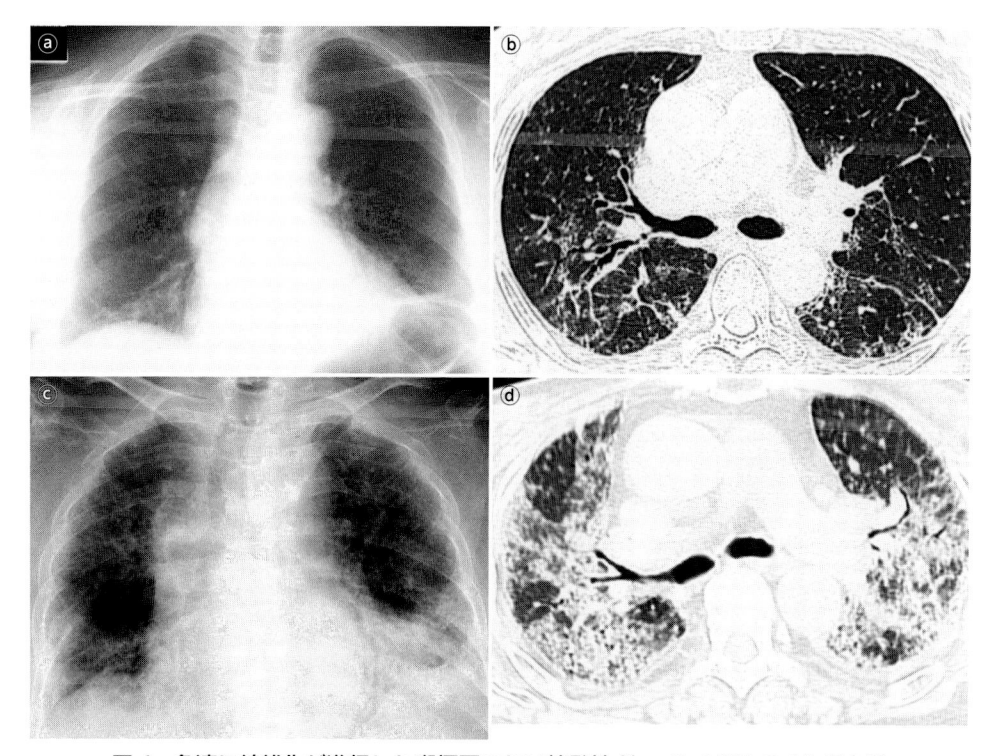

図4 急速に線維化が進行した喫煙歴のない特発性 fibrotic NSIP の 65 歳女性
咳嗽と淡い間質性肺炎陰影からステロイド治療を開始し（a, b），4 年後に線維化が急速に悪化した（c, d）症例。20〜40 歳まで 20 年間の紡績工場勤務歴があった。線維化が進行しても牽引性気管支拡張のみで，明らかな蜂巣病変を認めない。

場合もある（図6）。一般に間質性肺炎マーカーである SP-D，KL-6 が IPF よりも著しく上昇する症例が多い（図6）。

上述したように NSIP には膠原病関連間質性肺炎の多くが含まれるが，間質性肺炎発症当初は膠原病としての症状に欠けて膠原病の確定診

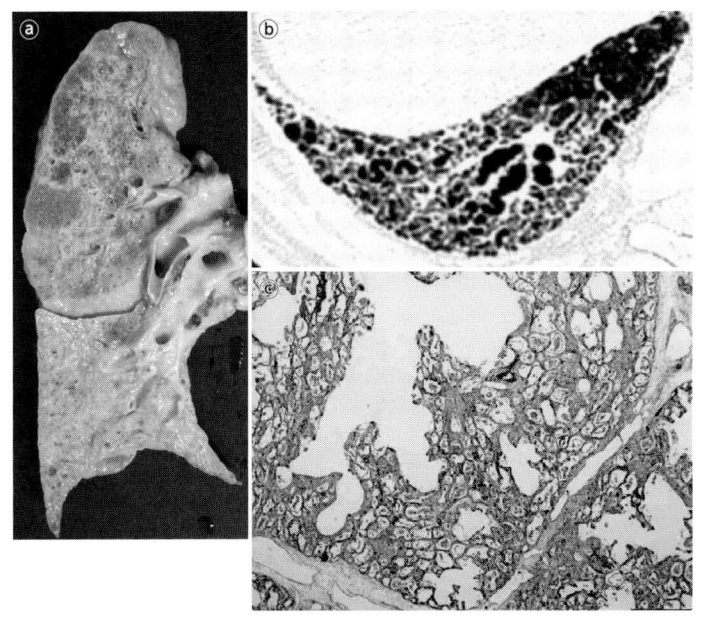

図5　図4の症例の病理解剖肺組織とCTとの比較
肉眼所見では下肺の顕著な拘縮を認めるが胸膜直下の蜂巣病変を伴わない（a, スケールは1cm）。右下肺野のCT所見でも牽引性気管支拡張のみで蜂巣病変を認めない（b）。その病理組織像では，IPFに認めるような小葉間隔壁周囲の線維化からなる不均等分布（いわゆるUIPパターン）とは異なって，肺胞壁自体の線維化病変が一様に広がり，細気管支が牽引性に拡張しているのを観察する。

断に至らない「肺病変先行型」に呼吸器内科としては遭遇することが多い。定義上はこうした「肺病変先行型」も特発性間質性肺炎と診断されることにはなるものの，長期の経過観察や外来治療中にも膠原病の発症に十分な注意が必要である。

最近話題になることが多い重喫煙者に見られる気腫合併肺線維症（combined pulmonary fibrosis and emphysema：CPFE）の線維化病変に，UIPパターンのみでなくfibrotic NSIPが合併している可能性も指摘されている。

NSIPの治療

NSIPでは，リンパ球浸潤が著しいcellular NSIPほどステロイドや免疫治療薬がよく奏功する。これらの肺胞壁には線維化もほとんどなく，肺胞毛細血管は破壊されずにリンパ管も活発に発達している（図1）ことも治療の奏功性を高めているものと考えられる[4]。IPFの治療で用いるステロイド量と同じ，あるいは多めの量で開始し，時間をかけて減量する。シクロスポリンA（ネオーラル®）も効果的である（図2, 3）。しかしfibrotic NSIP，特に線維化が顕著な狭義のfibrotic NSIPの多くはIPFと似て難治性であることから，IPFに準じた治療が試みられる。現在IPFだけが保険適用であるピルフェニドン（ピレスパ®）の抗線維化作用がfibrotic NSIPに対しても期待されている（図6）。

ステロイド

IPFと異なって多くのNSIP患者ではステロイド療法がよく奏功するので，酸素吸入が必要なほどの呼吸状態不良のときには，入院のうえ0.5〜1mg/kg程度で治療を開始し，呼吸状態や

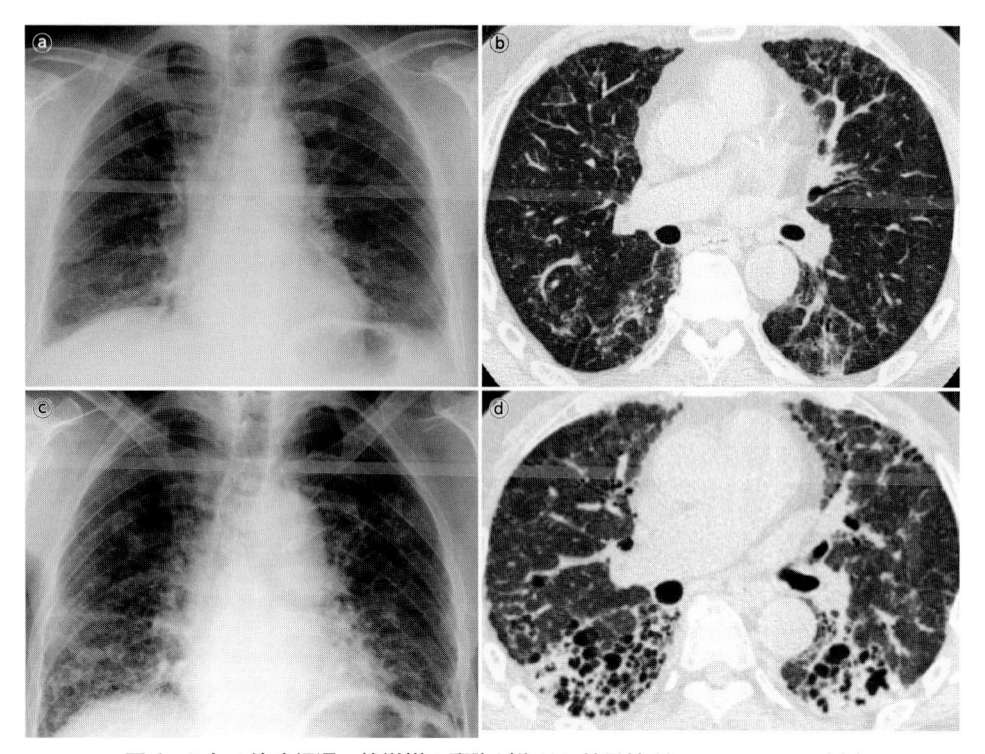

図6 5年の治療経過で蜂巣様の囊胞が生じた特発性 fibrotic NSIP の症例
当初はすりガラス陰影も伴って SP-D が 1,224、KL-6 が 11,400 と異常高値であったが (a, b)、ステロイド療法からシクロスポリン、さらにピルフェニドンも併用することによって、SP-D は 150、KL-6 は 1,300 程度にまで、病態の進行は穏やかになったと思われた。しかしそれでも線維化は徐々に進行し、蜂巣病変との鑑別が困難なほどに牽引性気管支拡張を伴う病変が集結してきている。

胸部画像所見の改善、血清 KL-6 の低下傾向を確認しながら、ステロイドを徐々に減量する。急激に増悪している状態では IPF の急性増悪時に準じてステロイドパルス療法（メチルプレドニゾロン：ソルメドロール®1,000mg を 3 日間点滴）後に、プレドニゾロン投与を開始することがより早期の病態改善を期待される。

ステロイドを長期間投与中には結核や真菌の発症を予防するために① INH 0.2～0.3g/日、② ST 合剤 1 錠/日やステロイド骨粗鬆、および胃潰瘍に対する治療薬も投与するとともに、ステロイド糖尿病も含めてこれらの副作用の合併を常に注意し、対処していくことが重要である。

リンパ球の浸潤が目立たず線維化が亢進した fibrotic NSIP の場合には、IPF 同様ステロイド療法があまり効果を期待できないことも多く、プレドニゾロン 10～20mg/日程度の投与で反応を見る場合もある。

シクロスポリン A（ネオーラル®）

保険適用外であるが、低濃度で肺線維症に対する抑制作用が、日本を中心に示されてきた。多発性筋炎関連間質性肺炎など、膠原病関連間質性肺炎では特に、また、明確な膠原病が示されない場合でも、ステロイドによる副作用が顕著で使い難い場合などに、処方される（図2, 3）。ステロイドの投与量が減少することも期待されて使用される。その場合維持量としてはトラフ値 100ng/ml 程度を基準とすることが多い。尿や腎機能は定期的にチェックして副作用発現に注意をする。

ピルフェニドン(ピレスパ®)

IPF患者に対して治療効果が示されている抗線維化薬ピルフェニドンの治療効果が,線維化が亢進したfibrotic NSIPに期待されている(図6)。

在宅酸素療法

IPF同様難治性のfibrotic NSIPでは次第に労作時の呼吸困難が顕著になるので,在宅酸素療法の導入によって日常生活上の改善を試みる。

急性増悪時の治療法

NSIPの急性増悪に対する診断と治療はIPFにおけるものに準じるものの,ともに効果的な治療法はまだ確立されていない。常識的な対処としては,感冒や気道感染に十分注意させるなど,発症予防と早期治療の重要性を事前に患者およびその家族によく認識させることが大切である。

❶感冒予防と早期治療:肺炎ワクチンやインフルエンザ予防接種はもちろん,感冒の機会となるような場を避け,ウイルス感染後の細菌感染防御の重要性を理解させて,近医に早めに受診させる。そのためにも患者のかかりつけ医には事前に患者の病態の情報を連絡しておく。

❷専門外来の受診:早期症状を外来主治医に電話連絡させ,必要であれば外来受診を勧め,疑わしい場合には早めに入院させる。

❸急性増悪と診断すればIPF患者に対する下記の治療を考慮する。

1) 急性肺損傷に対する好中球エラスターゼ阻害薬(エラスポール®)。
2) 可能性のある感染巣に対する抗菌薬投与。
3) 急激な病態進行や上記治療薬でも炎症が改善しない場合にはステロイドパルス療法(メチルプレドニゾロン:ソルメドロール® 1,000mg×3日間)。
4) ポリミキシンカラム(PMX)療法:急激な炎症症状に対して一時的ではあるが効果を示すことが示され,試みられることがある。

【文 献】

1. Liebow AA. Definition and classification of interstitial pneumonias in human pathology. Prog Respir Res 1975 ; 8 : 1-31.
2. Katzenstein AL, Fiorelli RF. Nonspecific interstitial pneumonia/fibrosis. Histologic features and clinical significance. Am J Surg Pathol 1994 ; 18 : 136-47.
3. 日本呼吸器学会びまん性肺疾患診断・治療ガイドライン作成委員会,編.特発性間質性肺炎診断と治療の手引き改訂第2版.東京:南江堂,2011.
4. Ebina M, Shibata N, Ohta H, et al. The disappearance of subpleural and interlobular lymphatics in idiopathic pulmonary fibrosis. Lymphat Res Biol 2010 ; 8 : 199-207.

2 特発性器質化肺炎(COP)

井上 義一

はじめに

 特発性器質化肺炎（cryptogenic organizing pneumonia：COP）は，1983年に Davison らにより，肺胞腔内に器質化病変を認めステロイド治療に反応する病態として報告された[1]。1985年 Epler らは類似の病態を bronchiolitis obliterans organizing pneumonia（BOOP）として報告した[2]。米国胸部疾患学会（American Thoracic Society：ATS）と欧州呼吸器学会（European Respiratory Society：ERS）は2002年特発性間質性肺炎（idiopathic interstitial pneumonias：IIPs）に関する国際集学的合意分類を発表したが，COP は IIPs の一つに加えられた。また同分類では COP は特発性 BOOP と同義であるとしたうえで，COP の呼称を推奨している[3,4]。
 本項では，COP の診断，治療について概説する。

臨床像

 COP は，市中肺炎様の症状，画像所見を呈し，抗菌薬が投与されることが多いが効果はなく，多くの場合ステロイド治療に反応する。再発しやすく，典型例では画像上，陰影は遊走する。発症年齢の平均は55歳，男女差なく非喫煙者に多いとの報告がある。発症は3カ月以内の亜急性発症である。症状は感冒様症状（咳嗽，痰，発熱，倦怠感，筋肉痛，疲労，体重減少），呼吸困難など。聴診上，ラ音を聴取することがあるが，ばち指は認めない[3〜6]。

検査所見

臨床検査所見

 赤沈の亢進，CRP 上昇，好中球増多を認めることが多い。血清中 KL-6 や SP-D は50%程度で増加が認められる。軽度から中等度の拘束性換気障害，拡散能障害を認めることが多い。閉塞性障害を認めることもある。ガス交換能の低下のため低酸素血症を認めることがある。気管支肺胞洗浄液（broncho alveolar lavage：BAL）検査では，リンパ球比率は増多し，CD4/8 の低下が認められる。好中球，好酸球が増多することもあるが，著明な好酸球の増多は好酸球性肺炎を疑う[3,4]。

画像所見

 COP の胸部 X 線所見は，典型例では，非区域性に両側多発散在性に，気管支透亮像を伴う肺炎様の濃厚な肺胞腔内充満性の融合性浸潤影が拡がる。胸部 CT では非区域性に浸潤影（コンソリデーション）が逆蝶形陰影と言われるように認められる。気管支壁の肥厚は目立たず拡

張することも多い。肺の容量減少はない。不整型の多発結節影や塊状影，胸膜下，気管支周囲のバンド様陰影を認めることもある。不規則に分布するすりガラス陰影とその周囲に輪状のコンソリデーションを認めることがあり，reversed halo sign あるいは atoll sign と呼ばれるが慢性好酸球性肺炎でも認められる。30% の症例で陰影の移動が認められることがある。また，単発の局所的な腫瘤影，びまん性のコンソリデーションを認める場合もある。胸水を認めることもある[3)4)7)~10)]（図 1）。

病理所見

斑状の器質化肺炎（organizing pneumonia：OP）を伴う閉塞性細気管支炎である。組織上，細気管支，肺胞道から肺胞に至るポリープ状の肉芽組織が認められる。分布は斑状で時相は均一である。間質への炎症細胞浸潤，Ⅱ型肺胞上皮化生，肺胞腔内泡沫細胞などを伴うが，蜂巣肺や広範な間質の線維化，肉芽腫，好中球浸潤，壊死，硝子膜，広範な好酸球浸潤，血管炎などは伴わない（図 2）。2002 年の国際集学的合意分類による，病理所見を表に示す[4)]。

診断

典型的な場合，気腔内器質化病変（OP パターン）を捉えられれば，経気管支肺生検（transbronchial lung biopsy：TBLB）で診断可能な場合もある。膠原病や薬剤性，過敏性肺炎などを慎重に鑑別する。また喀痰検査や BAL による気道検体の細菌学的精査で感染症などを否定する。TBLB で診断に至らない場合は外科的肺生検を行う[3)4)]。

鑑別

OP パターンは膠原病，各種薬剤，血液疾患，骨髄移植，肺癌，放射線照射，HIV 感染，慢性過敏性肺炎，非特異性間質性肺炎，誤嚥で認められることがある[3)]。ほかの IIPs 特に細胞性非特異性間質性肺炎（nonspecific interstitial pneumonia：NSIP），びまん性肺胞傷害（diffuse alveolar damage：DAD）でも認められる。以上の疾患を鑑別する必要がある[3)4)]。

治療

COP では自然軽快することもある。『特発性間質性肺炎診断と治療の手引き』では以下の薬

図 1　COP 患者の胸部高分解能 CT 像
浸潤影（コンソリデーション）を認める（45 歳，女性）。

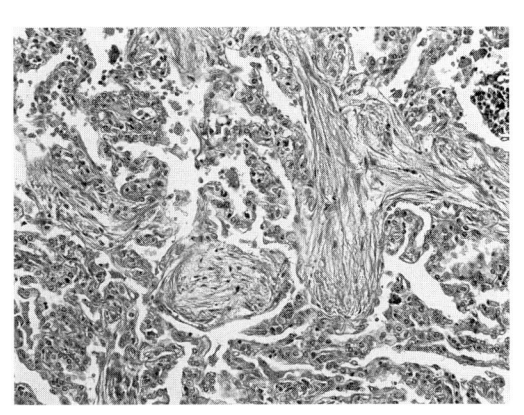

図 2　COP 患者の肺病理所見
細気管支，肺胞道から肺胞に至るポリープ状の肉芽組織と間質への炎症細胞浸潤を認める（60 歳，女性。外科的肺生検，HE 染色，×20 objective）。

表 器質化肺炎パターンの組織所見（ATS/ERS, 2002年）

主要組織所見
　Organizing pneumonia : intraluminal organizing fibrosis in distal airspaces (bronchioles, alveolar ducts and alveoli)
　Patchy distribution
　Preservation of lung architecture
　Uniform temporal appearance
　Mild interstitial chronic inflammation

認めない所見
　Lack of interstitial fibrosis (except for incidental scars or apical fibrosis)
　Absence of granulomas
　Lack neutrophils or abscesses
　Absence of necrosis
　Lack of hyaline membranes or prominent airspace fibrin
　Lack of prominent infiltration of eosinophils
　Absence of vasculitis

(American Thoracic Society/European Respiratory Society International Multidisciplinary Consensus Classification of the Idiopathic Interstitial Pneumonias. Am J Respir Crit Care Med 2002 ; 165 : 277-304 より改変引用)

物治療を推奨している。プレドニゾロン0.5～1mg/kg/日程度を4～8週継続して漸減する。漸減は4～8週毎に5mgづつ処理。0.5mg/kgで陰影の軽快、消失の得られることも多い。ステロイド反応性は良好とされ3ヵ月で80%が改善する。ただしステロイドを減量、離脱後に再燃する例もあり、ステロイド中止後も観察を継続する必要がある。副作用が問題となる場合や再発、増悪のためステロイド減量が困難な例では免疫抑制薬を併用する。呼吸困難を伴う場合ステロイドパルス療法を行う。ステロイドの効果が十分でない場合特発性以外の可能性を含めて慎重に再評価する[3]。

■ 経過予後

多くの場合、治療に反応し予後は良好とされる。陰影は遊走することがあり、また自然軽快することがある一方、治療後、治療終了後再発することも少なくない。OPパターンはCOP以外のさまざまな病態で認められるが、NSIP、AIP、既存のパターン以外の間質性肺炎、あるいは膠原病に伴う間質性肺炎の部分所見としてOPが存在する場合、線維化や急速進行を来し予後不良である場合がある。

陰影が消退した後も経過観察すること[3]。

■ まとめ

COPの診断、治療について概説を行った。

2002年にATS/ERSから発表された国際集学的合意分類は、現在改訂作業が行われ2013年には発表される予定である。新しい改訂分類でもCOPは2002年の分類で示された内容をひきついでIIPsに加えられる予定である[4]。

【文　献】

1. Davison AG, Heard BE, McAllister WA, et al. Cryptogenic organizing pneumonia. Q J Med 1983 ; 52 : 382-94.
2. Epler GR, Colby TV, McLoud TC, et al. Bronchiolitis obliterans organizing pneumonia. N Engl J Med 1985 ; 312 : 152-8.
3. 日本呼吸器学会びまん性肺疾患診断・治療ガイドライン作成委員会，編．特発性間質性肺炎診断と治療の手引き改訂2版．東京：南江堂，2011．
4. American Thoracic Society/European Respiratory Society International Multidisciplinary Consensus Classification of the Idiopathic Interstitial Pneumonias. Am J Respir Crit Care Med 2002 ; 165 : 277-304.
5. Drakopanagiotakis F, Paschlaki K, Abu-Hijleh M, et al. Cryptogenic and secondary organizing pneumonia. Clinical presentation, ragiographic findings, treatment response, and prognosis. Chest 2011 ; 139 : 893-900.
6. King TE Jr., Mortenson RL. Cryptogenic organizing pneumonitis. The North American experience. Chest 1992 ; 102 : 8S-13S.
7. Oymak FS, Demirba HM, Mavili E, et al. Bronchiolitis obliterans organizing pneumonia. Clinical and roentgenological features in 26 cases. Respiration 2005 ; 72 : 254-62.
8. Lee KS, Kullnig P, Hartman TE, et al. Cryptogenic organizing pneumonia : CT findings in 43 patients. AJR Am J Roentgenol 1994 ; 162 : 543-6.
9. Muller NL, Staples CA, Miller RR. Bronchiolitis obliterans organizing pneumonia : CT features in 14 patients. AJR Am J Roentgenol 1990 ; 154 : 983-7.
10. Kim SJ, Lee KS, Ryu YH, et al. Reversed halo sign on high-resolution CT of cryptogenic organizing pneumonia : diagnostic implications. AJR Am J Roentgenol 2003 ; 180 : 1251-4.

3 上葉優位型肺線維症

中村 祐太郎, 千田 金吾

上葉優位型肺線維症とは

網谷らは, 1992年に両側上葉に限局し胸膜近傍優位に原因不明の進行性肺線維化を来す一群を上葉限局型肺線維症 (idiopathic pulmonary upper lobe fibrosis : IPUF) として提唱し, 報告した[1](表).

一方, 2004年に Frankel らは, 原因不明の胸膜肺実質の肺疾患で, ①臨床的に慢性の原因不明の間質性肺炎様の像を呈し, ②画像上著明な胸膜および肺実質主体で上葉優位の陰影を来し, ③病理組織学的に既存の間質性肺炎のいずれの範疇にも分類できないという特徴をもつ疾患群を idiopathic pleuroparenchymal fibroelastosis (IPPFE) と名付けて報告した[2].

これらの疾患は, 当初より臨床病理学的にほぼ同様の病態を見ていると考えられている[3,4]. 実際, 自験例の IPUF と診断できる最近の外科的肺生検施行例で, 病理組織を含めた検討を行った際も全例で IPPFE の診断で矛盾しないことを確認している[5]. したがって, 本項においては,「上葉優位型肺線維症」として, 双方の報告を用いて考察, 解説を行う.

本疾患は, これまで自験例を含め70例余りの報告があり, 年齢は20～80歳代までと広く成人には起こり得て, 明らかな男女差はない. また非喫煙者が多いことが指摘されており, 家族歴の認められる例や自己抗体陽性症例も認められ, 遺伝的あるいは一部には膠原病など全身性疾患との関連も示唆されている. 重要な点として, 経過が進行性で予後も不良であるにもかかわらず, 現在のところ有効な治療法がないことが挙げられる.

表 特発性上葉限局型肺線維症
— idiopathic pulmonary upper lobe fibrosis : IPUF —

- 体型が細身で胸郭が扁平
- 両側上葉が進行性に著しく縮小するが中下葉は殆ど異常を呈さない
- 胸膜直下の肺に優位な非特異的線維化病変
- しばしば多発性嚢胞を生じるが蜂窩肺は呈さない
- 両側反復性気胸を高頻度に合併
- 胸郭外病変を欠く
- 抗酸菌はいかなる検体からも検出されず抗結核化学療法も無効
- 進行例で時にアスペルギルス感染を併発
- 極めて緩徐に進行し10～20年の経過で死亡する例が多い

(網谷良一, ほか. 特発性上葉限局型肺線維症. 呼吸 1992 ; 11 : 693-9 より引用)

病態の評価

臨床所見

多くの症例が，初診時または経過中に呼吸困難を呈し，乾性咳嗽が次いで認められる。本邦からの報告で特徴的なのは，IPUFにおいては表にもあるように体型が細身でbody mass index（BMI）が低い症例が極めて多いということである[1]。

この点については欧米からIPPFEとして報告されている症例では，現在のところ明確に述べられていない。自験例においてもIPPFEの組織所見を満たした全例でBMIの低下を認めており重要な所見と考えられる。呼吸機能検査ではほとんどの症例で拘束性換気障害を呈する。またわれわれの症例では，比較的呼吸機能が保たれているにもかかわらずPa_{CO_2}の上昇がみられることも特徴的と考えられる。やせ型の体型による呼吸筋の疲弊との関連も考慮される。

バイオマーカーの報告は少ないが，われわれの症例ではKL-6値よりもSP-D値の上昇する例が多く認められている[5]。

画像

胸部単純X線写真では，上肺野の縮小と胸膜肥厚像が認められ，通常病状の進行とともに顕在化，悪化する（図1）。胸部CTでは上葉に網状陰影を伴った胸膜下の帯状の線維性胸膜肥厚像（図2），さらには多発性嚢胞を認めることもある。しかし，中下葉にどの程度病変が及んでいるかについては，いまだ明確な基準は存在せず今後の検討課題である。

病理組織

IPPFEの病理学的特徴として，胸膜直下の著明な線維化（図3），均一で胸膜側にそったfibroelastosis（弾性線維の増殖）（図4），胸膜から離れた場所はほぼ正常な肺実質が保たれている，軽度のリンパ球浸潤，線維化巣の端にはfibroblastic foci様の変化も認められるなどが挙

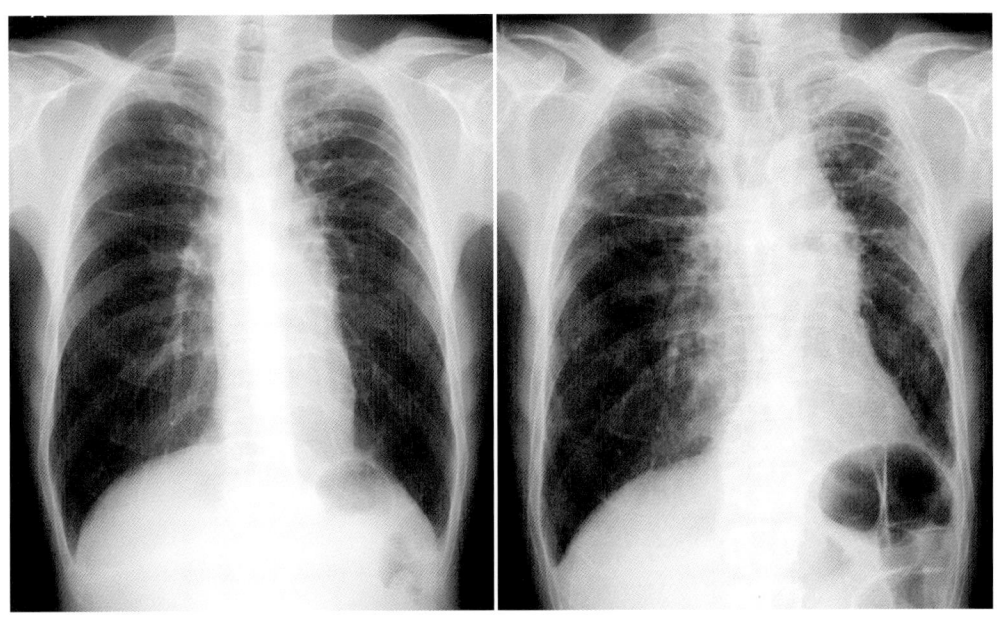

図1　胸部X線像経過の1例写真
6年の経過で上肺野の著明な縮小と胸膜肥厚像，網状陰影の増強を認める。

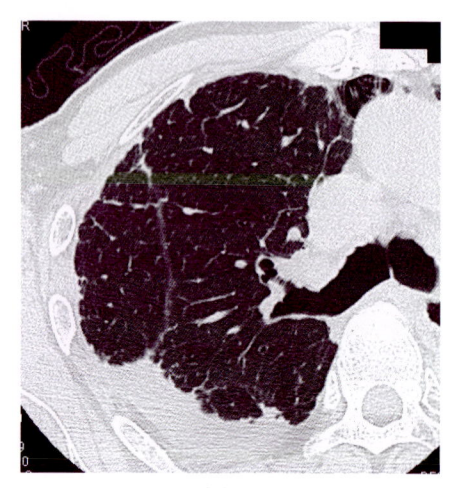

図2 胸部CT画像
上葉の胸膜直下の著明な線維性肥厚および一部に網状陰影を認める。

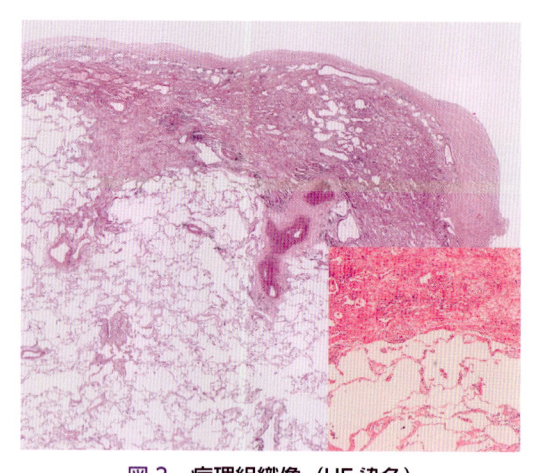

図3 病理組織像（HE染色）
胸膜直下の著明な線維化を認め、線維化巣と非病変部の境界が明瞭である。
(Kusagaya H, Nakamura Y, Kono M, et al. Idiopathic pleuroparenchymal fibroelastosis : consideration of a clinicopathological entity in a series of Japanese patients. BMC Pulm Med 2012 ; 12 : 72 より引用)

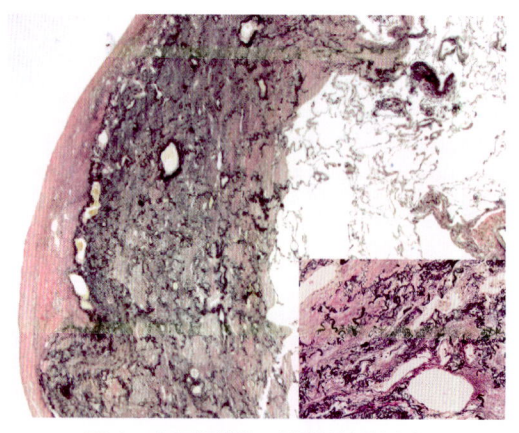

図4 病理組織像（弾性線維染色）
線維化巣において黒色に染色された弾性線維の存在が著明である。

げられる[1]。一方，網谷らの報告ではIPUFの病理組織所見は非特異的線維化とされているが，その後いくつかの病理所見に関する報告がみられる。線維化病変については，内側の肺胞虚脱と線維化が時間的経過で胸膜側に進展し，胸膜近傍ではその変化が密になるため，必ずしも弾性線維の増殖は来していないとの報告もある[6]。また本邦においては以前よりUIPと判断される病変の混在が指摘されている[7]が，最近，PPFEでも同様な例が認められることが報告され[3]，これらの症例は，画像所見とともにさらなる検討が必要である。

経過および予後

経過中の気胸が高頻度に見られ，再発性で難治であることも特徴的である[1]。また繰り返す感染症の報告も多く，われわれの経験例でも感染症の度に呼吸状態の悪化を来す例がみられ

た。また網谷らは，特に進行例においてアスペルギルス感染症の併発がみられることを報告しており[1]，予後にも影響することを示唆している。疾患の進行については，徐々に悪化する例が多いとされてきたが，症状出現後は急激に悪化してくることが示唆されている[4]。

治療の実際

安定期

現在のところ報告例も少ないため，エビデンスのある治療はない。経験的に行われた治療の報告として，ステロイド薬，免疫抑制薬，N-アセチルシステインなどがある。ステロイド薬は，これまでの報告では比較的使用頻度が高いが，明らかに奏功したという報告はない。Reddyら[3]は，彼らの報告した症例群において使用薬剤を検索し得た9例全例に経口ステロイド薬の投与が行われ，それらのうち2例はパルス療法，2例に免疫抑制薬，2例でN-アセチルシステインの投与も行われていたとしている。しかしながらこれらの症例を含む経過を追い得た10例中7例が疾患の進行を来し，5例が死亡している。またWatanabeら[4]はIPUF症例9例中5例にステロイドの使用歴を確認している。うち4例が死の転帰をとっていた。免疫抑制薬，N-アセチルシステインについても，明らかな有効性は確認されていない。本症の基礎的病態については，病変部において肺胞構造は保たれているものの気腔内には膠原線維の沈着および器質化所見が認められ，やはり何らかの線維芽細胞を活性化するメカニズムが考慮される。またelastosisについては議論が残るが，弾性線維が過剰産生あるいは分解障害の何れかを来している可能性もある。われわれは患者と相談し，前述の線維芽細胞抑制などによる抗線維化，抗エラスチン産生抑制作用[8,9]を期待して数例にピルフェニドンを導入した。導入後観察期間が短く，症例数も少ないことから評価は難しいが，何れの症例も進行していることから現在のところ明らかな効果は認めていない。一方，在宅酸素療法は有用である可能性が高い。実際自験例でもquality of life（QOL）の改善には明らかに寄与しており，本症における非薬物療法としては十分評価できる。しかしながら高二酸化炭素血症を合併している症例も多いことから，酸素量の決定には注意が必要である。また呼吸リハビリテーションも運動能維持の点からも導入を試みるべきと思われる。そのほか，Beckerら[10]は肺移植の適応や抗TNF-α製剤の導入を示唆している。

特殊病態の治療

前述のごとく，本症においては気胸を発症する頻度が高く，一度発症すると難治となる症例が多い。通常の気胸患者同様，ドレナージが必要な症例には処置を行う，手術についても外科医師と相談のうえ，状態が許せば考慮する。繰り返す感染症には適切な抗菌薬の投与を行う。また少数例ながら，上葉優位型肺線維症と考えられる症例においても特発性肺線維症（idiopathic pulmonary fibrosis：IPF）の急性増悪の基準を満たす症例群が存在する可能性を示唆する報告がある[11]。その対応については，IPFに準ずるべきか検討が必要であるが，感染症の鑑別にさらなる注意を払ったうえで，現在のところ類似の処置を行わざるを得ないというのが現状である。

まとめ

上葉優位型肺線維症はIPPFEとして，本年改訂予定のATS/ERSのIIPsの分類[12,13]で稀な間質性肺炎の項目に追加予定である。本疾患は新しい疾患概念ではないが，いまだ報告は少なく，その病態，疾患概念についても不明な点が多い。治療についてはさらに未解明であり，今

後の症例の集積と前向きの研究が必要である。

【文 献】

1. 網谷良一, 新実彰男, 久世文幸. 特発性上葉限局型肺線維症. 呼吸 1992 ; 11 : 693-9.
2. Frankel SK, Cool CD, Lynch DA, et al. Idiopathic pleuroparenchymal fibroelastosis : description of a novel clinicopathologic entity. Chest 2004 ; 126 : 2007-13.
3. Reddy TL, Tominaga M, Hansell DM, et al. Pleuroparenchymal fibroelastosis : a spectrum of histopathological and imaging phenotypes. Eur Respir J 2012 ; 40 : 377-85.
4. Watanabe K, Nagata N, Kitasato Y, et al. Rapid decrease in forced vital capacity in patients with idiopathic pulmonary upper lobe fibrosis. Respir Investig 2012 ; 50 : 88-97.
5. Kusagaya H, Nakamura Y, Kono M, et al. Idiopathic pleuroparenchymal fibroelastosis : consideration of a clinicopathological entity in a series of Japanese patients. BMC Pulm Med 2012 ; 12 : 72.
6. 守本明枝, 望月吉郎, 中原保治, ほか. 特発性上葉限局型肺線維症 (IPUF) の1例. 日呼吸会誌 2010 ; 48 : 944-9.
7. 塩田智美, 清水孝一, 鈴木道明, ほか. 上葉優位な肺線維症の臨床病理学的検討. 日呼吸会誌 1999 ; 37 : 87-96.
8. Dosanjh A, Ikonen T, Wan B, et al. Pirfenidone : a novel anti-fibrotic agent and progressive chronic allograft rejection. Pulm Pharmacol Ther 2002 ; 15 : 433-7.
9. Dosanjh A. Pirfenidone : anti-fibrotic agent with a potential therapeutic role in the management of transplantation patients. Eur J Pharmacol 2006 ; 536 : 219-22.
10. Becker CD, Gil J, Padilla ML. Idiopathic pleuroparenchymal fibroelastosis : an unrecognized or misdiagnosed entity? Mod Pathol 2008 ; 21 : 784-7.
11. 根井貴仁, 川本雅司, 佐藤悦子, ほか. 急性増悪をきたした特発性上葉限局型肺線維症 (網谷病) が疑われた1例. 日呼吸会誌 2009 ; 47 : 116-21.
12. American Thoracic Society/European Respiratory Society International Multidisciplinary Consensus Classification of the Idiopathic Interstitial Pneumonias. This joint statement of the American Thoracic Society (ATS), and the European Respiratory Society (ERS) was adopted by the ATS board of directors, June 2001 and by the ERS Executive Committee, June 2001. Am J Respir Crit Care Med 2002 ; 165 : 277-304.
13. Larsen BT, Colby TV. Update for pathologists on idiopathic interstitial pneumonias. Arch Pathol Lab Med 2012 ; 136 : 1234-41.

索　引

数　字

6分間歩行試験 ················ 19

欧　文

AIP ···························· 40
ALF-ILD ····················· 32
BDI ···························· 9
BIBF1120 ···················· 53
BNP ··························· 29
CAPACITY1, 2 ············· 71
COP ··························· 39
COP ·························· 208
CPA ·························· 141
CPFE ························ 181
DIP ··························· 38
HOT ························· 154
HRQOL ····················· 147
IFIGENIA試験 ········ 58, 84
IPA ··························· 140
IPF/UIP ······················ 36
IPFの急性増悪 ············· 90
IPPFE ······················· 212
IP合併肺癌 ················· 106
KL-6 ·························· 26
LDH ·························· 25
LIP ···························· 37
lung-dominant CTD ······· 32
MCID ························· 23
nintedanib ·············· 53, 95
NSIP ···················· 36, 202
NSIPパターン ············· 31
NTM ························ 143
N-アセチルシステイン ····· 57, 112
PANTHER試験 ············ 85
PC-SOD ······················ 53
PMX療法 ··················· 101
PPFE ························· 40
RB-ILD ······················ 38
recombinant thrombomodulin（rhTM） ··············· 95
SP-A ·························· 26
SP-D ·························· 26
TDI ··························· 10
UCTD ························ 31
UIPパターン ··············· 31
visual analog scale（VAS） ··· 8

和　文

【あ行】

アザチオプリン ········ 79, 83
アスペルギローマ ········ 142
息切れ ························ 8
ウリナスタチン ············ 112
運動耐容能 ················· 147
エラスポール™ ············ 111
炎症反応 ····················· 28
エンドトキシン ············ 101

【か行】

家族歴 ······················ 175
合併症対策 ················· 167
看護 ···················· 186, 195
看護計画 ··················· 186
間質性肺炎合併肺癌 ······ 116
感染症 ················· 42, 167
既往症 ······················ 174
気胸 ···················· 5, 168
気腫合併肺線維症 ········ 181
急性増悪 ······ 4, 41, 90, 117, 199
胸膜癒着剤 ················· 131
血清マーカー ··············· 25
抗凝固薬 ····················· 94
膠原病 ······················ 174
抗線維化薬 ·················· 66
光線過敏性反応 ············ 73
好中球エラスターゼ阻害薬 ······ 94
呼吸機能 ····················· 12
呼吸困難 ················ 8, 146
呼吸リハビリテーション ······ 146, 147, 165, 191
コクラン・レビュー ······ 71

【さ行】

在宅酸素療法 ······· 154, 189
酸素療法 ··················· 164
シクロスポリン ······· 79, 81, 206
シクロスポリン試験 ······· 85
シクロホスファミド ··· 79, 81
自己抗体 ····················· 28
市中肺炎 ··················· 139
シベレスタット ············ 111
縦隔気腫 ················ 5, 168
修正MRC息切れスケール ···· 9
終末期医療 ················· 183
術後急性増悪 ·············· 106
腫瘍マーカー ··············· 29
上皮－間葉転換 ············ 67
上葉限局型肺線維症 ······ 212
上葉優位型肺線維症 ······ 212
職業歴 ······················ 172
侵襲肺アスペルギルス症 ······ 140
身体所見 ··················· 175
スーパーオキシドジスムターゼ ······ 53
ステロイド ···· 79, 80, 94, 111, 205
生活指導 ··················· 166
生活歴 ······················ 172
生体肺移植 ·········· 158, 160
続発性気胸 ················· 129

【た行】

動脈血ガス分析 ············ 25
特発性器質化肺炎 ········ 208
努力肺活量 ·················· 12

トレッドミル6分間定速歩行試験 ……… 70

【な行】

日常生活 ……………………… 190
ニンテダニブ ……………… 53, 95
捻髪音 ………………………… 175
脳死肺移植 …………………… 158

【は行】

肺MAC症 …………………… 143
肺アスペルギルス症 …… 139, 140
肺移植 ………………………… 158
肺拡散能 ……………………… 12
肺癌 ………………… 4, 42, 106, 167
肺気腫 ………………………… 5
肺高血圧 ……………… 4, 122, 168
ばち指 ………………………… 175
非結核性抗酸菌症 …………… 143
非特異性間質性肺炎 ………… 202
ピルフェニドン
    ……………… 50, 66, 112, 181, 207
ピルフェニドンの副作用 …… 73
併存症 ………………………… 174

蜂巣肺 ………………………… 35
ボルグ・スケール …………… 8, 9

【ま行】

マクロライド系抗菌薬 ……… 112
慢性呼吸不全 ………………… 3
慢性肺アスペルギルス症 …… 141
免疫抑制薬 ………………… 94, 79

【や行】

薬物管理 ……………………… 165

特発性間質性肺炎の治療と管理 〈検印省略〉

2013年8月6日　第1版第1刷発行

定　価（本体6,000円＋税）

編　集　杉山幸比古
発行者　今井　良
発行所　克誠堂出版株式会社
　　　　〒113-0033　東京都文京区本郷3-23-5-202
　　　　電話　03-3811-0995　　振替　00180-0-196804
　　　　URL　http://www.kokuseido.co.jp
印刷・製本：株式会社シナノパブリッシングプレス

ISBN 978-4-7719-0412-5 C3047　￥6000E
Printed in Japan ©Yukihiko Sugiyama, 2013

- 本書の複製権・翻訳権・上映権・譲渡権・公衆送信権（送信可能化権を含む）は克誠堂出版株式会社が保有します。
- 本書を無断で複製する行為（複写，スキャン，デジタルデータ化など）は，「私的使用のための複製」など著作権法上の限られた例外を除き禁じられています。大学，病院，診療所，企業などにおいて，業務上使用する目的（診療，研究活動を含む）で上記の行為を行うことは，その使用範囲が内部的であっても，私的使用には該当せず，違法です。また私的使用に該当する場合であっても，代行業者等の第三者に依頼して上記の行為を行うことは違法となります。
- JCOPY〈(社)出版者著作権管理機構　委託出版物〉
本書の無断複写は著作権法上での例外を除き禁じられています。複写される場合は，そのつど事前に(社)出版者著作権管理機構（電話 03-3513-6969，Fax 03-3513-6979，e-mail：info@jcopy.or.jp）の許諾を得てください。